快速學會中醫芳療

提升配方療癒效果

Traditional Chinese Medicine & Aromatherapy

用「褚氏太極」原理，剖析 50 種精油的藥性、歸經功效、身心靈作用

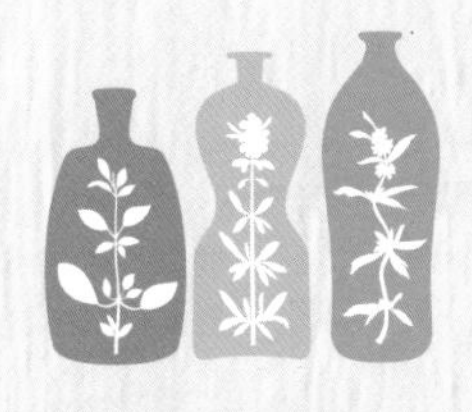

褚柏菁 醫師 著

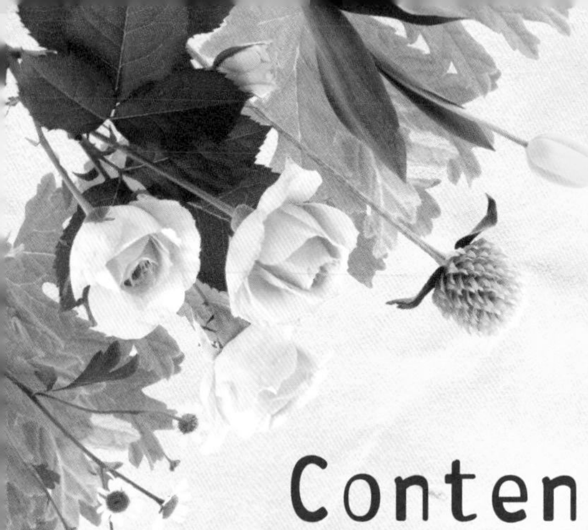

Contents／目錄

Part 3

用褚氏太極幫你理解 50 種精油的功能

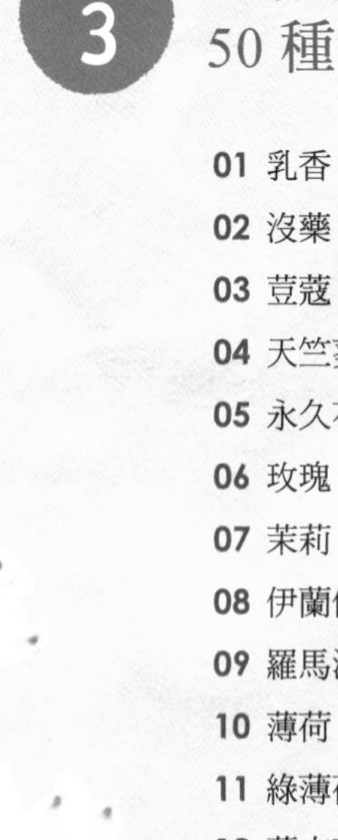

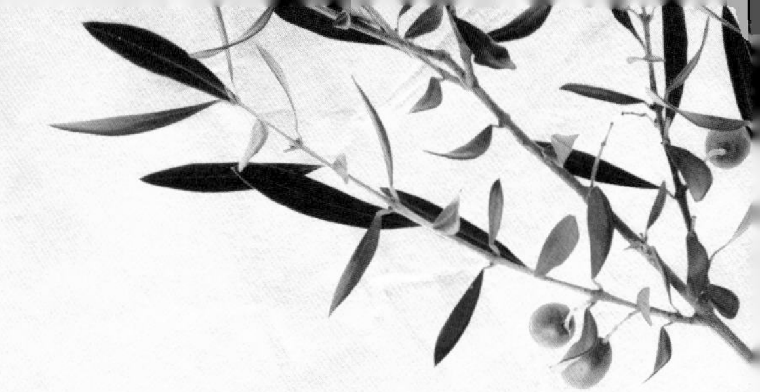

相同症狀卻使用不同精油！一切和你的體質有關

Part 5 運用中醫觀念來調配精油才能精準下處方

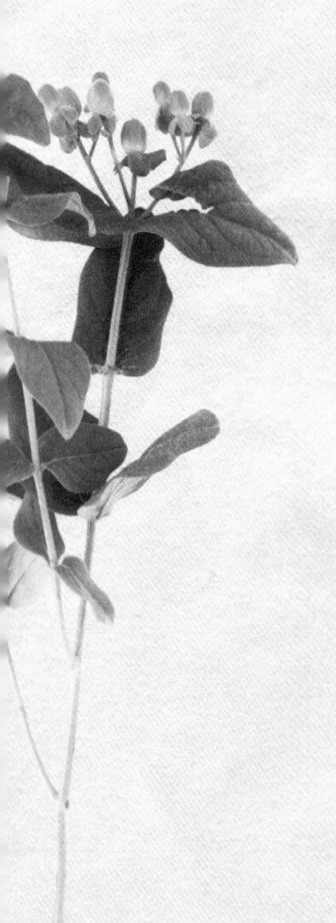

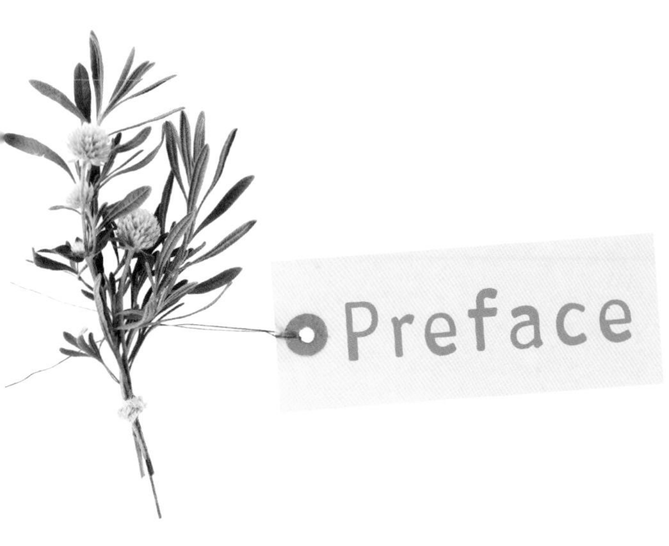

「一個醫師不應只教病人如何吃藥，而是要教病人如何不吃藥。」

在我的執業生涯中，一直在尋找能夠幫助人們擺脫藥物，居家自我療癒保健的方法。身體的疾病來自內傷七情、外感六淫，平日就應該時時注重身心的療癒及保健，而精油具有極佳的特性，可方便、快速地隨身使用在各種不適的狀況中，所以精油療法是一個有效又容易學習的自我療癒保健方法！特別是能讓人們在亞健康狀態下提升健康，達到治未病的目的。

人類的生命源自於植物，健康的問題多可從植物中得到幫助！自古以來，中國人利用各種植物來治療疾病；在西方，運用精油治病也有四千多年的歷史。大部分之中藥材取材於植物，身為一位中醫師，對植物的療癒特性並不陌生，但我卻每每被精油之療效所震撼！對於精油的思維及用法，我自然會以中醫的角度切入，對於非中醫藥典中所記載之植物精油，也透過各種西方的文獻記載去了解。

西方對精油之研究著重成分之分析與實證，這方面的資料極為豐富，但對精油療法邏輯之整體觀則較為欠缺，法國的醫師 Daniel Penoel、Philippe Mailhebiau 及德國的生物化學家 Ruth von Braunschweig 都曾提出精油化學模型，他們的貢獻令人欽佩，但大多只針對精油成分之功能或者以精油之分子特性為依據，或者偏向症狀、情緒層面的描述；本書根據中醫陰陽、經絡理論為基礎，經筆者多年臨床觀察驗證，探討精油成分的 15 種大分類與人體 12 經脈之間的相關性，並論之陰陽、歸經和實際應用，此為「褚氏太極」的理論基礎。以「太極」圖形來展現精油成分的陰陽消長、與人體經絡之交互作用，能夠確切打通「中醫」和「精油療法」的任督二脈。

本書建立了「中醫現代精油療法」之整體邏輯，以中醫辨證理論為出發點，先了解個人體質及病因，並探討各精油之陰陽、性味、歸經、其所影響之經脈系統等屬性，選擇對證使用之精油來配伍，並依各種病症來決定使用途徑，如此之結合可將中西方本草療法之精髓合而為一。

本書創立的「褚氏太極」為第一個完整實用的中醫芳療理論，以中醫的陰陽、經絡理論為基礎，並融合西方芳療《現代精油大百科》（Modern Essentials A Contemporary Guide To The Therapeutic Use of Essential oils）的精油成分分類分析。由本人多年來之臨床經驗實證，分析出各精油獨特的「褚氏太極」，就如同人的指紋或基因圖譜一樣，以此模型可對各精油的陰陽特性、影響經脈、生理功能及心靈功能提出較為具象的勾勒。您可以了解西方精油的各類成分具有的陰陽特質，幫助您更精準地使用精油，透過了解症狀之病根，達到用精油治本的效果。

本書共六個章節：Part 1，介紹了中醫現代精油療法的基本概念，以及中西方療法的異同；Part 2，以「褚氏太極」這創新理論，解析精油之組成與配伍如何影響人體健康；Part 3，搭配「褚氏太極」對 50 支重要的單方精油深入剖析；Part 4，簡單解釋中醫的理論，對病因辨證分析較重要的觀念；並提供五臟產生的不同病症證型的辨證和對應之精油配方，讓您更加方便對證使用處方；Part 5，提供運用中醫的概念來選擇並調配精油的方法，並說明了現代精油之使用方法及注意事項；Part 6，對精油的排毒反應及經絡按摩詳加闡述。Part 4、5 章是中醫現代精油療法建立「褚氏太極」這種使用精油的理論基礎。藉由「褚氏太極」，各種單方精油之特性將更明確、更有系統，甚至能夠量化，讓調配複方精油時有所依據，同時能夠掌握各種精油之禁忌及避免排毒風險，甚至可據以探索精油之未知功能，最重要的是，將中醫理論以此介面導入精油療法中，建立了中醫現代精油療法，這是前所未見的！

在此要特別感謝外子李國湧先生，以流行病學之分析模式來解析大量的紀錄資料，並以否證的觀點來驗證相關理論，讓「褚氏太極」得以成型。前人的智慧是如此的珍貴，個人的見識卻有限，雖然在精油療法上有一些淺見，但不敢奢言完美，謹以此書拋磚引玉，供醉心於精油療法的先進同好們參考！

褚柏菁 醫師

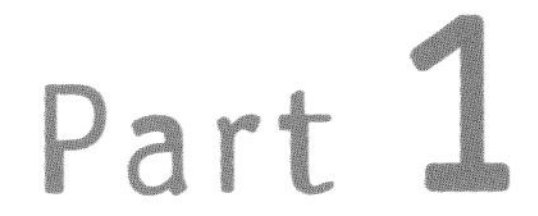

運用中醫理論
才能發揮精油最大效果

Lesson

1 中西芳香療法的融合和不同

01 中草藥與現代精油有許多共同點

精油是將植物，包括其花葉、果皮、樹皮、根、種子、莖等部位，經由特定萃取方式所取得的揮發性液體。植物精油中的化學成分會受到不同的部位、種植地土壤情況、地理區域、氣候、經緯度、高度、肥料、收成季節及方式，以及蒸餾方法等因素影響。

精油屬於芳香類中藥，含揮發性香氣，具有芳香避穢、行氣通竅等功能。中藥之種植與採收同樣受許多栽培因素之影響，相較於精油，中草藥的品項更為廣泛，中藥除了植物藥以外，動物藥如鹿茸、鹿角等，甲殼類如珍珠、海蛤殼，礦物類如龍骨、磁石等，都是可以用來治病的中藥。

02 結合中醫臨床經驗用油，引出各種精油尚未被發現的超強功效！

人類自古以來皆利用植物的療癒能力，解決人體各種系統的問題。大部分之中藥及西方之精油皆取材於植物之療癒能力——在西方多國，運用精油治病已有四千多年以上的歷史。在中國，早在東漢時代《神農本草經》就記載了許多芳香類中藥，到了明代李時珍之《本草綱目》中記載的芳香類中藥，與現代常用的精油有許多重疊的品項，例如乳香、沒藥、薄荷、丁香、側柏葉、廣藿香、荳蔻、生薑、佛手柑、肉桂、茴香、橘皮等。

這些中藥之精油有別於中藥煎劑或藥粉的劑型，在使用上除了可依照中醫之治療經驗，還可結合西方使用精油的心得經驗。例如：乳香在中醫上強調其活血行氣止痛、消腫生肌之功效，用於諸外科跌打損傷、瘀血諸症；而在西方芳療中則強調乳香之情緒平衡，以及其能強化免疫、神經系統、皮膚等功能。若能結合中醫與西方芳療兩者之經驗，便能使乳香的運用上更具完整性。

03 精油療癒能力之主要機制

Raymond Francis 曾說過：「只有一種病，細胞機能失調。」細胞機能失常的原因來自：

- 偏差的飲食習慣：包括營養不均衡、身體酸鹼值（pH）不平衡、水分攝取不足、過度攝取造成體內濕熱之食品（烤、炸、辣、甜、刺激食物、冰涼飲品、高澱粉、高油、高鹽等）。
- 不規律的生活型態：熬夜、日夜顛倒、不定時用餐等。
- 曝露毒性環境造成體內毒素累積。
- 內傷七情（喜、怒、憂、思、悲、恐、驚）；壓力、負面的思考、情緒不穩等。

- ◎ 荷爾蒙不平衡
- ◎ 體內過度之過敏反應
- ◎ 被觸發的疾病基因
- ◎ 血糖不平衡
- ◎ 欠缺能量
- ◎ 欠缺運動
- ◎ 外感六淫：風、寒、暑、濕、燥、火
- ◎ 微生物入侵：病毒、細菌、念珠菌、真菌、黴菌的感染、寄生蟲等。

精油的療癒能力正是來自其對細胞的高親和力，精油的分子極小，且具脂溶性，可快速通過細胞膜。精油藉由下列七大機制對人體發揮影響力：

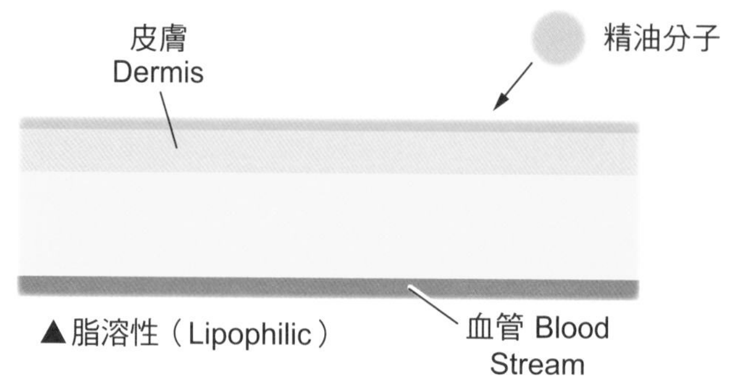

▲脂溶性（Lipophilic）

(1) 調節細胞：精油對人體的根本作用

精油在人體內可發揮如同「信使」的功能，經由人體的「經脈」系統傳遞到全身各處發揮影響。其具體功效涵蓋全面，例如：提升消化功能、自律神經失調的平衡、安神助眠、補氣、活化紅血球及其他細胞……等。

「經脈」就像是交通道路般在人體各區域發揮快速連繫的功能，想像一下，要是沒有高鐵的話，從台北走路到高雄要花費幾倍的時間？人體的經脈系統對精油的作用極為重要，我將在 Part4 中詳細說明！在 Part2 則以「褚氏太極」深入地剖析出精油主要成分與人體經脈間的關係。

精油可穿透細胞之半透膜，如同「信使」的功能。信使（messenger）是生物學上的信號傳導物質，負責人體內的信號傳導，可分為：

- ⊙ **第一信使**：細胞間的信號傳導物質，經由體液傳送，鍵結到標的細胞後，產生特定的生理反應。內分泌系統的荷爾蒙及神經細胞分泌的神經傳導物質主要就是透過此一方式傳遞訊息，包括：腎上腺素，生長激素，和血清素……等。冬青止痛的機制就類似如此。
- ⊙ **第二信使**：細胞內的信號傳導物質，負責細胞內的信號傳導，引發細胞的種種生理變化如：增殖、細胞分化、遷移、存活和細胞凋亡……等。包括：環腺苷酸（cAMP），環磷酸鳥苷（cGMP），肌醇三磷酸（IP3），甘油二酯（DAG），鈣離子（Ca^{2+}）……等。大部分的精油皆可透過此種角色發揮影響細胞生理的功能。
- ⊙ **第三信使**：細胞核內外的信號傳導物質，是一類可結合特定標靶基因，調節基因轉錄且半衰期較短的核蛋白，通常又稱為 DNA 結合蛋白。乳香影響端粒酶引發腫瘤細胞凋亡的模式就與此機制有關。

精油可穿透細胞之半透膜（包括細胞膜及核膜），如同以上三種「信使」的功能，調節所有的細胞，也促成了以下其他的療癒機制。

⑵ 調節神經元

精油成分能參與神經傳導的過程，與某些特定受體、離子通道、乙醯膽鹼酯酶、蛋白激酶等物質交互作用，調節神經元細胞電位。其具體功效如：止痛、解痙攣、情緒、調節血壓……等。

以止痛、解痙攣為例，對疼痛的控制一般有鎮痛、止痛、解痛三種模式。鎮痛指利用涼感或熱感搭配局部血液的調整，讓疼痛的感覺降低或被掩蓋住；止痛指阻斷神經對痛覺之傳遞或接受器對痛覺的感知；解痛則是針對疼痛的原因如局部肌肉痙攣等加以緩解。一般對疼痛的控制可能偏重其中一種或二種模式，但精油卻可讓上述三種模式同時快速發生，且沒有副作用。這是一般的鎮痛劑或止痛藥所辦不到的！依我個人的臨床經驗，常有患者在門診中主訴急性腹痛，甚至臉色蒼白、冷汗淋漓，只要數滴茴香或羅勒，往往就能快速地讓患者的腹痛症狀「完全」消失。

⑶ 抑制致病原

精油以不同模式對抗微生物，類似人體抗體的機轉。其具體功效如：抗細菌、真菌、病毒感染、消毒……等。

各種致病原，包括細菌、真菌、病毒……等皆有其特殊之外殼，如細菌、真菌的細胞膜、細胞壁；病毒的外套（coat）及包膜（envelope）等，外殼是致病原的防禦屏障，同時也包含辨識標的，具備致病原間溝通的功能（群體感應；quorum sensing）。微小的精油分子可干擾致病原的外殼，降低病原體的防禦力、抑制病原體的群體感應、同時提升病原體被人體免疫系統的辨識度，因此得以迅速抑制致病原。

⑷ 中和及排除體內毒素

自由基（ROS）是氧在體內新陳代謝後所產生的物質，它的活性極強，可與任何物質發生強烈的反應。自由基由以下因素產生：

- ⊙ 身體受細菌、黴菌、病毒等感染時，體內的防禦系統會產生超氧陰離子自由基，以清除細菌或受感染細胞。
- ⊙ 輻射線或紫外線、抽煙、空氣汙染、食物之毒素等，乃至情緒壓力、熬夜、焦慮緊張也會在體內產生自由基。

體內自由基的數量累積過多，就會產生「自由基連鎖反應」，促使蛋白質、碳水化合物、脂質等細胞基本構成物質，受到氧化而成為新的自由基，不斷的氧化循環下去，長期下來就演變成各種疾病。

某些精油的次級代謝物可作為體內之「自由基清除劑」，能將自由基分子尚未成對的電子包覆並降低其活性，例如檸檬、丁香、永久花……等都有這種功能。

⑸ 調節 DNA

植物會製造對人體帶有毒性之次級代謝物，但這些代謝物卻可能具有抑制癌細胞之特性。當細胞 DNA 受到損傷，精油啟動細胞自體凋亡（apoptosis）之程序，讓細胞產生自毀作用，某些研究顯示乳香具有啟動細胞自體凋亡（apoptosis）之功能，可用於抗老及預防癌症之領域。

⑹ 抑制發炎反應

精油對於傷口、感染或其他疾病引起的發炎有很好的消炎效果。當組織受到某種刺激（如：外傷、感染）時，一些特定的細胞因子就會活化自身的環氧酶／環氧化酵素（cyclooxygenase，簡寫為 COX）及其他細胞激素，這些物質會被精油所調整，減輕發炎症狀。

⑺ 提升免疫力

人體的免疫力受到信使的調控，以及心理和生理狀態的影響，精油除了自身的抗病原能力外，對提升免疫力亦有顯著的效果，第三章中將以「褚氏太極」詳加說明。

麩胱甘肽是一種胺基酸，又稱為 GSH，可由肝臟合成，是肝臟解毒過程中很重要的元素之一，在蔬菜、水果、肉類中也含此種成分，它是體內重要的抗氧化劑，能維持免疫功能、促進組織的生長與修復、製造身體所需的蛋白質等。若體內有充足的 GSH 濃度，便可以增強免疫力對抗各種疾病。然而隨著年齡增長、生活不規律、飲食習慣不均衡等因素，體內 GSH 濃度會逐漸減少。檸檬烯可提高還原「麩胱甘肽」之活性，而葡萄柚、野橘、檸檬……等精油中都富含檸檬烯成分。但在長期且大量使用肉桂醛、丁香酚、反式洋茴香腦的異常狀態下，反而會抑制麩胱甘肽之生成。

04 精油之特性

抗
真菌

抗
細菌

抗
病毒

高
吸收

高
代謝

小
分子

免疫
防禦力

抗
氧化

高
濃縮

高
揮發

高
滲透

高
濃縮

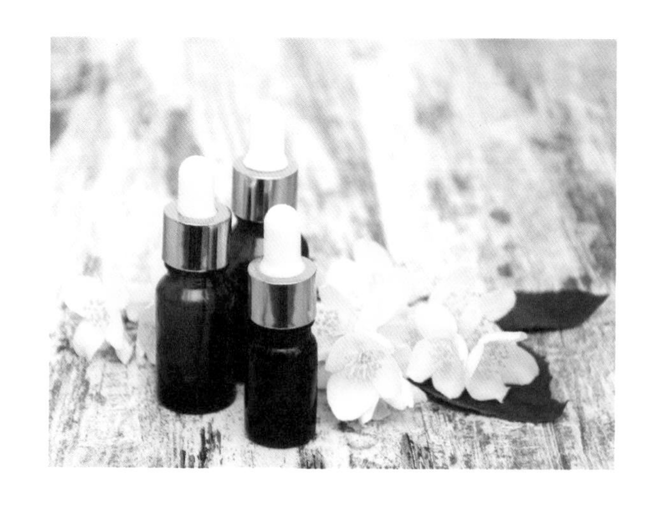

Lesson

2 中醫現代精油療法的基本概念

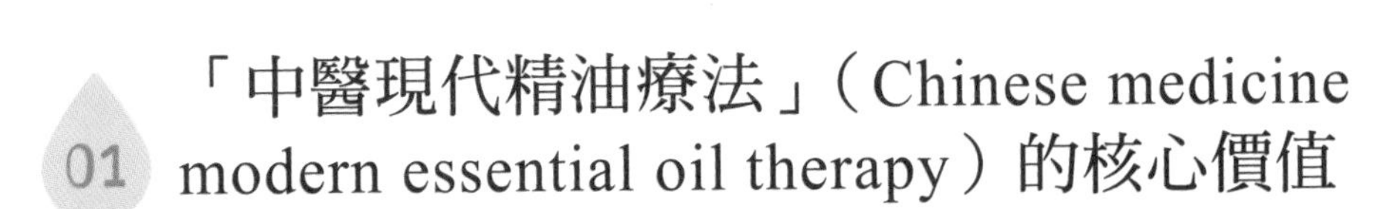

01 「中醫現代精油療法」（Chinese medicine modern essential oil therapy）的核心價值

本書建立了「中醫現代精油療法」之整體邏輯，以中醫理論為出發點，先辨證了解個人體質及病因，並探討各精油之陰陽、性味、歸經、其所影響之經脈系統等屬性，選擇對證使用之精油及配伍，並依各種病症來決定使用途逕，如此結合方能將中醫本草及西方精油療法之精髓合而為一。

「中醫現代精油療法」以精油分子與人體之交互作用為其發揮療效之依據，解說當中醫概念進入西方芳香療法，將會形成何種重大突破？

Part2 提出筆者創新的「褚氏太極」，解析精油之組成與配伍如何與人體產生交互作用進而影響人體健康。各精油依「褚氏太極」可顯示其藥性、所影響經脈及臟腑的關係，透過各種途徑使用精油，使氣血得以疏通，調節人體臟腑的功能，改善身體失衡狀態。

Part3 則使用「褚氏太極」圖解，深入剖析 50 支重要的單方精油的新用法。

Part4 強調個人體質狀態絕對不可忽略：個人體質狀態不同，疾病跟症狀發生的病因跟病程亦各有不同，對某種體質狀態有最佳療效的複方未必適用於另一種體質狀態。因此，這一章將介紹如何從中醫的觀點掌握個人體質狀態，將導入中醫辨證論治的觀念，這也是除了協同作用之外，發揮精油效果最關鍵的一點。

因應個人體質狀態，巧妙地運用精油「協同作用」之效果，正是「中醫現代精油療法」的核心價值。

延續 Part4 的中醫體質辨證，Part5 教你如何選擇精油？以及調配的重要觀念，並說明如何讓精油「協同作用」最佳化，發揮最佳療效。另外，也提供了本書配方的使用方法和注意事項。

Part6，則針對精油的排毒反應機制，以及處理方式詳加闡述。讓你在使用精油時，能夠更加安全。並提供各部位的淋巴按摩、穴位圖解。各位可以參考本書的配方，搭配使用效果更好。

02 中醫現代精油療法是保健醫學之趨勢，也是居家保健的最佳工具

身體的疾病來自日積月累的病因，包括內傷七情、外感六淫等，現代人處在高度的壓力下，過度的飲食、不正常的作息，累積成虛實夾雜的複雜體質。日常生活中，身體時時在累積各種偏差失衡，若能及時運用「中醫現代精油療法」來修正這些失衡，做到適時地紓壓、消除疲勞、放鬆緊張的情緒、加強血液循環、促進解毒代謝……等，將能讓人們在亞健康狀態下提升健康，達到身心平衡、預防疾病的目的。

人類依賴植物而生存，自古以來，中西方皆運用各種植物來治療疾病。西元 1928 年法國化學家雷內・摩莉斯・蓋特佛塞（Rene Maurice Gattefosse）將精油的療癒作用發表在科學期刊上，並創造了「芳香療法」這個概念。至今芳香療法已遍布世界各地，在法國和義大利，醫師能開立

精油處方來治病；英國則是受過訓練的治療師都能運用；近年來美國和亞洲也日益盛行精油保健理療之道，足見精油療法之療效已廣為人們所接受。自古以來中醫即對本草的療癒功能深入剖析，並建立完整的辨證理論，若能兼取兩者之長，當可讓「芳香療法」臻於完備。在本人的行醫生涯中，不斷地將這兩門學問加以融合，終於淬鍊出「中醫現代精油療法」。

使用精油不分年齡層，其芳香療癒的特性，可調整各種心靈層次的問題，平衡自律神經系統之失衡。對於日常生活突發之不適症狀，如：喉嚨痛、頭痛、過敏、肌肉痠痛、情緒低落、睡眠障礙……等。在求醫前，可先使用精油自我緩解症狀。精油也可以作為重病的輔助療法，例如：緩解癌症患者身心的不適症狀，幫助放鬆心情、緩解疼痛、療癒心靈等，提升生命品質，某些醫院已將芳香療法作為輔助療法，運用在安寧療護中，以緩解癌症患者身體、心理所產生種種的不適。

另外，精油作為居家護理之用，不但取代了居家的保健箱，同時也可以運用在清潔消毒、殺菌、除塵蟎、淨化空氣、洗衣洗碗、沐浴等居家用途上。

精油無法取代中醫或西醫的治療，對一般民眾而言：我們把「中醫現代精油療法」定義在保健養生醫學上，可達到身心平衡、預防疾病及提升生活品質之目的。精油具有極佳的療癒特性，可隨時使用在各種不適的狀況中，快速又方便。因此，「中醫現代精油療法」是有效且易於操作的預防保健方法，也是值得信賴的養生法門！對醫療專業人員而言：「中醫現代精油療法」則是一個安全有效的輔助療法。

03 中醫現代精油療法可作為亞健康狀態的保健方法

「亞健康狀態」的定義是身體無器質性病變，但是有一些功能改變的狀態。亞健康狀態的表現為：

（1）功能性改變，而不是器質性病變。

（2）體質症狀改變，但現有醫學技術不能發現病理之改變。

（3）生活品質差，長期處於低健康水平。

（4）慢性疾病伴隨的病變部位之外的不健康症狀。

根據調查發現，處於亞健康狀態的患者年齡多在 18 至 45 歲間，約占 75%。這個年齡層的族群面對職場、家庭等各種社會壓力，長期處於緊張的壓力中，如果不能適當紓壓、保養身心，就容易進入亞健康狀態。

亞健康狀態在常規身體檢查中常顯示數據正常，因此常被人們所忽視。身體出現的許多症狀，在尚未具體成為疾病之前，其實已經發出警訊了，例如：倦怠、容易疲勞、心悸、身體部位時常受感染、常感冒、慢性發炎、情緒不定易怒、口腔潰瘍、便秘、消化差……等，出現這些症狀，就需要警覺身體系統已經開始失衡，而以中醫之辨證系統即能診斷出身體之失衡而加以調理，精油療法非常適用於亞健康狀態之日常保健調理。

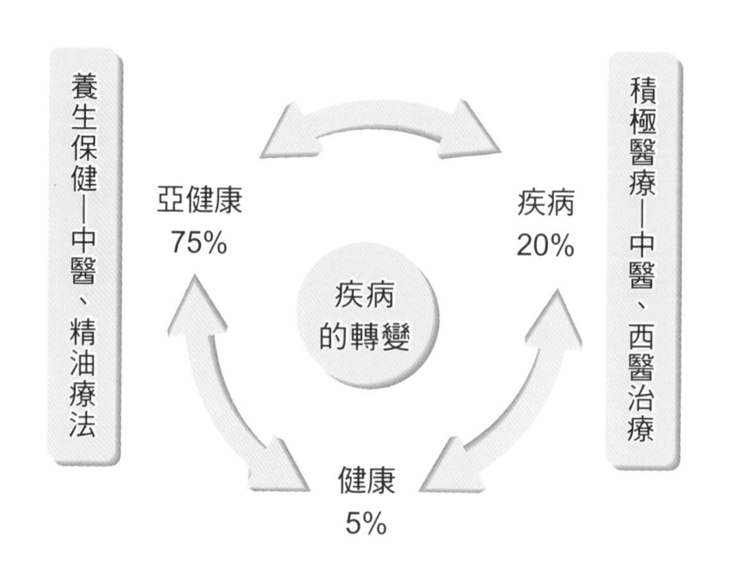

Lesson

3「褚氏太極」理論爲芳療中醫化的實踐

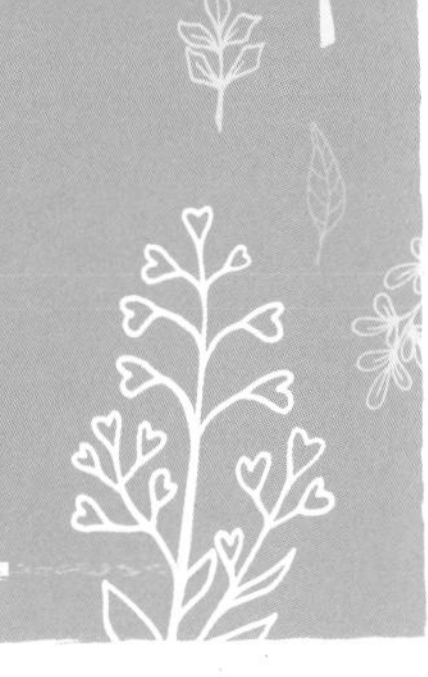

01 褚氏太極（True's Taigi）的創立

西方文獻中對於精油的成分和功效有許多的研究，但缺乏整體觀的理論基礎，因此多年來我致力於將中醫理論運用在現代精油的藥性研究上。

本書以中醫的陰陽、經絡理論為基礎，現代精油的成分分析為基準，加上本人多年來之臨床經驗實證，建構出「褚氏太極」理論，各精油皆有其獨特的「褚氏太極」，就如同人的指紋或基因圖譜一樣，此理論可對各精油的陰陽特性、影響經脈、生理功能及心靈功能提出較為具象的勾勒。

精油療法導入了「褚氏太極」理論，解析精油之組成與配伍如何與人體產生交互作用進而影響人體健康。各精油在「褚氏太極」上可顯示其藥性、影響的表裡經脈，以及臟腑，透過各種途徑使用精油，使氣血得以疏通，調節人體臟腑的功能，改善身體失衡狀態，靈活運用「褚氏太極」能充分發揮精油療法的效益。

藉由「褚氏太極」的導航，各種單方精油之特性將更明確、更有系統，甚至能夠量化，讓選擇單方精油、調配複方精油時有所依據，同時能夠掌握各種精油之禁忌及避免排毒風險，甚至可據以探索精油之未知功能，最重要的是，將中醫理論以此介面導入精油療法中，建立了中醫現代精油療法，這是前所未見的！

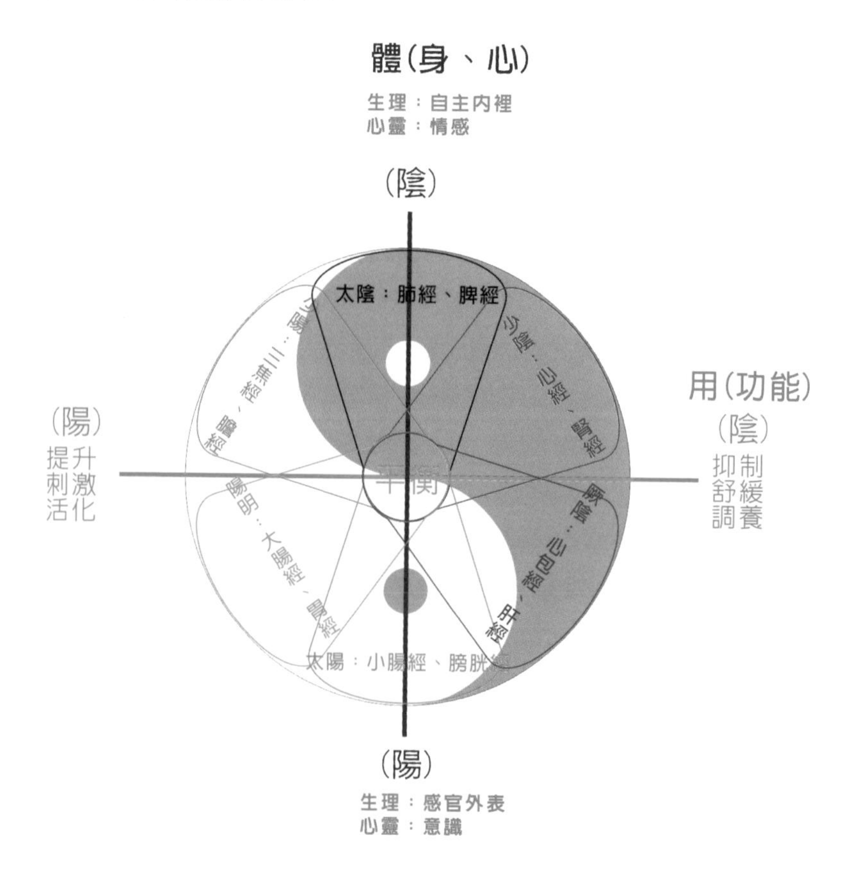

人體之體用與太極

02 「褚氏太極」之「體」、「用」觀念

天地萬物皆可視為太極，太極分陰、陽，也就是說宇宙萬物的運作都可視為陰陽消長的運作，人體功能的運轉亦然，當陰陽平衡時，身體即處於健康的狀態。陰陽為相對的概念，靜相對於動為陰；動相對於靜為陽。

為了說明精油之組成與配伍如何影響人體，將人體區分為「體」、「用」兩個構面，並將「體」、「用」之交互運作用左圖的太極來表現：

⑴ 體：

指的是身心，可區分為具象的生理層面及抽象的心靈層面。生理層面：「**感官、外表**」的部分偏陽，「**自主、內裡**」的部分偏陰；心靈層面：受「**意識**」影響的部分偏陽，受「**情感**」控制的的部分偏陰。以生理層面為例，「**感官**」如：眼、耳、鼻、舌、皮膚……等，偏陽；「**自主**」如：免疫、體溫、血壓……等，偏陰。「**外表**」指外胚層、內胚層分化而來者（內胚層亦為外胚層所內凹分化而來）如：膽、小腸、胃、大腸、膀胱、三焦，偏陽；「**內裡**」指中胚層分化而來者如：肝、心、脾、肺、腎，偏陰。

⑵ 用：

指的是功能，生理及心靈層面皆有其功能，「**提升**」相對是陽的功能；「**抑制**」相對是陰的功能。在「**提升**」與「**抑制**」之間存在著「**平衡**」的狀態。陽性的「**提升**」通常有刺激、活化的特性；而陰性的「**抑制**」通常有舒緩、調養的特性。

以二維座標來表示人體之體、用，座標的縱軸為體（人的身心），愈偏向上方愈陰；愈偏向下方則愈陽。座標的橫軸為用（人的功能），愈偏向右方愈陰，抑制、舒緩的作用越強；愈偏向左方則愈陽，提升、活化的作用越強。

⑶ 太極：

體、用交互作用而形成太極，太極的意義就是體、用的相互關係。人體的體、用配置需維持在太極中，若不在太極中，陰陽失衡，身體就會產生各種病症。

「交互作用」或「相互關係」是太極的核心觀念，人體的體、用，包括：生理與功能之間；心靈與功能之間；乃至生理與心靈之間皆是如此。

中國傳統思想有所謂天、地、人的架構，天地是一個大太極，人是一個小太極，人立於天（天道／心靈）、地（物質／肉體）之間，為天地之「交互作用」，並非單指心靈或肉體。十七世紀的科學泰斗笛卡兒說：「我思，故我在」，提出「靈魂和身體分開」的觀念，認為人是由身體和靈魂兩種不同的部份組成，自此在生物及心理學的領域引起持續的爭議：人的本質究竟是靈魂還是身體？而太極正為此提出了合理的解釋：人是心靈與身體的「交互作用」！譬如車手（心靈）駕駛賽車（身體），賽車的整體表現（人）正為其間之「交互作用」或「相互關係」。

中醫的五臟六腑並非侷限於體，而是體用之間的「交互作用」，所以，在太極中六腑（膽、小腸、胃、大腸、膀胱、三焦）為陽，陽則剛，剛不可久：六腑運作變化幅度較大但有暫息之時；五臟（肝、心、脾、肺、腎）為陰， 陰則柔，柔不可守：五臟運作持續不止而穩定但變化幅度不可過大。陰陽之間互為表裏、相互依附，所以陰性的五臟經脈與相表裏之陽性的六腑經脈；被依附之陽性的五官...等，彼此之間相互影響密切。

03 以二維的太極來表達人體的陰陽變化

我們所存活的世界是三次元的立體世界，各種變化皆為三次元的立體變化。人類習慣以二維的方式來表達概念，所以易經中以平面的八卦來表達天地陰陽變化之立體特性。

圖中的「體」雖以一個軸來呈現，但實際上是由身（生理層面）及心（心靈層面）二個軸所構成的面，兩個軸各具陰陽兩儀，合之而成四象，再加上「用」這個軸亦具陰陽兩儀，就形成了三次元的立體座標，是為「八卦」。人體的健康是身（生理）、心（心靈）及用（功能）三軸所架構的三次元球型場域！在球型的太極場中體與用的消長需依時間（第四次元）的進行維持動態變化。

本書以太極來描述生理與功能的關係，以及心靈與功能的關係，進而以「褚氏太極」具象地描述各精油之陰陽特性、所影響之經脈、生理功能及心靈功能。

「褚氏太極」本身的邏輯觀念並不艱澀難懂，但它站在中醫理論的肩膀上，引用了中醫「陰陽」、「五行生剋」、「十二經脈」……等觀念，就如同「倚天屠龍記」中張無忌練「乾坤大挪移」一樣，靠的是「九陽神功」的基礎。也正因為「褚氏太極」立基於中醫，故可與中醫的醫療觀念水乳交融，充分運用。對有中醫學背景的人來說，只要熟悉了「褚氏太極」的理論基礎，就等於打通了「中醫」與「精油療法」間的任督二脈！

04 褚氏太極之陰陽與十二經脈之關係

太極分陰陽，各呈現陰性及陽性特質，陰性部分可再區分為太陰、少陰、厥陰；陽性部分可再區分為太陽、陽明、少陽，其各自所屬經脈在太極中各有其對應的位置。

05 「三陰」「三陽」在太極中之位置可依陰陽特質的盛衰來分

《素問・至真要大論》中說：「願聞陰陽之三也，何謂？」「氣有多少異用也。」「陽明何謂也？」「兩陽合明也。」「厥陰何謂也？」「兩陰交盡也。」所以兩陽合明之「陽明」在太陽、少陽相合之間，兩陰交盡之「厥陰」在太陰、少陰排列之後。

《傷寒論》中疾病的傳變順序是太陽病→陽明病→少陽病→太陰病→少陰病→厥陰病，實際上就是褚氏太極陰陽相生之順序；疾病修復的順序則契合於褚氏太極中陰陽經脈之表裡關係。

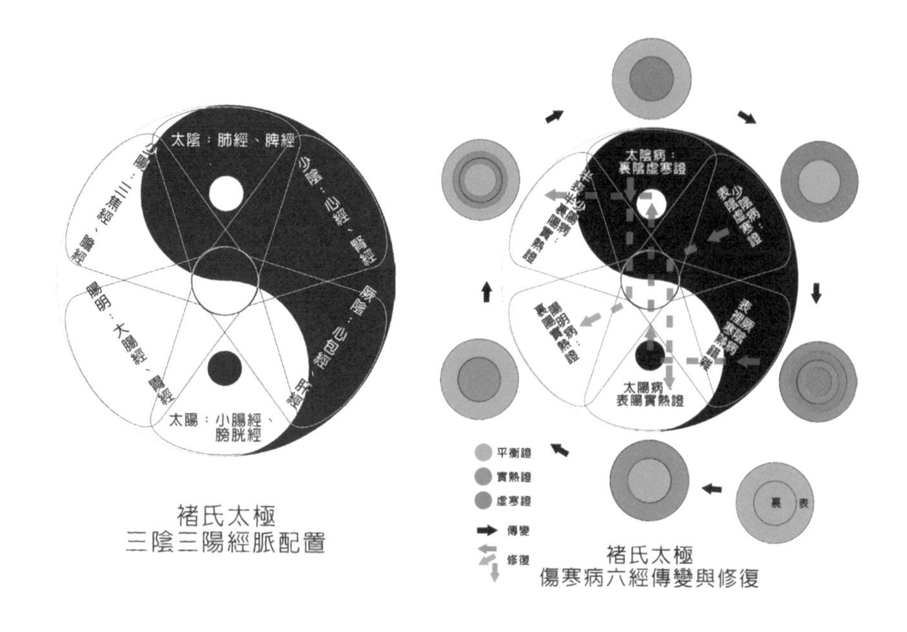

褚氏太極
三陰三陽經脈配置

褚氏太極
傷寒病六經傳變與修復

06 太極與健康

根據世界衛生組織（WHO，1948）定義：「**健康**不僅是疾病或羸弱之消除，而是體格、精神與社會之完全**健康**狀態。」由此可見，**健康**是指身體（生理）、精神（心靈）及社會（社交）都處於一種完全安寧的狀態，而不僅僅是沒有疾病或虛弱的狀態。當太極的生理、心靈之陰陽平衡時，可預防對治內傷七情及外感六淫，所呈現出來的就是健康的狀態。

07 太極之生理功能

太極生理功能與所屬經脈陰陽協調，可維持生理正常運作及預防對治外感六淫，**由陽至陰，可分為提升、活化、復元、穩定、抑制五個階段**，由第 30 頁的圖可看出：

「提升」：是完全陽性之功能，主要影響陽性經脈。
「活化」：是陽性較多之功能，影響陽性經脈較多。
「復元」：是陰陽各半之功能，影響陰性、陽性經脈各半。
「穩定」：是陰性較多之功能，影響陰性經脈較多。
「抑制」：是完全陰性之功能，主要影響陰性經脈。

08 太極之心靈功能

太極心靈功能與所屬經脈陰陽協調，可維持心靈正常運作及對治內傷七情，就陰性的情感部分與陽性的意識部分分別說明如下：

「情感」部分之心靈功能

在適當的抑制下，對人體產生「愉悅」、「舒緩」、「穩定」之陰性功能。「愉悅」可對治傷腎的情志「恐」；「舒緩」可對治傷心的情志「喜」。

在適當的提升下，對人體產生「溫暖」、「積極」、「激勵」之陽性功能。當處於平衡的狀態下則呈現「自信」的陰性功能，可對治傷肺的情志「悲」與傷脾的情志「思」。

「意識」部分之心靈功能

在適當的抑制下，對人體產生「安適」、「清靜」、「穩定」等陰性功能。「安適」、「清靜」可對治傷肝的情志「怒」。

在適當的提升下，對人體產生「振奮」、「力量」、「激勵」等陽性功能；當處於平衡的狀態下則呈現「理智」的陽性功能。

參見下頁的圖，對五臟所屬經脈適當調節下產生的心靈功能恰能對治其損傷情志。

「體」、「用」經由適當的調節，在太極中展現出各種生理與心靈的功能，精油的組成及配伍就是藉由影響這些功能來影響人的健康。

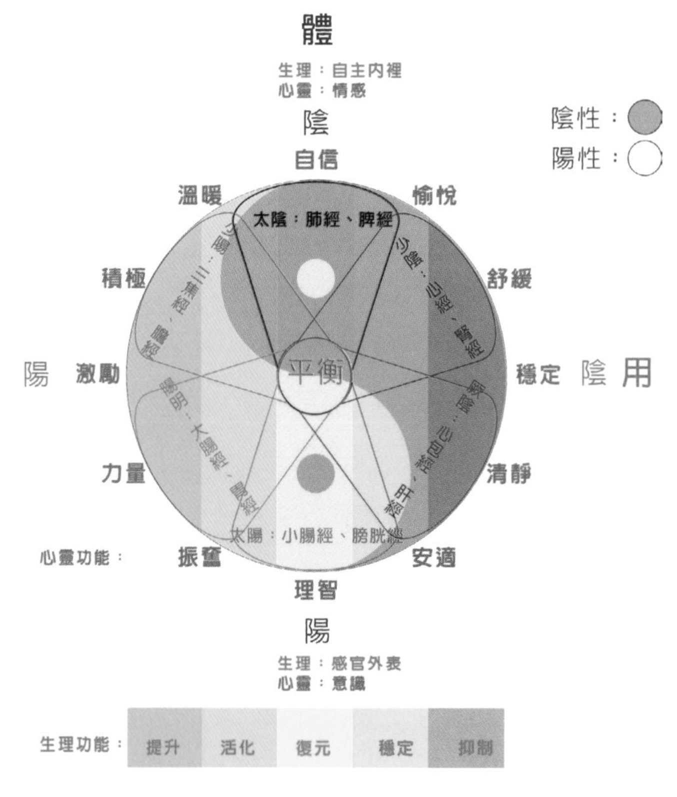

人體太極之生理功能、心靈功能及陰陽特質

09 精油組成及配伍對健康之影響

我們處在常態身、心受創的環境

環境中存在各種致病原，包括生物性及非生物性的，生理上的病變固然層出不窮，就心靈層面來說：因為在現代生活中，壓力已成為常態，創傷事件頻繁發生，於是產生一連串的負向情緒或負向動機，隨之就不斷地常態發生創傷生理、創傷心理。創傷生理長期累積後會導致各種壓力性反應，甚至發展成身心精神疾病，而創傷心理亦會引發各種偏差行為。

這意味著人體的太極也處在常態的失衡狀態，因此身體會出現各種生理、心理乃至社會功能之失衡，除了藥物治療以外，我們急需找尋更有利的方法來解決這種常態的失衡，對生理、心靈及社會層面都能發揮功能，幫助我們重塑陰陽平衡的健康生活形態。

人類的健康問題多可從植物中得到幫助

人類的生命源自於植物，健康的問題多可從植物中得到幫助，大部分之中藥亦取材於植物，植物之精油在太極場中發揮了陰陽調節的功能。不論是生理、心靈或是社會功能之陰陽失衡時，可藉由精油來調節太極之各種特質，達到健康的目的。在中西方近千年的臨床實證中，往往得到驚人的功效！

精油之成分如何影響生理功能

精油的各種成分對太極的特定區域各具有特定的功能。

所謂「特定區域」指的是太極中的六個區域：

1. 太陽小腸經、膀胱經；
2. 陽明大腸經、胃經；
3. 少陽三焦經、膽經；
4. 太陰肺經、脾經；
5. 少陰心經、腎經；
6. 厥陰心包經、肝經。

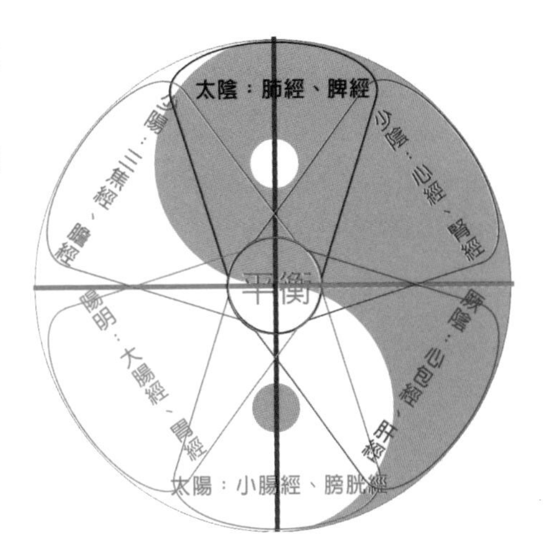

所謂「特定功能」指的是生理功能的五個階段：提升、活化、復元、穩定、抑制。而其具體運作的方式將以「褚氏太極」（True's Taigi）來表達。

精油之成分如何影響心靈功能

人的七情（喜、怒、憂、思、悲、恐、驚）影響身心甚鉅，但情緒往往很難藉由改變認知來加以調整。

精油之獨特的成分能直接影響大腦之邊緣系統，對杏仁體、海馬迴、下視丘、腦下垂體……等發生作用，調整主導情感、記憶……等的神經系

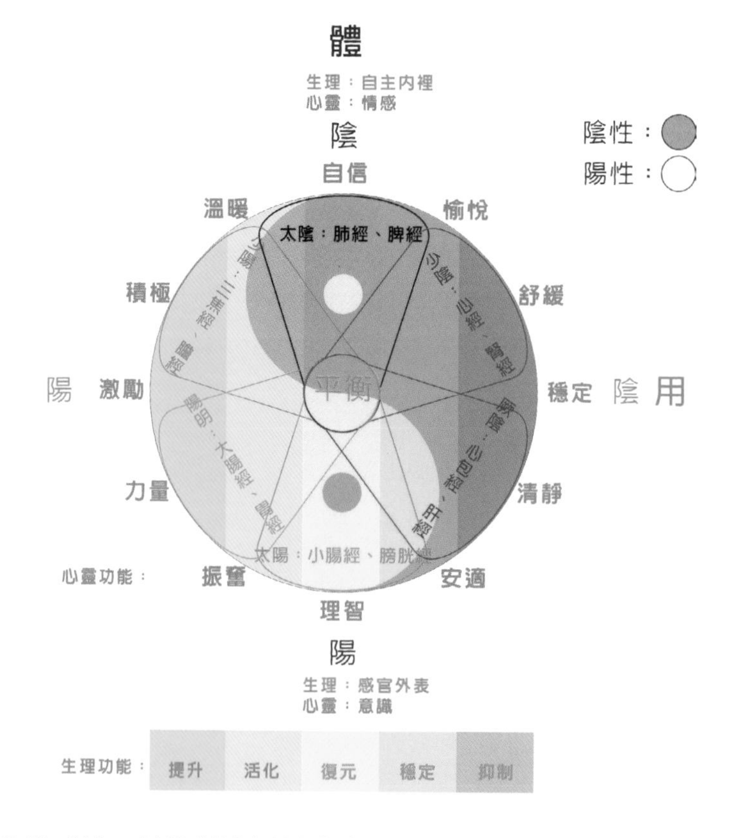

統及內分泌系統，並能對治經脈臟腑的損傷情志，影響生理情緒進而影響心理情緒、緩解創傷心理、創傷生理，甚至中斷偏差行為。其具體運作的方式將以「褚氏太極」（True's Taigi）來表達。

精油之成分如何影響社會功能

要提升社會功能、人際關係，除了消極地減少偏差行為外，更可積極地以愛與分享來進行情感的正面流動，我很推崇「愛生愛，美生美」這句至理名言，愛及美好事物的分享，轉動善與美的循環，是提升社會人際健康的不二法門。經由分享精油這美好事物的過程、傳遞植物生命的精華，提升他人身心靈的健康，自我的身心靈也會一起提升！

最原始的植物、昆蟲乃至於動物、人類都藉由氣味、費洛蒙來傳達資訊，流動情感，精油流動情感的功能其來有自，無庸置疑！因此，不論生理功能、心靈功能或社會功能，精油皆能因為組成成分的不同、含量的多寡及協同作用，而對太極產生不同的影響。

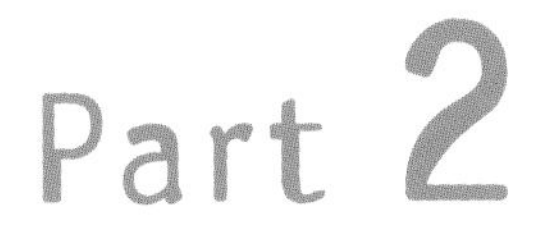

中醫現代
精油療法的橋梁「褚氏太極」

Lesson

1 「褚氏太極」使用方法

01 精油成分之化學結構

精油的組成成分基本上可分為兩個部分：**結構部分**及**官能基部分**（如：醇、酯、醛、酮……等）。結構部分可分為帶有苯環的**芳香族化合物**及由異戊二烯單元（C_5H_8）所組成的**萜烯類衍生物**兩大類。萜烯類衍生物約占了 90%，2 個異戊二烯單元是為單萜，具 10 個碳原子；3 個單元稱為倍半萜，具 15 個碳原子；4 個單元稱為雙萜，具 20 個碳原子……以此類推。精油的組成通常最多到雙萜。

02 精油之主要組成成分分類

精油具有眾多組成成分，幾乎都有抗菌消毒的類似功能，影響較大且具代表性之成分分類有 22 類：單萜烯、酯類、單萜醛、苯基酸及苯基醛及苯基酮、肉桂醛、苯基酯及苯基醇及卓酚酮、單萜酮、單萜醇、酚類、香豆素、呋喃香豆素、單萜氧化物、醚類、倍半萜烯、倍半萜酮及倍半萜醛、倍半萜醇及倍半萜氧化物。

以上 22 類，因應「褚氏太極」陰陽組成區域之不同特質，劃分為 15 類。

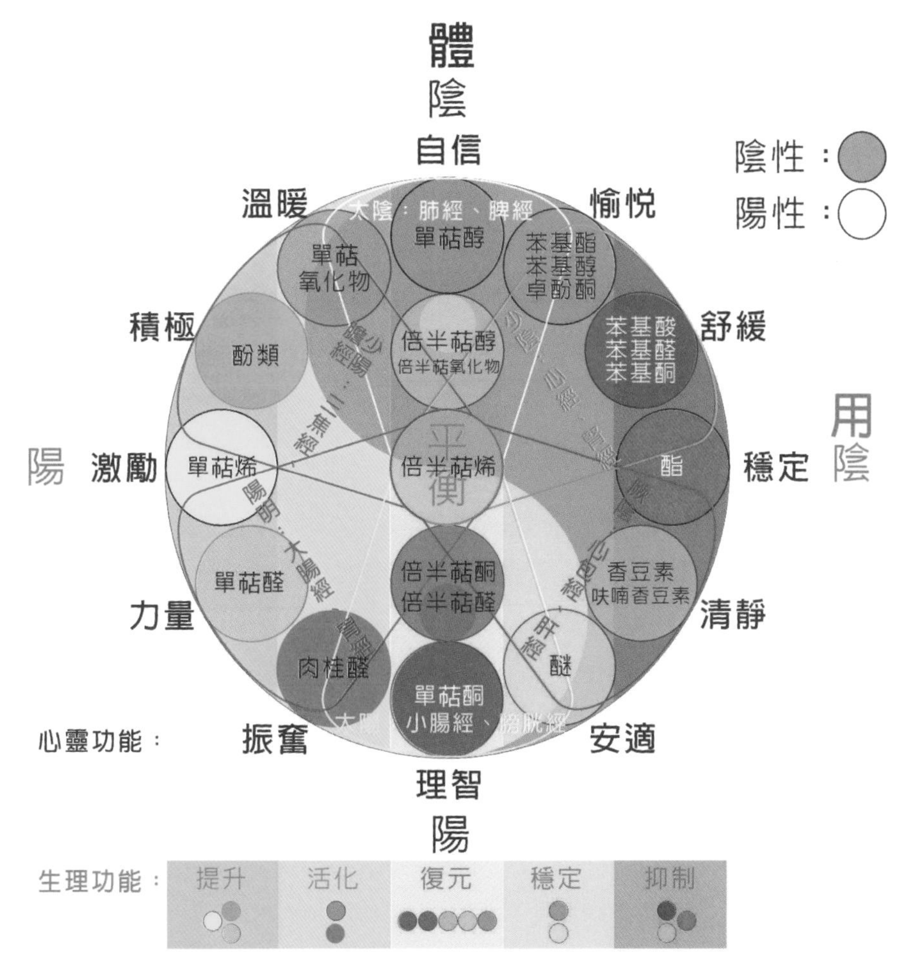

精油透過特殊組成及配伍來達成調節陰陽的功能

褚氏太極 True's Taigi

03 精油組成成分之標靶效果及引經效果

植物產出精油有其特定的目的：為了延續生命、抵禦外侮、適應環境……等，經過漫長的演化天擇，特定組成成分皆有其特定之標的作用，而人類的演化依附植物而來，所以精油的組成成分在人體常有特定之作用區域而呈現出「標靶效果」。

精油的組成成分是極小的分子，碳原子大部分少於 20 個，所以在血液及體液中可快速傳輸，但因為彼此之間脂溶性的親和作用，會導致同一支精油的組成成分互相牽引而容易作用於相近部位，這就產生類似中醫所謂的「引經效果」。特別是分子較小的單萜烯及較具疏水性的大分子酯類，常被同一支精油之其他成分所牽引而加強其標靶效果。「引經效果」詳見 Part5 之「君、臣、佐、使」的配伍方法。

04 精油組成成分在「褚氏太極」中之歸經排列

如 Part1 所言：精油在人體內可發揮「信使」的功能，經由人體的「經脈」系統傳遞到全身各處發揮影響，其具體功效涵蓋全面。15 類精油組成成分正是憑藉著其獨特的歸經特性對人體太極發揮影響，進而產生不同的生理功能與心靈功能。

歸經是指精油對於人體某些臟腑、經絡有特殊的作用，「褚氏太極」明確標示出 15 類主要成分在人體中各有其主要作用區域及次要作用區域，15 類主要精油成分分類正是依據所影響之經脈，排列配置於褚氏太極中，令所屬經脈之生理及心靈功能陰陽協調，呈現出健康的狀態：

(1) 主要作用區域

指精油的各種分類成分在「褚氏太極」中所歸之經脈，一類精油成分能歸數個經脈。在「褚氏太極」中劃分為太陽、陽明、少陽、太陰、少陰、厥陰等6個區域共12條經脈。

「褚氏太極」愈偏向兩極及外圍部分，歸經之標靶指向性愈強；愈偏向赤道及核心部分，歸經之廣泛性愈強。所以倍半萜烯歸經最廣泛，不指向特定經脈，屬於全面平衡；單萜烯及酯類除了「褚氏太極」中劃分的歸經外，對該精油之其他成分所歸經脈皆有廣泛地標靶加強效果；倍半萜醇、倍半萜氧化物及倍半萜酮、倍半萜醛皆能廣泛地涵蓋6個經脈；其他分類成分則以指向特定標靶經脈為主。

精油的各種成分對主要作用區域之經脈有著直接且明確的作用，依「褚氏太極」所示展現出五種生理功能：提升、活化、復元、穩定、抑制。

⑵ 次要作用區域

指精油的各種分類成分在「褚氏太極」中直接歸經之表裡經脈。雖然稱之為次要作用區域，但重要性不容忽視。倍半萜酮對少陰心經的平衡產生安神的效果；肉桂醛對少陰腎經之活化以提升腎陽；醚類對少陽膽經及少陰心經、腎經之穩定而發揮安神、類荷爾蒙、利尿之功能；單萜醇對陽明大腸經、胃經之復元進而幫助消化……等，都是發生於次要作用區域的影響。

「褚氏太極」各個位置的歸經廣泛性與指向性有所差異。位居赤道及核心部分之單萜烯、酯類及倍半萜相關成分分類具歸經之廣泛性，能顯示精油之整體生理特質：是提昇活化；還是抑制調養；抑或是平衡復元；甚至多項特質兼具。而位居兩極及外圍部分之其他成分分類則歸經之指向性明確，決定了精油對特定經脈之影響，顯現出精油與臟腑經脈的獨特關係。

Lesson

2 精油成分在「褚氏太極」之作用經脈與臟腑

01 精油成分對經脈和臟腑的作用

「褚氏太極」將精油的各種成分分類，表現出各成分會作用的經脈區域，以及影響臟腑功能的相對關係。因為五臟間存在著相生相剋的關係，所以影響也有「**直接影響**」、「**間接促進**」（**相生**）及「**間接制約**」（**相剋**）之分。接下來就用表格做更進一步地說明。

精油組成	主要作用區域	次要作用區域（表裡經脈）	生理功能	影響五臟	影響六腑
單萜烯	陽明大腸經	太陰肺經	提升	肺	大腸
	陽明胃經	太陰脾經		脾	胃
	少陽三焦經、膽經	厥陰心包經、肝經		肝	膽、三焦
	對該精油之其他成分所歸經脈亦有活化、刺激之標靶效果				

精油組成	主要作用區域	次要作用區域（表裡經脈）	生理功能	影響五臟	影響六腑
酯	少陰心經	太陽小腸經	調養	心	小腸
	少陰腎經	太陽膀胱經		腎	膀胱
	厥陰心包經	少陽三焦經			三焦
	厥陰肝經	少陽膽經		肝	膽
	對該精油之其他成分所歸經脈亦有調養、舒緩之標靶效果				
單萜醛	陽明大腸經	太陰肺經	提升	肺	大腸
	陽明胃經	太陰脾經		脾	胃
苯基酸 苯基醛 苯基酮	少陰心經	太陽小腸經	調養	心	小腸
	少陰腎經	太陽膀胱經		腎	膀胱
肉桂醛	太陽小腸經、膀胱經	少陰心經、腎經	活化	肺	大腸
	陽明大腸經、胃經	太陰肺經、脾經		脾	胃
	少陰心經	太陽小腸經		心	小腸
	少陰腎經	太陽膀胱經		腎	膀胱
苯基酯 苯基醇 卓酚酮	太陰肺經	陽明大腸經	穩定	肺	大腸
	太陰脾經	陽明胃經		脾	胃
	少陰心經	太陽小腸經		心	小腸
	少陰腎經	太陽膀胱經		腎	膀胱
單萜酮	太陽小腸經	少陰心經	復元	心	小腸
	太陽膀胱經	少陰腎經		腎	膀胱
單萜醇	太陰肺經	陽明大腸經	復元	肺	大腸
	太陰脾經	陽明胃經		脾	胃
酚類	少陽三焦經、膽經	厥陰心包經、肝經	提升	肝	膽、三焦

精油組成	主要作用區域	次要作用區域（表裡經脈）	生理功能	影響五臟	影響六腑
香豆素呋喃香豆素	厥陰心包經	少陽三焦經	調養		三焦
	厥陰肝經	少陽膽經		肝	膽
單萜氧化物	太陰肺經	陽明大腸經	活化	肺	大腸
	太陰脾經	陽明胃經		脾	胃
	少陽三焦經、膽經	厥陰心包經、肝經		肝	膽、三焦
醚	厥陰心包經	少陽三焦經	穩定	心	小腸
	厥陰肝經	少陽膽經		肝	膽、三焦
	太陽小腸經、膀胱經	少陰心經、腎經		腎	膀胱
倍半萜烯	全面平衡，尤其是對該精油之其他成分所歸經脈			五臟	六腑
倍半萜酮、倍半萜醛	厥陰心包經	少陽三焦經	復元	五臟	六腑
	厥陰肝經	少陽膽經			
	太陽小腸經、膀胱經	少陰心經、腎經			
	陽明大腸經、胃經	太陰肺經、脾經			
倍半萜醇、倍半萜氧化物	少陰心經	太陽小腸經	復元	五臟	六腑
	少陰腎經	太陽膀胱經			
	太陰肺經	陽明大腸經			
	太陰脾經	陽明胃經			
	少陽三焦經、膽經	厥陰心包經、肝經			

▲「褚氏太極」精油組成成分分類之作用經脈與影響臟腑

02 精油成分分類對陰陽、經脈、生理、心靈功能之影響

本書的目的在闡述精油對人體健康的影響及中醫現代精油療法，所以對影響「褚氏太極」的 15 大類精油成分分類分別就其歸經特性、生理功能、心靈功能、實際成分、重點特性、代表精油等加以說明，讓讀者能獲得與人體健康及中醫現代精油療法實際有關的重要知識。至於各成分之詳細化學特質與結構式……等則不著墨。

精油成分分類的通則

- ⊙ 單萜相關成分作用速度較快，行氣能力強，較具刺激性。
- ⊙ 「褚氏太極」中倍半萜相關成分具有平衡陰陽的通性、較為穩定而無副作用，有助於平衡神經系統。
- ⊙ 倍半萜烯是「褚氏太極」中平衡功能特質最強者，而酯類則是「褚氏太極」中陰性功能特質最強者，此二成分抗炎、抗過敏之效果特別顯著。
- ⊙ 心經與心包經皆與心神有關，「褚氏太極」中歸於心經與心包經相關成分多具鎮靜、助眠之功能，苯基類因兼入腎經，故具補腎催情之效。
- ⊙ 倍半萜烯、單萜類及「褚氏太極」陽性功能相關成分（如：酚類、肉桂醛）之抗病毒、殺菌功能特別明顯。
- ⊙ 除前項具強化免疫功能之成分外，「褚氏太極」中具生理復元功能之單萜醇、倍半萜類、單萜酮亦具有調節免疫功能。
- ⊙ 不通則痛，「褚氏太極」中作用於三焦經之單萜烯、酚類、單萜氧化物、倍半萜烯具有止痛，以及舒通三焦氣機之功能。
- ⊙ 「褚氏太極」中具生理陰性功能之酯類、苯基類、香豆素類、醚類可緩解痙攣，達到止痛的效果。本項與前項成分對骨骼肌肉系統之行氣止痛有明確之功能。
- ⊙ 肺經主皮毛，皮膚、毛髮及黏膜上皮組織，是人體更新復元最旺盛的組織，「褚氏太極」歸於肺經及具生理復元功能之相關成分多有

益於皮膚、毛髮及黏膜上皮組織，除此之外，酯類親膚性甚佳。

◎ 芳香族化合物陰性特質強，但酚類、肉桂醛卻具強烈陽性特質。

◎ 醇類主要作用於平衡陰性經脈；酮類主要作用於平衡陽性經脈；醛類通常是精油的香氣來源，常作用於陽性經脈。

◎ 氧化物則較常作用於陰性經脈。

精油成分分類的特性

1. 單萜烯類—陽明經、少陽經及相關經脈提升

◎ **代表精油：**

柑橘類精油（佛手柑除外）、冷杉（75-95%）、絲柏（77%）、茶樹（70%）、黑胡椒（70%）、蒔蘿（65%）、馬鬱蘭（60%）、杜松（>50%）、茴香（50%）、乳香（80%）。

◎ **歸經特性：**

以提升的方式快速調節陽明大腸經、胃經；少陽三焦經、膽經；對該精油之其他成分所歸經脈亦有活化、刺激之標靶效果。展現陽性特質。

◎ **生理功能為提升↑：**

提升氣血循環，增強陽氣，調節體內氣機之運行，協調各臟腑功能。優異之抗菌、抗病毒性、抗發炎、助消化、化痰利濕，提升免疫力、止痛、尤其是急性疼痛、抗風濕，類腎上腺皮質激素作用。

◎ **心靈功能為激勵★：**

激勵動能、增進活力、減輕焦慮、提升自我。

◎ 高濃度使用容易造成刺激，揮發性強，作用速度快，保存不當容易氧化而引起皮膚過敏。

◎ 單萜烯類包括：莰烯、月桂烯（香葉烯）、d-檸檬烯、l-檸檬烯、萜品烯（松油烯）、異松油烯、松油萜（蒎烯）、杜松油萜烯、羅勒烯、瞥烯、水芹烯、-崖柏烯、香檜烯、傘花烯、硬脂萜……等。

◎ 莰烯利於治療膽結石、降低膽固醇；β-月桂烯可提升 GSH（麩胱甘肽）、SOD（超氧化物歧化酶），發揮抗氧化預防癌症之功能；d-

檸檬烯有抑制癌細胞、抑制膽固醇之功能。

⊙ 莰烯，醫學領域多稱之為松油萜，經研究發現：α-莰烯的藥理作用主要在抗腫瘤、抗真菌、抗過敏及改善潰瘍。

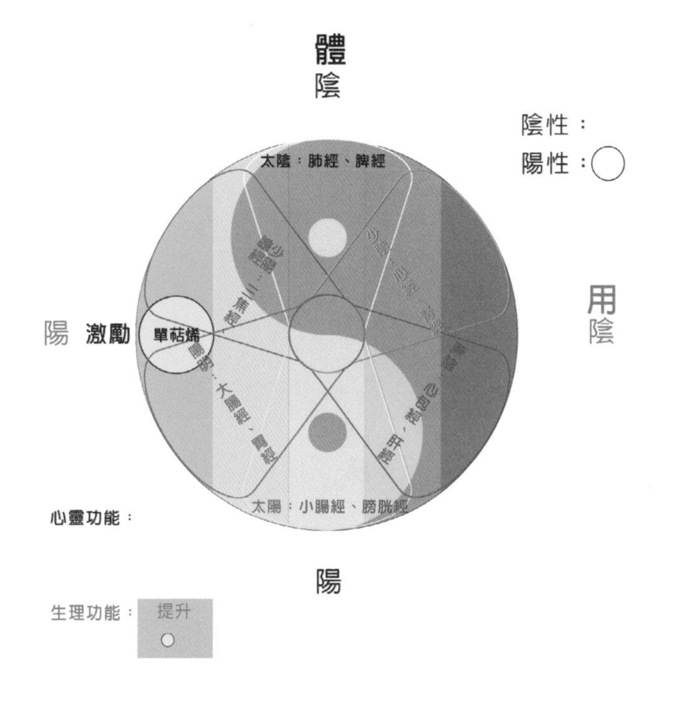

2. 酯類—少陰經、厥陰經及相關經脈調養

⊙ **代表精油：**

羅馬洋甘菊（75%）、快樂鼠尾草（75%）、永久花（60%）、苦橙葉（60%）、薰衣草（50%）、側柏（45%）、荳蔻（>40%）、天竺葵（30%）、佛手柑（20%）、伊蘭伊蘭（<15%）。

⊙ **歸經特性：**

調養少陰心經、腎經；厥陰心包經、肝經；對該精油之其他成分所歸經脈亦有調養、舒緩之標靶效果。展現陰性特質，具有寧心安神、滋補腎氣、舒肝理氣、滋養肝陰等作用。

⊙ **生理功能為抑制（調養）⊕：**

鎮靜、鎮痛、抗發炎、抗痙攣、肌肉鬆弛，平穩心血管系統、降血壓、止血、親膚、抗細菌、抗病毒、抗真菌、平衡神經系統、抗黏液過多、促進血清素分泌。

◎ **心靈功能**為**穩定⬟：**

鎮定、穩定心神、平靜放鬆、冷靜、舒緩，平穩過度喜、憤怒、恐懼之情緒。

◎ 包括：乙酸芳樟酯（乙酸沉香酯）、乙酸香葉酯、乙酸松油酯、醋酸冰片酯、乙酸薰衣草酯、乙酸薰衣草和香葉酯、乙酸甲酯、乙酸松油酯、乙酸金合歡酯、氨基丁酸和異戊酸、葛縷醇乙酸酯、橙花酯、甲基香茅酯、香茅酯、香葉酯、茉莉酸甲酯、橙花醇乙酯、岩蘭草乙酯、異丁基當歸酯、橙花醇丙酸酯和丁酸酯……等。

◎ 乙酸芳樟酯、乙酸香葉酯抗真菌能力強；醋酸冰片酯可抑制支氣管念珠菌。

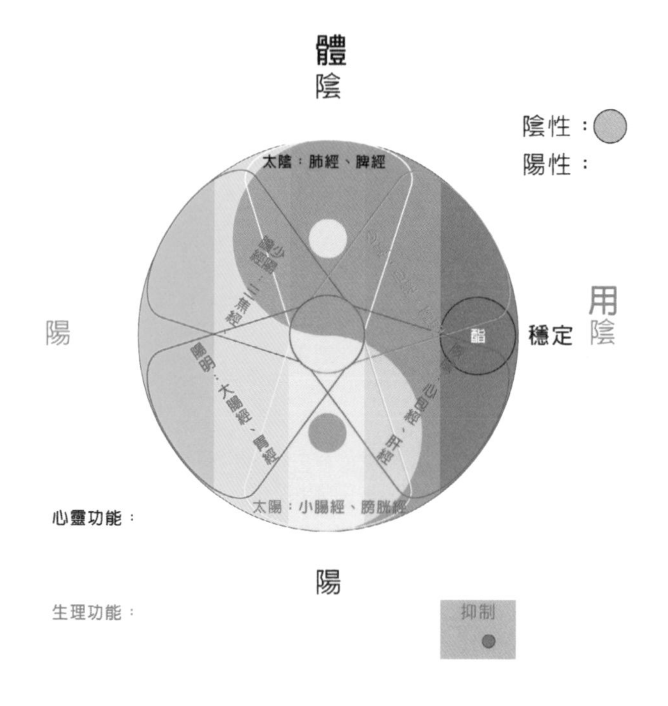

3. 單萜醛類—陽明經提升

◎ **代表精油：**

檸檬草（80％）、山雞椒（78％）、香蜂草（65％）、胡荽葉（40-50％）。

◎ **歸經特性：**

主要提升陽明大腸經、胃經之功能。次要提升表裏經脈：太陰肺經、脾經。展現陽性特質，多具檸檬香味，多具刺激性，需注意劑量。

◎ **生理功能**為**提升↑**：

幫助腸胃消化、促進食慾，抗感染、抗細菌、抗病毒、抗真菌，行氣止痛、消炎、鎮靜中樞神經系統、退燒、降血壓、提神。

◎ **心靈功能**為**力量**✋：

強化心靈力量、克服不安、提升勇氣。

◎ 高濃度使用容易造成刺激或過敏，應以低濃度使用。

◎ 常見的有：檸檬醛、枯茗醛、香葉醛、香茅醛、紫蘇醛、橙花醛、桃金娘烯醛、α-環檸檬醛、月癸醛、癸醛……等。

◎ 檸檬醛類包含香茅醛、香葉醛、橙花醛，具抗病毒之特性，可治療單純性疱疹。

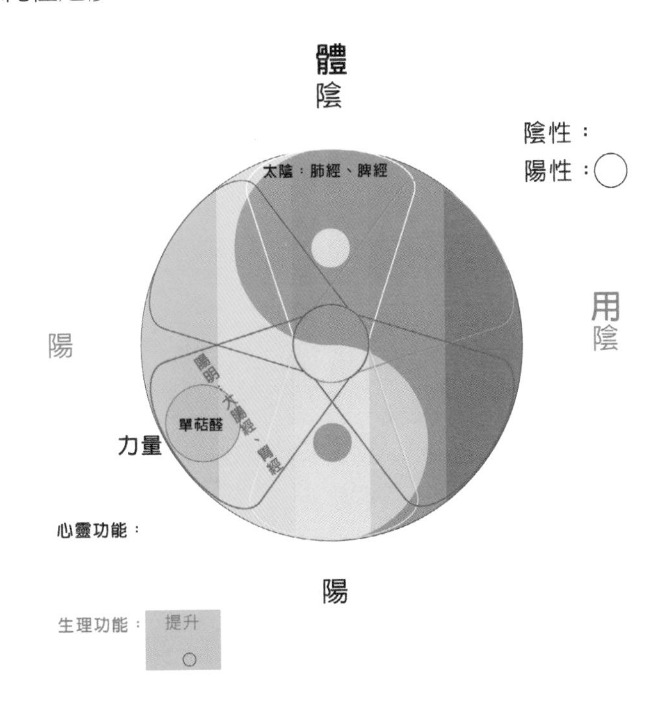

4. **苯基酸類、苯基醛類、苯基酮類—少陰經調養**

◎ **代表精油：**

牛至、百里香、迷迭香、茴香、丁香、肉桂、桂皮、冬青、岩蘭草……等，含量皆不高。

◎ **歸經特性：**

主要以調養的方式調節少陰心經、腎經。次要亦能調養太陽小腸經、膀胱經。展現陰性特質，可溫養腎氣，提升心氣。

◎ **生理功能為抑制（調養）⌖：**

止痛，尤其是慢性痛，抗細菌、真菌、病毒，消炎，抗痙攣。

◎ **心靈功能為舒緩 ᯓ：**

讓心靈放鬆紓壓，解除恐懼，氣味近似費洛蒙，輕微催情。

◎ 苯基酸如：水楊酸、肉桂酸、胡椒基酸、安息香酸、迷迭香酸、去甲基二環准檀香酸……等。

◎ 苯基醛常見的有：苯甲醛、小茴香醛、香草醛、胡椒醛……等。

◎ 苯基酮：洋回香酮、乙醯苯。

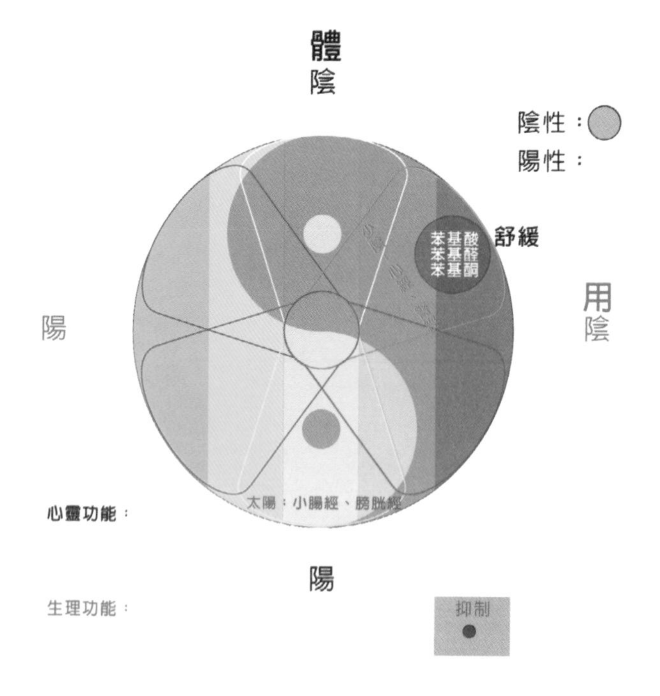

5. 肉桂醛類—太陽經、陽明經、少陰經活化

◎ **代表精油：**

桂皮（80%）、肉桂（＜50%）。

◎ **歸經特性：**

活化太陽小腸經、膀胱經；陽明大腸經、胃經；少陰心經、腎經之功能展現陽性特質，反應性強、穩定性低、具致敏性，需注意劑量。太陽、少陰互為表裡，加之肉桂醛亦是苯基醛的一種，雖異於其他苯基醛之特性而自成一個區域，仍保留苯基醛調節少陰的功能，但卻以提升活化的方式調節。太陰為其表理經脈，故對肺經、脾經亦具活化之效果。

◎ **生理功能為活化◎：**

提升腎陽、暖身，促進循環，抒解腸道痙攣，幫助消化；抗細菌、真菌、病毒，抗風濕，調節正腎上腺素及多巴胺、溫腎陽、利水。

◎ **心靈功能為振奮✷：**

抗焦慮，振奮心情，改善昏睡，使人精力充沛，有生命樂趣，提升專注力。

◎ 常見的有：反式肉桂醛、羥基肉桂醛。

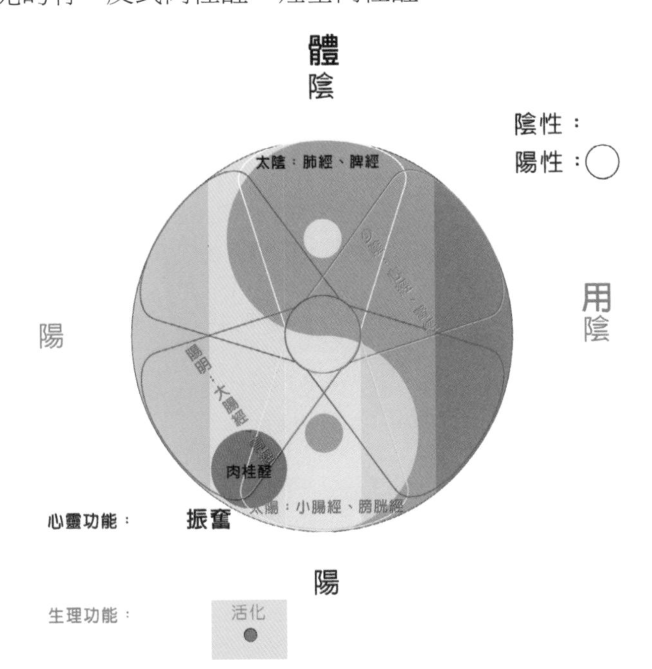

6. 苯基酯類、苯基醇類、卓酚酮類—太陰經、少陰經穩定

⊙ **代表精油：**

冬青（水楊酸甲酯＞90％）、白樺（水楊酸甲酯＞99％）、茉莉（50％）、伊蘭伊蘭（＜45％）、側柏（卓酚酮）。

⊙ **歸經特性：**

穩定太陰肺經、脾經；少陰心經、腎經之功能，展現陰性特質。

⊙ **生理功能為穩定◎：**

安定心神、提升腦內啡及血清素分泌、滋養腎氣、補氣化痰、消炎、抗痙攣、滋養皮膚。

⊙ **心靈功能為愉悅👆：**

撫平心靈憂慮及恐懼，內心愉悅而穩定、充滿愛意，催情。

⊙ 苯基酯常見的有：水楊酸甲酯、乙酸苄酯、乙酸丁香酚酯、苯酸苄酯、蘇合香酯、苄酯、乙酸肉桂酯、氨茴酸甲酯、苯甲酸苯甲酯、乙酸和苯甲酸苄酯、水楊酸和苯甲酸甲酯……等。

⊙ 苯基醇如：苯乙醇、苯甲醇、肉桂醇。

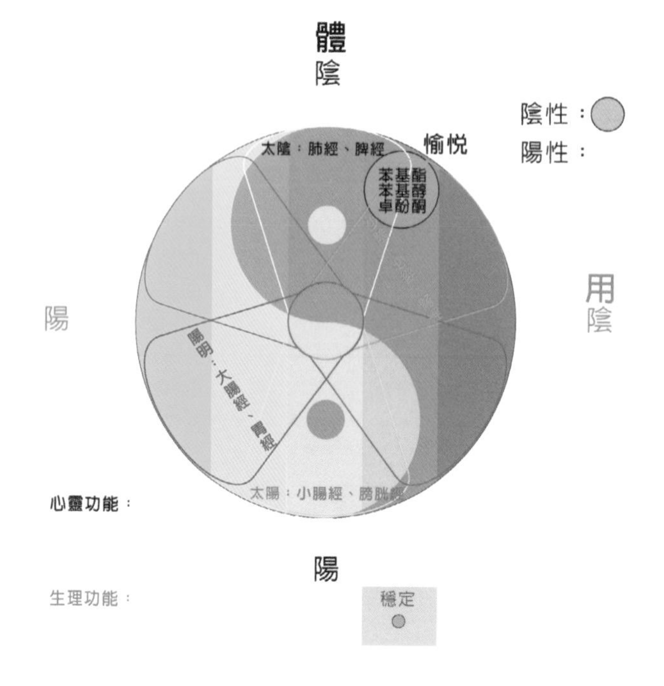

◎ 卓酚酮包括：崖柏素、側柏酚……等。

◎ 卓酚酮是一類變形的單萜，是一些黴菌的代謝物，在許多柏科植物的心材中也含有此化合物，它們的碳架不符合異戊二烯定則。生理功能及歸經特性上與酚類明顯不同，多具有抗菌活性，但需注意其毒性。

7. 單萜酮類—太陽經平衡

◎ **代表精油：**

綠薄荷（70%）、迷迭香（＜32%）、薄荷（＜25%）、甜茴香（＜15%）。

◎ **歸經特性：**

主要平衡太陽小腸經、膀胱經之功能，展現陽性特質，具刺激性，需注意使用劑量。次要可復元少陰心經、腎經。

◎ **生理功能為復元🕯：**

幫助腸胃消化、促進皮膚與黏膜再生、促進傷口癒合，抗生殖泌尿系統之微生物，去痰、強化免疫力、促進膽汁分泌。

◎ **心靈功能為理智♈**：使神識清明與開闊。

◎ 單萜酮包括：

側柏酮、刺柏酮、葑酮、薄荷酮、胡薄荷酮、香芹酮、松香芹酮、茉莉酮、松莰酮、馬鞭草烯酮、甲基壬基甲酮、甲基庚烯酮、樟腦……等。

◎ 側柏酮毒性強，有緩解呼吸窘迫、激發免疫之功能，但只可低劑量短期使用。

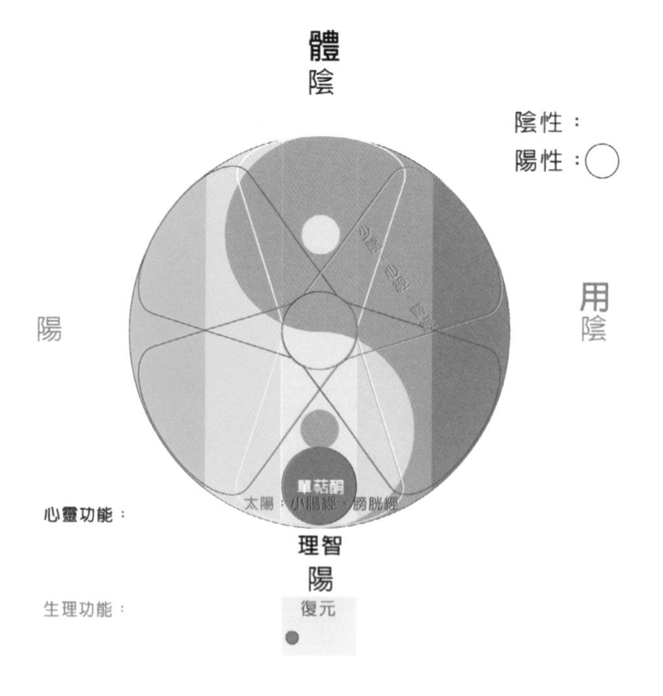

8. 單萜醇類—太陰經平衡

⊙ **代表精油：**

芫荽（仔）（80%）、玫瑰（70%）、天竺葵（70%）、羅勒（65%）、薰衣草（58%）、馬鬱蘭（＜55%）、薄荷（44%）、芫荽葉（＜40%）、伊蘭伊蘭（＜40%）、茶樹（＜40%）、快樂鼠尾草（20%）。

⊙ **歸經特性：**

平衡太陰肺經、脾經之功能，展現陰性特質。

⊙ **生理功能為復元：**

調節免疫功能，抗細菌、抗病毒、抗真菌，補氣、促進血液循環、滋養皮膚、幫助消化、強化呼吸系統、提神、鎮靜、利尿、驅蟲。

⊙ **心靈功能為自信⊙：**

增加自信及自我安全感、消除悲傷及憂慮、強化心靈、冷靜情緒、適應環境。

◎ 常見的有：

芳樟醇（芫荽醇、沉香醇）、香葉醇（牻牛兒醇）、松油醇、薰衣草醇、冰片、薄荷醇、胡椒醇、橙花醇、岩蘭草醇、香茅醇、維吉尼亞雪松醇、萜醇、松油醇、松油烯-4-醇、萜品烯-1-醇-3、順式馬鞭草烯醇、反式松香芹醇、順式和反式側柏醇……等。

◎ 芳樟醇可抗真菌尤其是念珠菌、抗癲癇；香茅醇具降血壓效果；香葉醇抗真菌消毒效果強、可預防癌症。

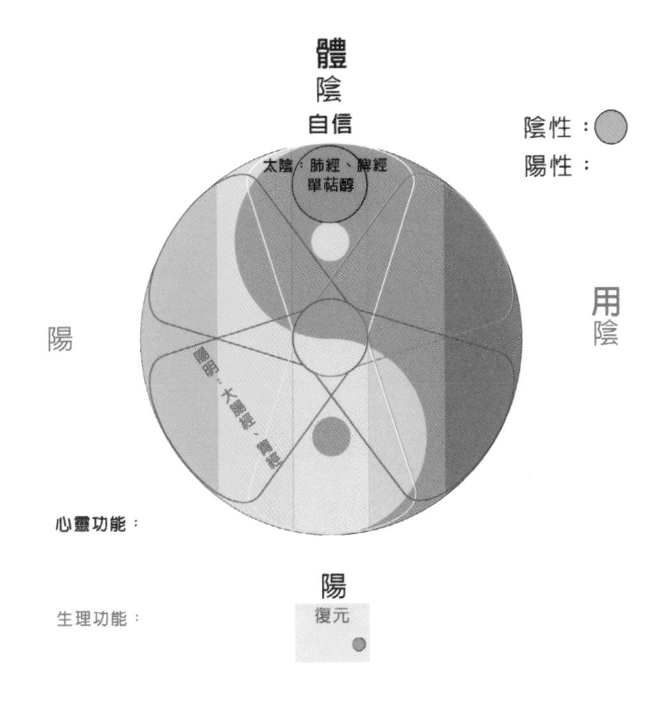

9. 酚類—少陽經提升

◎ **代表精油：**

丁香（85%）、牛至（80%）、百里香（60%）、肉桂（30%）、桂皮（＞7%）。

◎ **歸經特性：**

主要提升少陽三焦經、膽經之功能。次要提升厥陰心包經、肝經。展現陽性特質，對皮膚刺激性強，含有大量酚類的精油應低劑量短期使用。

- **生理功能為提升↑：**
  強效抗細菌、抗病毒、抗真菌、抗氧化性，強化免疫力、鎮痛、護膽、行氣通經絡、刺激中樞神經、跌打損傷、退燒、解紅熱。
- **心靈功能為積極☺：**
  提升對生命的熱愛，對抗低潮冷感，消除膽怯，提振精神。
- 刺激性強，需稀釋使用。
- 包括：百里香酚、香芹酚、丁香酚、甲基胡椒酚、對甲苯酚、茴香腦、蔞葉酚、4-烯丙基酚、苯酚、2-乙烯基苯酚、黃樟油精……等。
- 丁香酚抗真菌、抗氧化能力強，可舒張血管、預防癌症；香芹酚亦具抗癌效果。

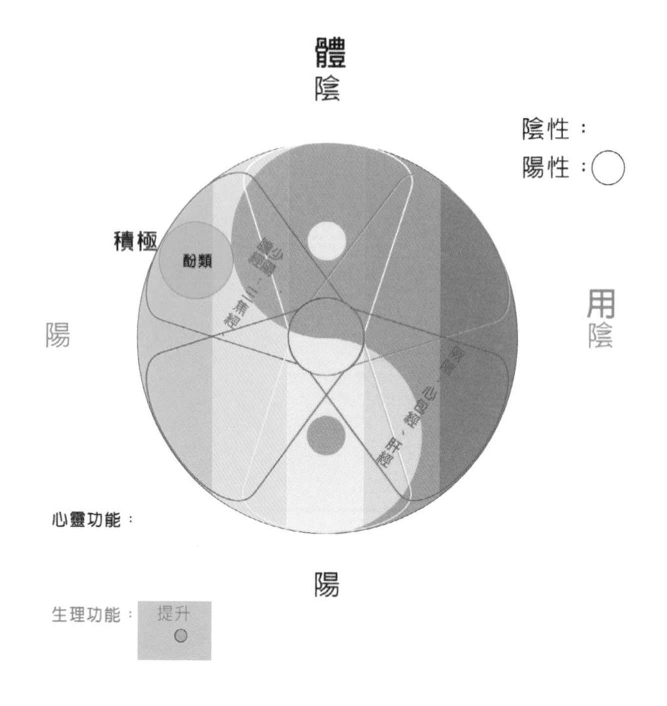

10. 香豆素類、呋喃香豆素類—厥陰經調養

- **代表精油：**薰衣草（＜4％）、桂皮、佛手柑、檸檬含量略高；薄

荷、香蜂草、快樂鼠尾草及其他柑橘類精油含量皆不高。

◎ **歸經特性：**

主要調養厥陰心包經、肝經，展現陰性特質。次要穩定少陽三焦經、膽經。香豆素不具光敏性，低劑量時甚至有抗紫外線功能，但呋喃香豆素具光敏性，這是柑橘類精油具光敏性的原因，尤其是佛手柑，呋喃香豆素之含量為柑橘類之冠，使用後避免曝曬在強烈的紫外線下。

◎ **生理功能為抑制（調養）⌖：**

降血壓、鎮靜、安神助眠，抗痙攣、鬆弛肌腱、止痛、尤其是慢性痛，促進血清素分泌，促進血液循環，抗菌、抗病毒、溶解脂肪、溶解黏液。

◎ **心靈功能為清靜⌘：**

心情平靜，強效鬆弛緊繃，抒解憤怒、緩和低潮。

◎ 香豆素包括：佛手柑素、歐白芷素、青檸素、α 苯基吡喃……等。

◎ 呋喃香豆素有：α-香檸檬烯、秦皮乙素、橙皮油素、佛手酚、歐前胡素、garanoxy-香豆素……等。

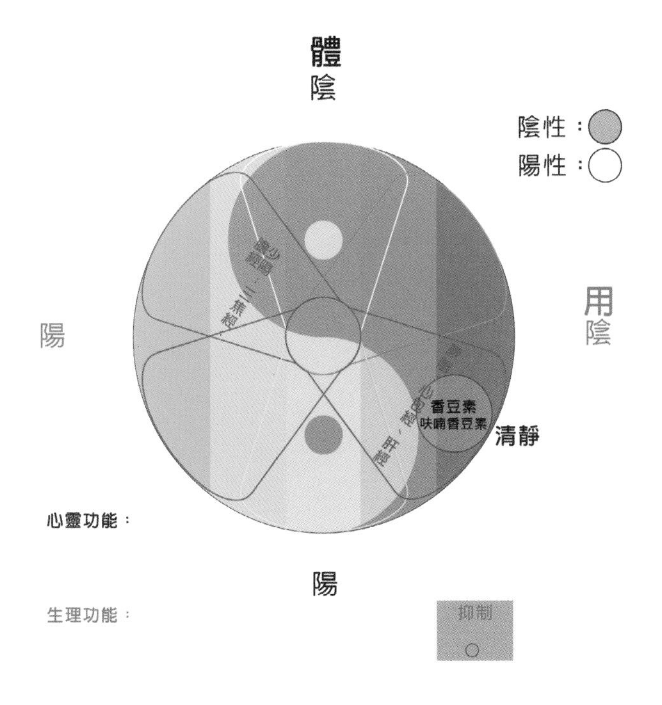

11. 單萜氧化物類—太陰經、少陽經活化

◎ **歸經特性：**

主要活化太陰肺經、脾經；少陽三焦經、膽經之功能，在陰性區域展現陽性特質。次要活化厥陰、陽明經脈。

◎ **生理功能為活化◎：**

極佳之化痰、溶解黏液、抗黏膜炎作用，放鬆腸道及支氣管平滑肌，通暢呼吸道、舒緩咳嗽，止痛，抗風濕，抗發炎，強化免疫力。

◎ **心靈功能為溫暖♐：**

溫暖心扉，提升邏輯思考能力、注意力、記憶力；消除悲傷憂慮、使精力充沛。

◎ 包括：1,8 桉油醇、1,4-桉油酚、玫瑰氧化物、芳樟醇氧化物（芫荽醇氧化物）、胡椒酮氧化物……等。

◎ 1,8 桉油醇是最常見的單萜氧化物，具麻醉、消毒、溶解黏液之功能，可抗哮喘。

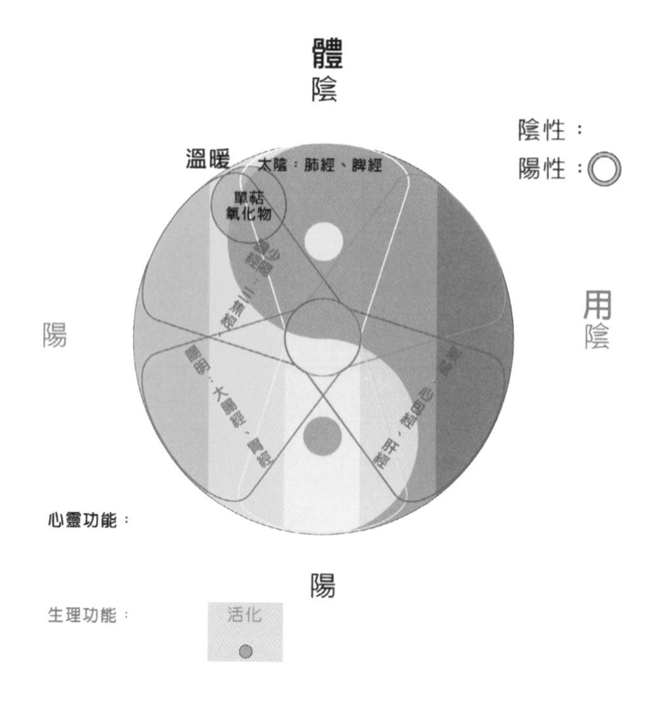

◎ 代表精油有：

尤加利（62-72％）、迷迭香（55％）、荳蔻（35％）、萊姆（22％）、茶樹（<17％）百里香（<15％）、薄荷（<9％）、羅勒（6％）、玫瑰、乳香、永久花、羅馬洋甘菊、香蜂草、薰衣草、天竺葵。

12. 醚類—厥陰、太陽經穩定

◎ **代表精油：**

甜茴香（80％）、羅勒（<47％）、伊蘭伊蘭（<15％）。

◎ **歸經特性：**

主要穩定厥陰心包經、肝經；太陽小腸經、膀胱經之功能，在陽性區域展現陰性特質。次要穩定少陰、少陽經脈。

◎ **生理功能為穩定◎：**

鎮痛，抗痙攣、肌肉鬆弛，利肝膽、舒緩腸胃道痙攣、助消化，安神、緩解神經性失眠，促進血清素分泌，類雌激素作用，利尿。

◎ **心靈功能為安適♦：**

抗沮喪，使心情安適，舒緩憤怒。

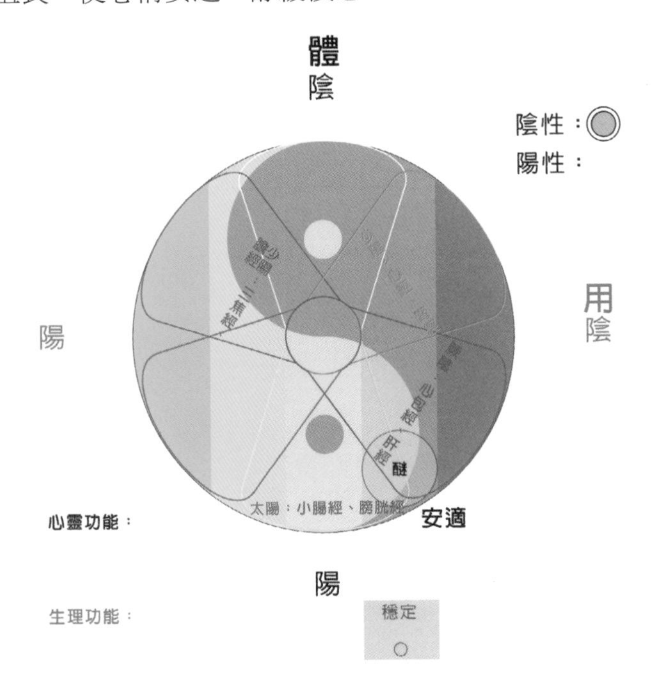

◎ 包括：洋茴香腦（反式茴香腦）、甲基醚蔞葉酚（或草蒿腦）、甲基丁香酚、甲基百里香酚、甲基香芹酚、對甲酚甲醚……等。

13. 倍半萜烯類—全面平衡

◎ **代表精油：**

薑（90％）、維吉尼亞雪松（78％）、沒藥（75％）、穗甘松（65％）、廣藿香（63％）、黑胡椒（60％）、伊蘭伊蘭（55％）、岩蘭草（＜40％）、香蜂草（＜35％）、杜松（＜30％）、永久花（＜20％）、茶樹（20％）、快樂鼠尾草（＜14％）、丁香（14％）、檀香（＜11％）、乳香（＜10％）、薄荷（＜10％）。

◎ **歸經特性：**

整體陰陽平衡，穩定溫和地協調全身經絡，展現均衡俱足的存在。大腦是人體統籌全面平衡的最重要部分，倍半萜烯能通過血腦障壁，作用於大腦之邊緣系統，特別是影響松果體與腦下垂體邊緣，增加腦部供氧，提升腦內啡及神經傳導物質之分泌量；影響邊緣系統之杏仁體，進而影響情緒創傷之累積與釋放。密切影響腦部運作，藉此調節身心的整體平衡！血腦障壁（Blood-Brain-Barrier，簡稱 BBB）可阻絕大部分物質，只允許特定物質通過，以確保1000 億個腦部神經元不為外界干擾。葡萄糖、倍半萜烯、白血球等分子都是經由特殊管道通過，而松果體與腦下垂體則是長達近645 公里的腦血管中，血腦障壁較薄弱之處。

◎ **生理功能為復元：**

極佳之抗發炎性，類抗組織胺作用、止癢、抗過敏，鎮痛、抗痙攣、調節免疫、消毒抗菌、鎮靜降壓、行氣化瘀、修復皮膚。

◎ **心靈功能為平衡☯：**

神經系統平衡、不卑不亢、穩定的內在自我。

◎ 常見的有：

廣藿香烯、欖香烯、古巴烯、古雲烯、石竹烯、反式石竹烯、紅沒藥烯、金合歡烯、母菊蘭烯、蛇麻烯、蛇床烯、紫穗槐烯、伊蘭

烯、伊蘭油烯、去氫白菖烯、薑烯、薑黃烯、檀香萜烯、欖香烯、大香葉烯、杜松烯、維吉尼亞雪松烯、羅漢柏烯、花側柏烯、香橙烯、綠花白千層烯、愈創木烯、愈創木二烯、愈創藍油烯、澄茄烯、波旁烯、布藜烯、蓋亞烯、賽希爾烯、保加利亞烯、β-倍半萜水芹烯……等。

◎ 金合歡烯可抗病毒；β-倍半萜水芹烯（β-Sesquiphellandrene）與水芹烯（α- phellanderene；單萜烯）不同。

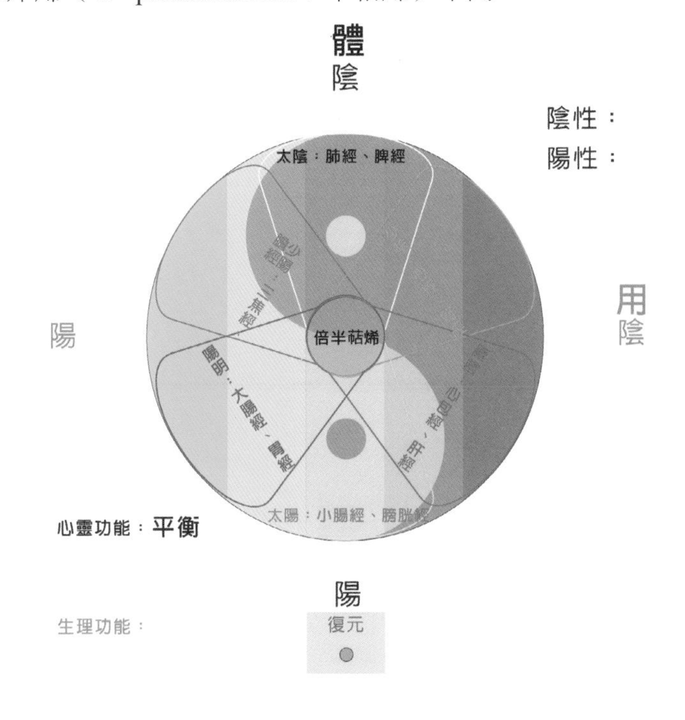

14. 倍半萜酮類、倍半萜醛類—厥陰經、太陽經、陽明經平衡

◎ **代表精油：**

岩蘭草（<22%）、永久花（<20%）、沒藥（<15%）、香蜂草、快樂鼠尾草、廣藿香（<3%）、苦橙葉。

◎ **歸經特性：**

平衡厥陰心包經、肝經；太陽小腸經、膀胱經；陽明大腸經、胃經之功能，兼具陰性及陽性特質。

◎ **生理功能為復元**♁：

安神、平衡神經系統、平衡黏膜及上皮組織；抗黏液作用強、化痰，加速皮膚再生，促進傷口癒合。

◎ **心靈功能為理智♈**：

使腦部保持理智，精神清明，情緒平衡。

◎ 倍半萜酮包括：廣藿香酮、香柏酮、莪術酮、義大利酮、鳶尾草酮、纈草酮、大馬酮、紫羅蘭酮、岩蘭草酮、苦參酮、香柏酮、大西洋和維吉尼亞雪松酮、大根香葉酮、薑酮、金合歡基丙酮……等。

◎ 倍半萜醛則有：金合歡醛、纈草醛、中國橘醛、三檀香醛……等。

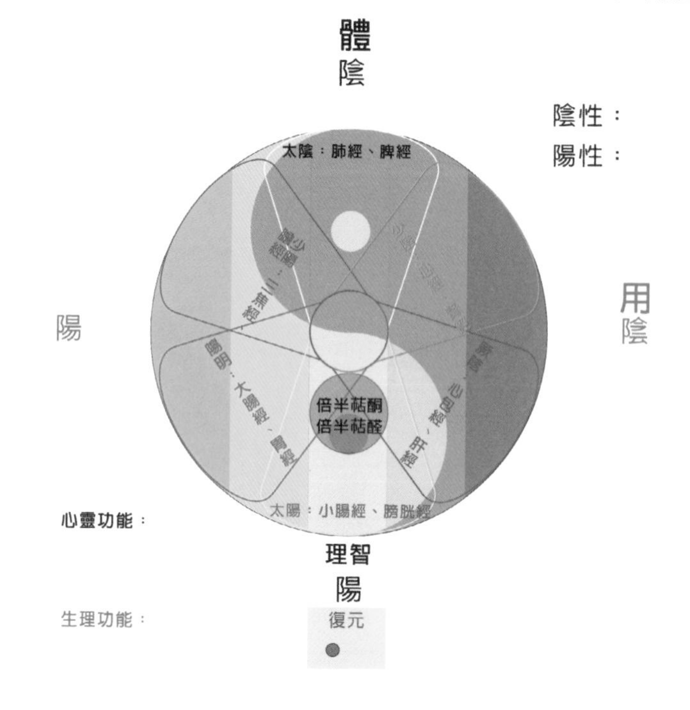

15. 倍半萜醇類、倍半萜氧化物類—少陰經、太陰經、少陽經平衡

◎ **代表精油：**

夏威夷檀香（<98%）、檀香（<80%）、岩蘭草（<42%）、廣藿香（>38%）檸檬草（<17%）、維吉尼亞雪松（>15%）、絲柏（<15%）、香蜂草、乳香。

⊙ **歸經特性：**

平衡少陰心經、腎經；太陰肺經、脾經；少陽三焦經、膽經之功能，兼具陰性及陽性特質。

⊙ **生理功能為復元🕯：**

寧心安神、補腎、健脾；平衡自律神經系統，平衡免疫功能，平衡內分泌系統，促進皮膚再生。

⊙ **心靈功能為自信⊙：**

提升自我信心、加強內在自我、抒解憂慮及恐懼。

⊙ 倍半萜醇常見的有：

金合歡醇、沒藥醇、橙花叔醇、薑醇、石竹烯醇、廣藿香醇、纈草醇、順式檜醇、乳香醇、欖香醇、杜松醇、檀香腦、香檸檬醇、順式堅果醇、澳白檀醇、蘭桉醇、綠花白千層醇、岩蘭草醇、異岩蘭草醇、二環岩蘭草醇、三環岩蘭草醇、苦參醇、茭白醇天竺薄荷醇、異愈創木醇、綠葉烯醇、匙葉桉油烯醇……等。

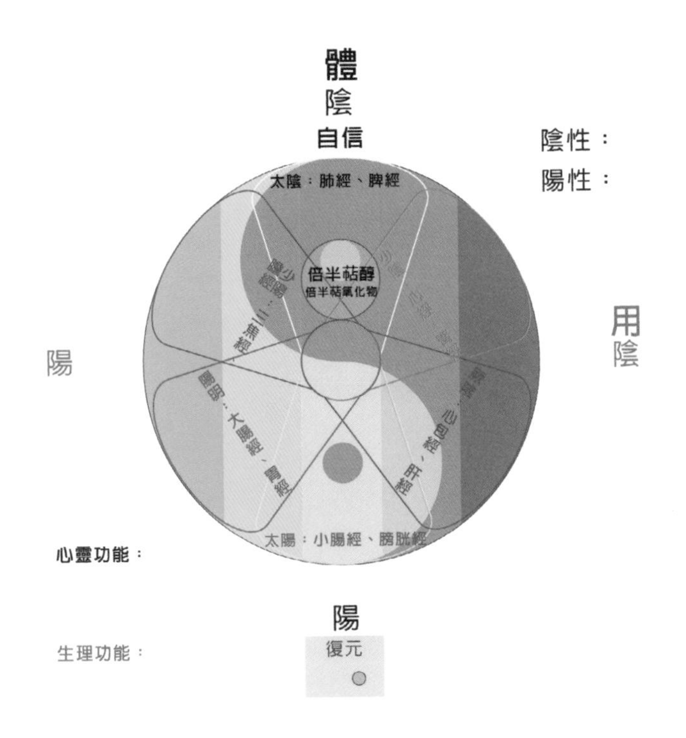

◎ 倍半萜氧化物包括：
沒藥醇氧化物、石竹烯氧化物、蛇麻烯氧化物、布藜烯氧化物、愈創烯氧化物、呋喃倍半萜烯……等。

◎ 金合歡醇可保護黏膜、抑制汗水中的細菌。

03 精油對次作用區域之功能

精油成分對主要作用區域之經脈有著明確的作用，但對於次要作用之區域，即其對應之表裡經脈，亦有一定程度的影響。例如：肉桂醛之主要作用區域包括太陽經，次作用區域即包括太陽經之表裡少陰經，故除了主要作用於太陽小腸經、膀胱經外，肉桂醛還能作用於少陰心經、腎經，展現出提升腎陽、暖身，促進循環之功能。

醚類之主要作用區域包括厥陰經，次作用區域即包括厥陰之表裡少陽經，故除了主要作用於厥陰心包經、肝經外，醚類還能影響少陽膽經，展現出利膽之功能。

倍半萜酮之主要作用區域包括陽明經，次作用區域即包括陽明之表裡太陰經，故除了主要作用於陽明大腸經、胃經外，倍半萜酮還能對太陰肺經展現出加速皮膚再生之功能。

04 精油之其他組成成分

精油具有眾多組成成分，除了本書所列 15 類具代表性之成分分類外，一些精油還有一些影響較大，但少討論的特殊成分：

◎ 薑：壬醇＜8%、丁醇、庚醇；酮＜6%：庚酮、丙酮、2-己酮；正丁醛

◎ 荳蔻：乙醇 7%、乙醛

⊙ 沒藥：呋喃（＜27%）：甲基呋喃大根香葉烯＜9%、呋喃內涵體二烯＜8%、α-佛手柑油烯＜5%、甲基異丙烯基呋喃＜5%、糠醛＜3%、呋喃二烯＜2%、玫瑰呋喃；三萜酮（＜7%）：α-香樹精＜4%、α-白檀酮＜3%；甲基異丁基酮＜6%；甲酸、乙酸、棕梠酸、甲基丁炔醛＜3%、二甲苯

⊙ 永久花：β-二酮

⊙ 茉莉：三萜：角鯊烯＜7%；二萜醇：植醇＜12%、異植醇＜7%；吡咯：吲哚、甲基吲哚。

⊙ 檸檬草：甲基庚酮＜3%

⊙ 迷迭香：己酮、庚酮

⊙ 百里香：三萜酸

⊙ 岩蘭草：糠醛

⊙ 快樂鼠尾草：香紫蘇醇 1-7%（二萜醇）、香紫蘇醇氧化物

⊙ 薰衣草：內酯；己醛；辛酮＜3%

⊙ 羅勒：順式-3-己烯醇

⊙ 白樺：樺木醇（五環三萜醇）、樺木烯（五環三萜烯）

⊙ 絲柏：淚杉醇（二萜醇）

⊙ 檸檬：四萜（＜4%）：β-胡蘿蔔素、番茄紅素；己醇、辛醇、壬醇、癸醇、己醛、庚醛、辛醛、壬醛、十一醛

⊙ 萊姆：呋喃；糠醛

⊙ 野橘：四萜（＜8%）：β-胡蘿蔔素＜6%、番茄紅素；己醛、壬醛、癸醛、十二醛

05 精油之功能是靠各種成分之「協同作用」下產生的

精油的特性並非僅由某種特定的組成成分來決定，而是各種組成成分協同作用下之綜合結果。也就是說：精油藉由特定的組成及配伍比例來對

人體太極（場）產生調節陰陽的影響。

以乳香為例：乳香是精油之王，它的功能絕不止是單萜烯、單萜醇、倍半萜醇、苯基酯、倍半萜烯、酯、氧化物、單萜酮等組成成分功能的相加，乳香的功能要靠所有的成分在恰當的比例下協同作用才能完成，而植物精油成分的比例會因應天候、環境的變遷而有細微之改變，植物為了適應環境，會自我調配出最能符合生存的配伍，這也是為何高品質之精油，會嚴格地要求其栽培及採收都需在適當的地理環境及特定的採收季節。

單就萜烯類而言，乳香就有：α-水芹烯、α-和 β-松油萜、α-崖柏烯、l-檸檬烯、香檜烯、ρ-傘花烯、α-萜品烯、莰烯、月桂烯、β-欖香烯＜5%、α-古巴烯等，絕對不是由某個單一成分可獨自完成的。若用人工合成單一成分的方式，一來多樣性不足，無法發揮綜效，二來對病原體來說也容易產生抗藥性，三來更無法因應環境變化動態的調整成分與比例。

「協同作用」不僅發生於精油的組成成分之間，還發生在精油跟精油之間、精油與基底油之間，以及精油與其他中醫療法之間，因此調配複方時要重視「協同作用」的效果，此部分請參酌 Part5：調配精油之劑量與配伍——「君、臣、佐、使」。

06 精油之化學多樣性

不同的氣候環境等因素對植物造成不同的影響，導致精油之化學多樣性，即使是同品種的植物，也會因產地之不同而造成精油的「實際成分」有所差異，其所表現之功能亦有所差異。

例如：印度檀香、夏威夷檀香及澳洲檀香皆含有檀香醇，其屬於「倍半萜醇」這項精油「成分分類」，不同產地之檀香醇成分即有所不同：

檀香醇成分 SANTALOL CONTENT

澳洲 Australian

印度 Indian

夏威夷 Hawaiian

% Santalol 檀香醇

0 25 50 75 100

迷迭香產地 Rosemary Production

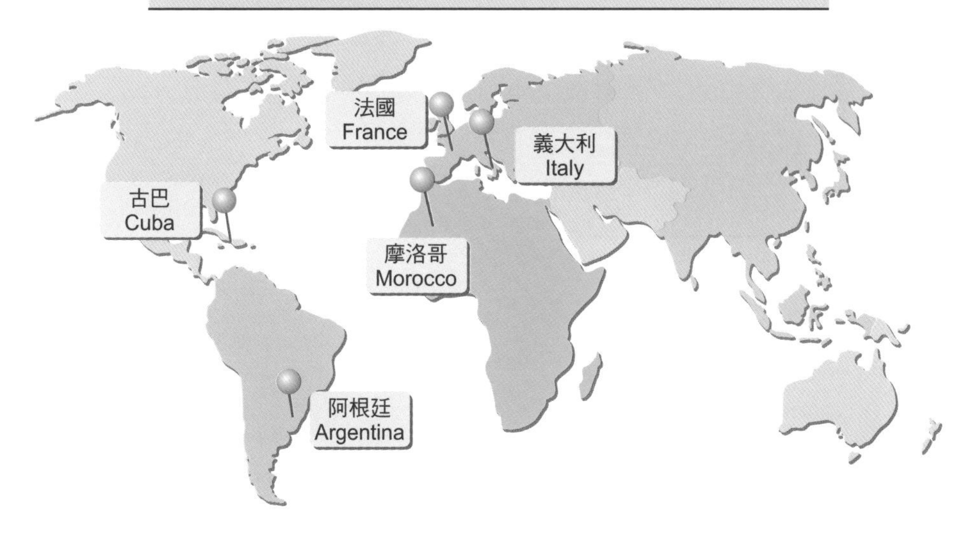

比較化學組成
Comparative Chemical Composition

芳香化合物 Compound	摩洛哥 Morocco	法國 France	古巴 Cuba	阿根廷 Argentina	義大利 Italy
3-Pinene蒎烯	12.51	35.80	8.17	10.9	25.16
1,8-Cineole桉葉素	47.44	5.30	11.0	14.5	20.64
Camphene崁烯	3.62	8.30	5.18	5.1	5.52

Compound Percentage by Region
不同區域的化合物百分比

比較來自五種產地「義大利、法國、古巴、摩洛哥、阿根廷」的迷迭香，其化學組成成分也有所差異。從三種芳香化合物來看，法國產的蒎烯（3-Pinene）、崁烯（Camphene）含量最高，摩洛哥產的桉葉素（1,8-Cineole）含量最高。因此，也會造成精油的效果略為不同。

肉桂（錫蘭肉桂）及桂皮（中國肉桂）皆含有「酚」及「肉桂醛」這兩項精油「成分分類」，但由於產地不同，同一項精油「成分分類」中的「實際成分」以及所含比例也會略有不同（請比較 Part3「精油各論」中之肉桂與桂皮），表現出來的功能也會有差異。這也就是為什麼每支精油都有其獨一無二的價值！

本章對 15 大類精油主要「成分分類」，悉就其生理及心靈功能之通性加以概述，但仍需注意「實際成分」特性上之差異，以單萜烯中之檸檬烯為例：又分為光學右旋之 d-檸檬烯及光學左旋之 l-檸檬烯，其生理及心靈功能有顯著的差異：柑橘類精油中富含 d-檸檬烯，具備抗焦慮之心靈功能及顯著的鎮痛效果，但對傷口的癒合幫助不大；乳香、茶樹、永久花、玫瑰乃至穗甘松等松類精油中所具備的則為 l-檸檬烯，對傷口癒合作用扮演著重要角色，但並無顯著的抗焦慮功能及鎮痛效果。從精油之化學成分的細微特性差異來看，對人體功能會造成顯著的差異！

07 精油歸經特性之一致性與變化性

植物產出精油皆有其特定的目的：可能是為了延續生命、可能是為了抵禦外侮、也可能是為了適應環境……等，因為特定的目的不會改變，所以精油的「成分分類」不會改變，而同一類精油「成分分類」在「褚氏太極」上的歸經特性相同，這就造成了精油歸經特性的一致性，因此對人體之影響有共通之脈絡可循。在「褚氏太極」明白展示了每種精油的成分比例及影響經脈。

「成分分類」雖在歸經特性上有一致性，但實際影響的臟腑和經脈會因「實際成分」的不同而有所變化。前述之 d-檸檬烯及 l-檸檬烯雖然歸類於同一種「成分分類」——單萜烯，但 d-檸檬烯實際影響的是少陽與厥陰，而 l-檸檬烯則影響陽明與太陰；再以永久花為例：所含的倍半萜酮為義大利酮，其特性為活血化瘀，有強大促進細胞再生的能力，明確影響的是肝經及膽經。

在十五種「成分分類」一致的歸經原則下，各種精油歸經之經脈會依所含「實際成分」的不同而產生變化。

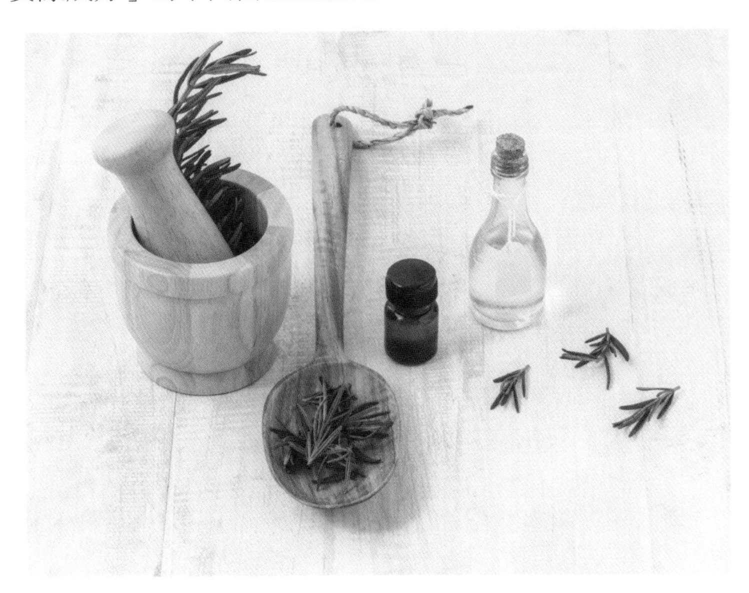

08 「褚氏太極」（True's Taigi）精油成分 15 大類之特質

精油成分	歸經特性	生理功能（用）	心靈功能（用）	代表精油
單萜烯	快速提升陽明大腸經、胃經；少陽三焦經、膽經；對其他成分所歸經脈有活化效果。陽性。	**提升：**提升氣血循環，增強陽氣，調節體內氣機之運行，協調各臟腑功能。抗菌、抗病毒性、抗發炎、助消化、化痰利濕，提升免疫力、止痛、抗風濕，類腎上腺皮質激素作用。	**激勵★：**激勵動能、增進活力、減輕焦慮、提升自我。	柑橘類（佛手柑除外）、冷杉、絲柏、茶樹、黑胡椒、蒔蘿、馬鬱蘭、杜松、茴香、乳香。
酯	調養少陰心經、腎經；厥陰心包經、肝經；對其他成分所歸經脈有安定效果。陰性。	**抑制：**鎮靜、鎮痛、抗發炎、抗痙攣、肌肉鬆弛，平穩心血管、降血壓、止血、親膚、抗細菌、抗病毒、抗真菌、平衡神經系統、抗黏液過多，促進血清素分泌。	**穩定⬟：**鎮定心神、平靜放鬆、舒緩、平穩過度之情緒。	羅馬洋甘菊、快樂鼠尾草、永久花、苦橙葉、薰衣草、側柏、佛手柑。

精油成分	歸經特性	生理功能（用）	心靈功能（用）	代表精油
單萜醛	提升陽明大腸經、胃經，多具刺激性，多具檸檬香味，陽性，需注意劑量。	**提升：**幫助腸胃消化、促進食慾，抗感染、抗細菌、抗病毒、抗真菌，行氣止痛、消炎、鎮靜中樞神經系統、退燒、降血壓、提神。	**力量**：強化心靈力量、克服不安、提升勇氣。	檸檬草、山雞椒、香蜂草、胡荽葉。
苯基酸 **苯基醛** **苯基酮**	調養少陰心經、腎經，陰性，溫養腎氣，提升心氣。	**抑制：**止痛，尤其是慢性痛，抗細菌、真菌，消炎，抗痙攣，氣味近似費洛蒙。	**舒緩**：讓心靈放鬆紓壓，解除恐懼，輕微催情。	牛至、百里香、迷迭香、茴香、丁香、肉桂、桂皮。
肉桂醛	活化太陽小腸經、膀胱經；陽明大腸經、胃經；少陰心經、腎經，陽性。具致敏性，需注意劑量。	**活化：**提升腎陽、暖身，促進循環，抒解腸道痙攣，幫助消化；抗細菌、真菌、病毒，抗風濕，調節正腎上腺素及多巴胺、溫腎陽、利水。	**振奮**：抗焦慮，振奮心情，精力充沛，提升專注力。	桂皮、肉桂。
苯基酯 **苯基醇** **卓酚酮**	穩定太陰肺經、脾經；少陰心經、腎經，陰性。	**穩定：**安定心神、提升腦內啡及血清素分泌、滋養腎氣、補氣化痰、消炎、抗痙攣、滋養皮膚。	**愉悅**：撫平心靈，愉悅穩定、充滿愛意，催情。	冬青、白樺、茉莉、伊蘭伊蘭、側柏（卓酚酮）。

精油成分	歸經特性	生理功能（用）	心靈功能（用）	代表精油
單萜酮	平衡太陽小腸經、膀胱經，陽性，具刺激性，需注意使用劑量。	**復元：**幫助腸胃消化、促進皮膚與黏膜再生、促進傷口癒合，抗生殖泌尿系統之微生物，去痰、強化免疫力、促進膽汁分泌。	**理智♈：** 神識清明與開闊。	綠薄荷、迷迭香、薄荷、甜茴香。
單萜醇	平衡太陰肺經、脾經，陰性。	**復元：**調節免疫功能，抗細菌、抗病毒、抗真菌，補氣、促進血液循環、滋養皮膚、幫助消化、強化呼吸系統、提神、鎮靜、利尿、驅蟲。	**自信☉：** 增加自信、消除憂慮、冷靜情緒、適應環境。	芫荽、玫瑰、天竺葵、羅勒、薰衣草、馬鬱蘭）、薄荷、芫荽、伊蘭伊蘭、茶樹。
酚類	提升少陽三焦經、膽經，陽性，對皮膚刺激性強，含有大量酚類的精油應低劑量短期使用。	**提升：**強效抗細菌、抗病毒、抗真菌、抗氧化性，強化免疫力、鎮痛、護膽、行氣通經絡、刺激中樞神經、跌打損傷、退燒、解紅熱。	**積極☺：** 提升對生命的熱愛，對抗低潮冷感，消除膽怯。	丁香、牛至、百里香、肉桂、桂皮。

精油成分	歸經特性	生理功能（用）	心靈功能（用）	代表精油
香豆素 **呋喃香豆素**	調養厥陰心包經、肝經，陰性。香豆素低劑量時有抗紫外線功能，但呋喃香豆素具光敏性。	**抑制：**降血壓，鎮靜，安神助眠；抗痙攣，鬆弛肌腱，止痛、尤其是慢性痛，促進血清素分泌，促進血液循環，抗菌、抗病毒、溶解脂肪、溶解黏液。	**清靜 ⌘：** 心情平靜，強效鬆弛緊繃，抒解憤怒、緩和低潮。	薰衣草、桂皮、佛手柑、檸檬。
單萜 **氧化物**	活化太陰肺經、脾經；少陽三焦經、膽經，陰中之陽性。	**活化：**極佳之化痰、溶解黏液、抗黏膜炎作用，放鬆腸道及支氣管平滑肌，通暢呼吸道、舒緩咳嗽，止痛，抗風濕，抗發炎，強化免疫力。	**溫暖 ♐：** 溫暖心扉、提升邏輯思考能力、注意力、記憶力、精力充沛。	尤加利、迷迭香、荳蔻、萊姆、茶樹、百里香、薄荷、羅勒、玫瑰、乳香、永久花、羅馬洋甘菊、香蜂草。
醚	穩定厥陰心包經、肝經；太陽小腸經、膀胱經，陽中之陰性。	**穩定：**鎮痛，抗痙攣、肌肉鬆弛，利肝膽、舒緩腸胃道痙攣、助消化，安神、緩解神經性失眠，促進血清素分泌，類雌激素作用，利尿。	**安適 ♠：** 抗沮喪，心情安適，舒緩憤怒。	甜茴香、羅勒、伊蘭伊蘭。

精油成分	歸經特性	生理功能（用）	心靈功能（用）	代表精油
倍半萜烯	整體陰陽平衡，穩定溫和地協調全身經絡。可密切影響腦部運作！	**復元：**極佳之抗發炎性，類抗組織胺作用、止癢、抗過敏，鎮痛、抗痙攣、調節免疫、消毒抗菌、鎮靜降壓、行氣化瘀、修復皮膚。	**平衡☯：**神經系統平衡、不卑不亢、穩定內在。	薑、維吉尼亞雪松、沒藥、穗甘松、廣藿香、黑胡椒、伊蘭伊蘭、岩蘭草
倍半萜酮 倍半萜醛	平衡厥陰心包經、肝經；太陽小腸經、膀胱經；陽明大腸經、胃經，兼具陰性及陽性。	**復元：**安神、平衡神經系統、平衡黏膜及上皮組織；抗黏液作用強、化痰，加速皮膚再生，促進傷口癒合。	**理智♈：**腦部保持理智，精神清明，情緒平衡。	岩蘭草、永久花、沒藥、岩蘭草、香蜂草、快樂鼠尾草、廣藿香、苦橙葉。
倍半萜醇 倍半萜氧化物	平衡少陰心經、腎經；太陰肺經、脾經；少陽三焦經、膽經，兼具陰性及陽性。	**復元：**寧心安神、補腎、健脾；平衡自律神經系統，平衡免疫功能，平衡內分泌系統，促進皮膚再生。	**自信☉：**提升自我信心、抒解憂慮及恐懼。	夏威夷檀香、檀香、岩蘭草、廣藿香、檸檬草、維吉尼亞雪松、絲柏、香蜂草、乳香。

Lesson

3 中醫五臟各有其作用之精油

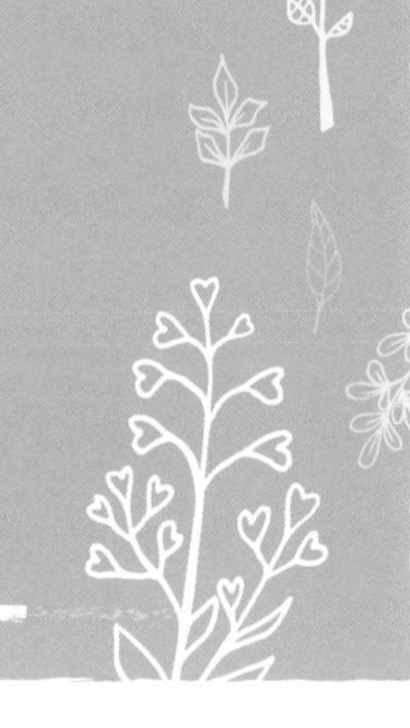

01 五臟與五行之對應關係

五臟為肝、心、脾、肺、腎，中醫以五行的屬性，聯繫著人體的臟腑器官，在我們的身體裏，腎屬水，肝屬木，心屬火，脾屬土，肺屬金。五行是相生相剋的關係，金生水、水生木、木生火、火生土、土生金，只要其中某一關係出問題，對應的器官就會生病。

金 → 肺

金屬都是有聲音的，而人的語言聲音，都是由肺氣鼓動而成。肺是嬌貴的臟器，怕火氣來薰蒸，故用「金」來代表「肺」。

水 → 腎

水的特點與火相反，水是向下行的，人體每天喝進去的水分，通過「三焦」下行由膀胱排泄出去，所以稱腎臟為「水臟」，故用「水」來代表腎。

木 → 肝

木的性能是向上、向四邊伸展的，肝為「將軍之官」，具疏泄等特性，故用「木」來代表「肝」。

火 → 心

一切火燄都是向上生的，「心」在生理上是開竅於舌。舌尖發紅且痛、面紅赤等現象，都屬於心火上炎，故用「火」來代表「心」。

土 → 脾

土是萬物之母，沒有土就不能生長萬物，所以脾胃的消化和吸收是人體賴以存活之後天之本，故用「土」來代表「脾」。

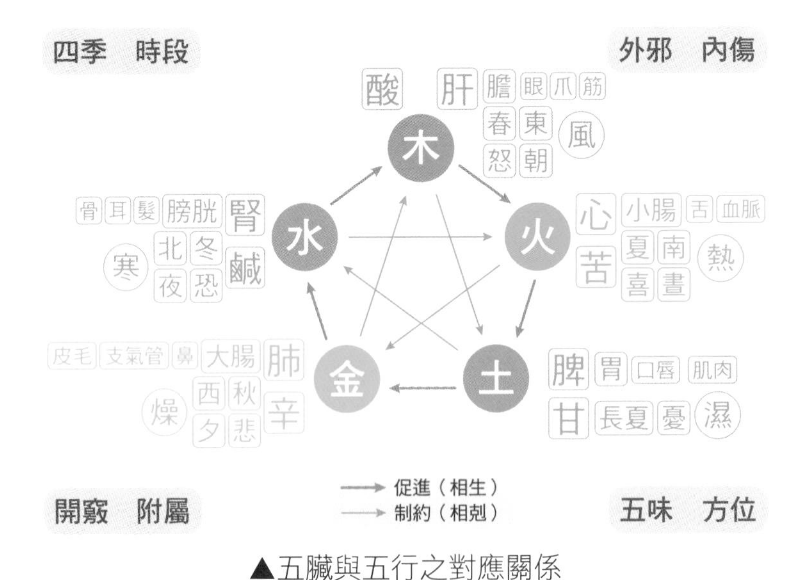

▲五臟與五行之對應關係

屬性 / 五行	自然界				人體				
	五味	五色	五氣	五季	五臟	六腑	五官	形體	情志
木	酸	青	風	春	肝	膽	目	筋	怒
火	苦	赤	暑	夏	心	小腸	舌	脈	喜
土	甘	黃	濕	長夏	脾	胃	口	肉	思
金	辛	白	燥	秋	肺	大腸	鼻	皮毛	悲
水	鹹	黑	寒	冬	腎	膀胱	耳	骨	恐

▲自然界及人體與五行的對應關係

02 五臟之間的相生相剋

所謂五臟之間的相生相剋，指的是五臟之「功能」彼此間存在著相生相剋的關係，而非僅局限於「器官」。

五臟功能在正常情況下，彼此間存在「**促進**」及「**制約**」的關係，這二種關係不可分割，使五臟之功能維持在一種良性循環的狀態下。這樣才能達到體內五行的和諧。

(1) 五臟之間的相生關係

五臟之間的相生關係，簡單來說，其實就是一種**促進**的關係。按照五行生剋的規律來說：水生木，木生火，火生土，土生金，金生水。

用中醫的語言來說則是：肝（木）藏血以濟心（火），心（火）之熱以溫脾土，脾（土）化生水穀精微以充肺（金），肺（金）清肅下降以助腎（水），腎水之精以養肝（木）。

肝藏血、心主血→肝臟儲存血液的功能提升，就可以促進心臟循環運送血液的功能提升。心主血、脾統血→心臟循環運送血液的功能提升，就可以促進脾的運化功能提升，加強調節血量的功能，過多的經血可以得到控制；脾統血、肺主氣→脾的運化功能提升，就可以促進肺氣肅降的功能提升；肺主氣、腎藏精→肺氣肅降的功能提升，津氣下行可以促進腎精、腎水充足；腎藏精、肝藏血→腎精、腎水充足，就可以促進肝臟儲存血液的功能提升。

簡言之就是：

肝功能提升→促進→心功能提升；

心功能提升→促進→脾功能提升；

脾功能提升→促進→肺功能提升；

肺功能提升→促進→腎功能提升；

腎功能提升→促進→肝功能提升。

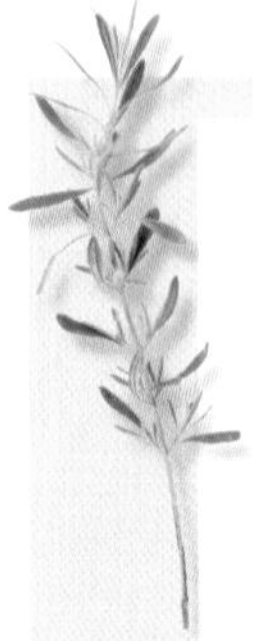

從五臟之相生找病根治本

一個病患久咳、胸悶呼吸不順暢，常覺得身倦無力，稍微活動就出大汗，咳了幾個月，後來開始出現夜間頻繁地起來小便，小便不順暢、水腫等症狀，於是就來求診，一般人可能直覺地認為是腎臟發生問題了，但以中醫的五行生剋之理來分析：肺與腎的關係本來是金生水，肺是腎的母親，因為肺有病了，母病及子，腎自然就出現了問題。這時候需從肺去治療，處理母病，才能治本。

⑵ 五臟之間的相剋關係：

有相生就有相剋，五臟之功能除了可相互促進外，還能相互**制約**。相生是一種促進的關係，而相剋則是一種**制約**的關係。按五行生剋的規律來說就是：木剋土，土剋水，水剋火，火剋金，金剋木。

用中醫的語言來說則是：肝（木）氣條達，可以疏泄脾（土）土的郁滯，即木剋土；脾（土）的運化順暢，可以避免腎（水）的氾濫，即土剋水；腎（水）的滋潤，能夠抑制心（火）的亢烈，即水剋火；而心（火）

的陽熱，可以制約肺（金）清肅的太過，即火剋金；肺（金）氣清肅下降，可以抑制肝（木）陽上亢，即金剋木。

肝的疏泄功能正常，就可以制約脾功能失常而導致的消化功能失常；脾的運化功能正常，就可以制約腎功能失常而導致的體內水液失衡；腎主水功能正常，就可以制約心火亢盛而導致的心煩失眠；心的陽熱功能正常，就可以制約肺氣肅降功能失常而導致的咳喘；肺氣肅降的功能正常，就可以制約肝功能失常而導致的肝陽上亢。

簡言之就是：

肝功能正常→制約→脾功能失常；

脾功能正常→制約→腎功能失常；

腎功能正常→制約→心功能失常；

心功能正常→制約→肺功能失常；

肺功能正常→制約→肝功能失常。

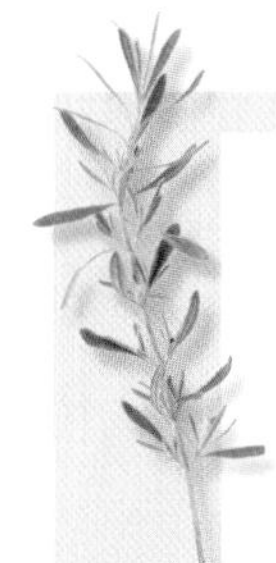

從五臟之相剋找治療方法

木剋土，對應到五臟裡，就是肝剋脾：一個病患胃脹、不想吃東西、噁心、覺得胸口悶悶的，這就是脾的運化功能有問題了，當調理脾的時候，同時要疏通肝氣，打開脾胃之食積及氣鬱。

使用精油若能懂得五行生剋之道，往往可讓人得到不可思議的神奇效果！

03 五臟與現代精油之應用

(1) 五臟之「肝」與現代精油

肝影響的各種層面

1. **五臟功能：**
   肝藏血，貯藏血液。
2. **生理作用：**
   肝主疏泄，舒暢情志，肝對應情緒，影響自律神經；疏通氣血與水道，分泌膽汁，幫助脾胃消化功能等。
3. **情緒作用：**
   怒傷肝，容易出現悶悶不樂、煩躁易怒、頭暈目眩等症狀，時常生氣、焦慮容易誘發高血壓、冠心病、胃潰瘍等。
4. **肝的健康：**
   肝「開竅於眼睛」，肝臟是提供的血液和陰津以滋養眼睛的，一旦肝不好時，眼睛就會感覺到乾澀。肝陰虛時，就會感到眼霧乾澀；肝氣鬱結過久，則能導致口苦目眩；一旦肝火旺盛，就會使眼睛紅腫脹痛。肝血之盛衰表現在韌帶、肌腱、指甲的狀態。
5. **引發症狀和疾病：**
   肝膽互為表裡，肝的疏泄正常，才能使膽汁的儲存和排泄正常。異常時常見症狀為情志病、月經不調、黃疸、水腫、肝膽病、眼疾等。

肝各種證型適用的精油

肝的證型	肝陰血虛	肝氣鬱結	肝火上炎
症狀	頭暈耳鳴，視力模糊，眼睛乾澀、指甲乾枯，肢體麻木，手腳抽筋，脇肋痛、月經不調	精神抑鬱，易怒，胸脇脹痛，胸悶，喜歎息，厭食、噯氣，脘腹脹滿，或咽喉有梗阻感，月經失調，痛經或經前乳房脹痛	頭痛，眩暈耳鳴，面紅目赤，急躁易怒，脇肋痛，口苦口乾，失眠或多夢、便秘尿黃。嚴重時有吐血，衄血，重度耳聾耳鳴
適用精油	・乳香（肝硬化） ・沒藥（肝炎、肝硬化） ・茉莉（肝炎、肝硬化） ・永久花（刺激肝細胞再生功能） ・迷迭香（病毒性肝炎、肝硬化） ・絲柏（護肝）	**疏肝理氣類精油** ・薄荷（疏肝解熱） ・羅勒（病毒性肝炎、肝膽疾患） ・佛手柑（疏肝健脾） ・快樂鼠尾草（柔肝、抗痙攣） 玫瑰（肝氣胃痛）	**疏肝降火類精油** 1. 洋甘菊類精油 ・羅馬洋甘菊（疏肝降火、加強肝臟排毒） ・德國洋甘菊（疏肝降火、促進肝膽功能） 2. 柑橘類精油 ・檸檬（加強肝解毒） ・萊姆（兒童肝功能不足） ・野橘（抗氧化） ・佛手柑（疏肝解鬱） 3. 強化肝解毒 天竺葵（肝腎解毒） 牛至（黃疸）
參考西醫疾病	高血壓、神經衰弱、夜盲症	精神疾患、胃潰瘍、胃炎、月經不調	高血壓、神經衰弱
使用途徑效果	肝經：局部塗抹＆經絡按摩＞內服＞薰香		
經絡按摩	請見第 79 頁		

入肝經精油在肝經病症之功能

入肝膽經精油	抑鬱	調經	高血壓（肝陽上亢）	肝炎（養肝）	肝硬化	膽囊炎／黃疸 膽結石	促進膽汁分泌（利膽）	眼睛／護眼 發炎	肝鬱氣滯
乳香	●	●	●		●			●	
沒藥	●			●	●	●			
天竺葵		●		●	●	●			
永久花	●		●	●		●	●	●	
玫瑰花	●	●		●		●	●	●	●
茉莉	●	●		●	●			●	
羅馬洋甘菊	●		●	●			●		●
薰衣草	●						●		
薄荷	●		●	●			●		●
快樂鼠尾草	●	●						●	
迷迭香				●	●	●	●		
荳蔻							●		
羅勒	●	●				●			
牛至				●		●			
佛手柑	●	●		●		●			●
檸檬	●			●					
葡萄柚	●			●		●	●		
野橘	●			●		●			
絲柏				●	●			●	
杜松				● 肝臟解毒					
側柏				●					

肝經精油的使用方式

肝經各病症選擇 1-3 種精油，各 2-3 滴，以 5ml 基底油稀釋，塗抹於上腹部及肝臟部位脇肋區（圖 1234 區），其他塗抹部位如背部脊椎兩側（肝、膽、脾、胃的俞穴）或肝膽經循行路徑，每天操作 2-3 次，保養肝膽系統。

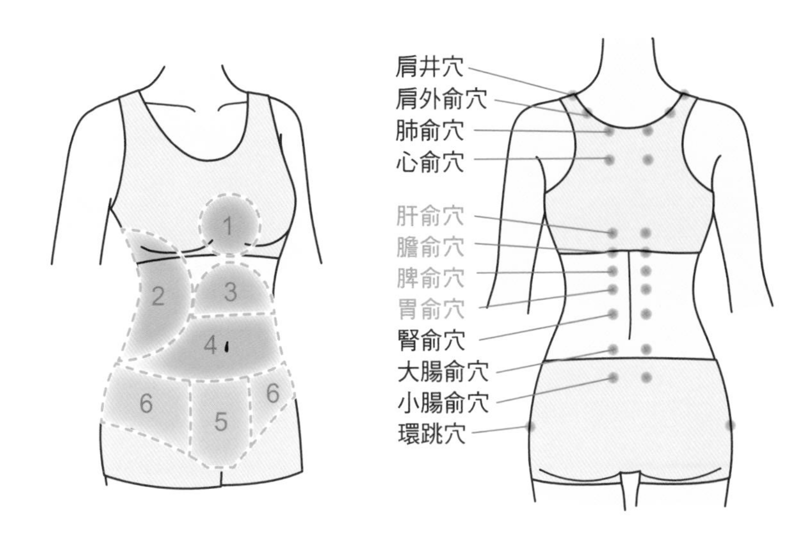

⑵ 五臟之「心」與現代精油

心影響的各種層面

1. **五臟功能：**

   心主血脈，心臟推動全身的血液循環。汗為心之液，交感神經過於緊張的人容易引發排汗增加。

2. **生理作用：**

   心主神明，也就是大腦意識活動，如知覺、情感、思維、意識等。如果心血不足容易出現心悸、失眠多夢、健忘癡呆等症狀。

3. **情緒作用：**

   喜傷心，過度興奮則損傷心氣。

4. **心的健康：**

心「開竅於舌」，中醫最基本的就是觀察病人的舌頭來察看病情。舌色紅潤即表示心之氣血充足。心血虛，舌頭就暗淡、心火旺盛，舌頭就會紅爛、生瘡、疼痛；「其華在面」也就是心的健康能透過觀察臉部的色澤光采得知。

5. **引發症狀和疾病：**

心與小腸互為表裡，心屬裡，小腸屬表。當心火旺盛，便會移熱於小腸，出現小便短赤、灼痛、血尿；當小腸有熱，會使心火亢盛，呈現心中煩熱、臉燥紅、唇舌生瘡。

心各種證型適用的精油

心的證型	心血虛	心火旺盛
症狀	臉色蒼白、心悸、喘不過氣、胸悶、健忘、嗜睡、貧血、倦怠無力感、出汗多、不安	急躁、焦慮、憤怒、失眠、多夢、臉色潮紅、痤瘡、口乾舌燥、心跳快、胸口悶痛、靜脈曲張、左側或雙側肩胛骨一帶僵硬
適用精油	伊蘭伊蘭（消怒氣、寧神）、香蜂草（寧神）岩蘭草（注意力缺失、提升血氧）薰衣草（穩定焦慮）、馬鬱蘭（抒解緊張痙攣）、迷迭香（神經質、疲勞）、檀香木（提升腦部供氧、精神混亂）乳香（情緒平衡）、茉莉（緊張、冷漠）	永久花（降火、平息怒氣）薰衣草（穩定焦慮）、羅馬洋甘菊（過動症、安撫躁動）
使用途徑效果	心經：局部塗抹＆經絡按摩＞薰香＞內服	
經絡按摩	請見第 82-83 頁	

入心經精油在心經病症之功能

入心經精油	大腦神經系統	憂鬱焦慮	失眠	調節血壓	心血管系統	ADD & ADHD	心律不整&心悸	腦損傷	癲癇	活血化瘀
乳香	●	●	●	●	●	●	●	●	●	●
沒藥	●	●		●	●		●	●		●
永久花	●			●	●			●		●
玫瑰花	●	●			●				●	●
茉莉	●	●								
伊蘭伊蘭	●	●	●	●	●		●			
羅馬洋甘菊	●	●	●			●				
薰衣草	●	●	●		●	●	●	●	●	
山雞椒				●	●					
岩蘭草	●	●	●			●				●
香蜂草	●	●	●	●	●		●			
馬鬱蘭		●	●	●	●					
迷迭香	●	●		●	●	●	●			
肉桂		●			●					
佛手柑	●	●			●					
野橘	●	●	●		●	●	●			
葡萄柚		●								
苦橙葉	●	●	●				●			
檀香	●	●	●		●	●				
穗甘松	●	●	●	●			●			

心經精油的使用方式

1. 心經各病症選擇 1-3 種精油，各 2-3 滴，以 5ml 基底油稀釋精油[1]，先塗抹頭部、胸口後，雙手心靠近口鼻嗅吸，慢慢吸到腹部鼓起，快快吐氣，如此重複 6 次。
2. 將精油 2-3 滴以基底油 15-20 滴稀釋，塗抹於心臟區及胸口部位（圖 1 區），其他塗抹部位如背部脊椎兩側（肩外俞穴、肺俞穴、心俞穴），或心經、心包經循行路徑，每天操作 2-3 次，保養心臟血管系統。

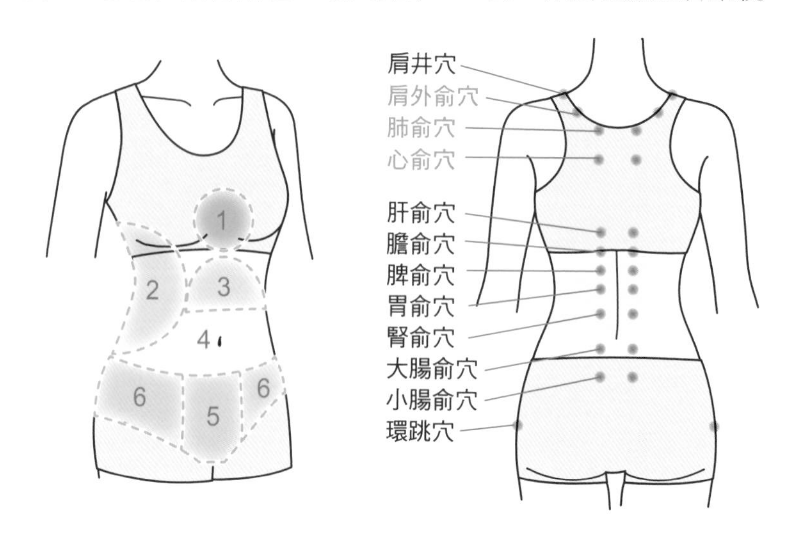

3. 安神穴：可加強按壓神門穴，或將精油抹於神門穴按壓，達到寧心安神的功效。安神複方：檀香、岩蘭草、苦橙葉各 2 滴，加上 20 滴基底油按摩。

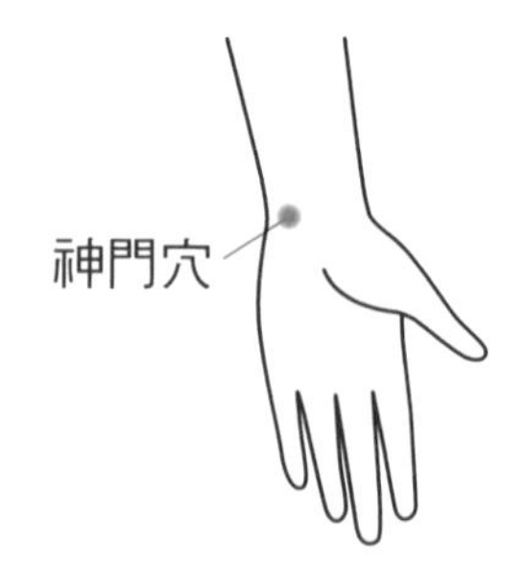

❶ 本書建議之使用劑量僅供參考，實際使用劑量因各精油廠牌而異，必須以安全為首要考量。

4. 放鬆頭部樞紐：耳下凹窩到側邊頸部這一區分布許多動脈及神經，掌管顏面及腦部重要循環及神經功能，將精油抹於圖一及圖二所示區域，由耳後沿著側頸部按摩至胸口，來回數次，可調節腦神經並放鬆僵硬的肩頸，睡前按摩可幫助入睡速度。

   建議處方：薰衣草、馬鬱蘭、檀香各 2 滴，加上 15-20 滴基底油按摩。

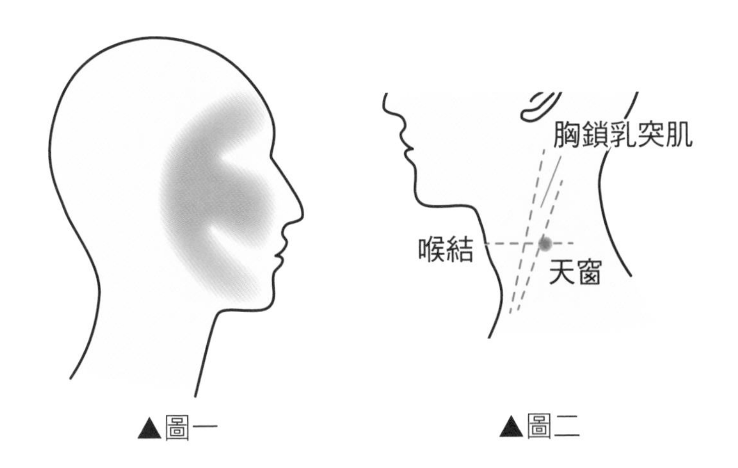

▲圖一　▲圖二

5. 舌下 1-2 滴口服[2]，可迅速改善心臟不適，例如乳香舌下服，可緩解心律過速及心臟不適。
6. 心經安神精油，內服一次 2-3 滴，一天睡前 1 次。

   建議處方：乳香、岩蘭草、苦橙葉各 1 滴，滴在膠囊內服用[3]。
7. 安神精油薰香：以薰香器滴入安神精油各 3-5 滴，例如薰衣草、苦橙葉，在房間內睡前薰香，達到放鬆安神之效。

---

❷ 可加入蜂蜜、砂糖、酊劑等調合，並加入水中飲用。內服精油需符合美國食品藥品監督管理局（FDA）、具有 GC/MS 檢測報告或其他具公信力之單位認可為可內服之精油，並需在專業醫療人員的指導下使用。本書建議之劑量僅供參考，實際使用劑量因各精油廠牌而異，必須以安全為首要考量，若無法確認精油之內服安全性，不建議採用內服。

❸ 將精油加入空膠囊中口服，內服精油需符合美國食品藥品監督管理局（FDA）或具有 GC/MS 檢測報告的精油，並需在專業醫療人員的指導下使用。本書之建議劑量僅供參考，實際使用劑量因廠牌而異，必須以安全為首要考量，若無法確認精油之內服安全性，不建議採用內服。

⑶ 五臟之脾與現代精油

脾影響的各種層面

1. **五臟功能：**

 脾主運化，脾胃將食物消化分解後，送到全身各處。如果脾運化功能失調，容易產生肌肉疲軟無力、噁心、食慾不佳、腹脹腹瀉、頭暈目眩、血壓下降等症狀，如果水濕滯留，也會引起水腫。

2. **生理作用：**

 脾有統血之功能，主要是維持體內紅血球、血小板平衡，若失去統攝功能，臨床上常出現皮膚黏膜瘀斑、流鼻血、月經過多等症狀。

3. **情緒作用：**

 過度思慮會傷脾之氣，因此憂思過度容易引起消化不良等相關腸胃症狀。

4. **脾的健康：**

 脾「開竅於口」，唇是觀察脾健康的外在表現。口淡無味、唇淡無澤時，多為脾氣虧虛，氣血不足；口中黏膩，吃東西不香，或嘴裡發甜，多為脾胃濕熱；若口中泛酸，則為肝脾不和；若唇腫、口瘡、糜爛而痛，多為脾熱或脾火。「其華在唇」指的是，唇色紅潤為脾好，唇無血色，則脾功能不佳。脾主肌肉，也就是消化吸收好，肌肉便豐厚。

5. **引發症狀和疾病：**

 脾與胃相表裡。脾胃主管飲食的消化、吸收和傳輸養分、水分。胃主納，脾主化。也就是說胃是負責吸收食物，脾是負責運化食物的營養成分。

脾各種證型適用的精油

脾的證型	脾濕偏寒	脾濕偏熱
症狀	腹瀉、白帶多、唾液多、腰部脂肪多而鬆垮、舌苔厚膩偏白	口苦、白帶黃、大便黏、舌苔厚偏黃
適用精油	廣藿香（芳香化濕、暑濕噁心吐瀉）、 羅勒（消食、化濕、痰、腹瀉） 胡荽葉、胡荽（健胃護肝） 荳蔻（行氣溫中、寒濕嘔逆） 桂皮、肉桂（溫脾胃、虛寒吐瀉） 茴香（健脾、化痰、腹部痙攣） 生薑（溫中利水、噁心、孕婦晨吐、眩暈） 丁香（溫中、降嘔逆、吐瀉、反胃） 牛至（理氣化濕、急性腸胃炎、腸胃型感冒） 葡萄柚（化痰利濕） 檸檬（孕婦晨吐） 野橘（化痰利濕）	檸檬草（健胃、急性腸胃炎、腹瀉） 薄荷（疏肝行氣） 綠薄荷（打嗝、腸胃脹氣、腹痛、噁心）
使用途徑效果	脾經：內服＞局部塗抹＆經絡按摩＞薰香	
經絡按摩	請見第 85 頁	

入脾經精油在脾經病症之功能

入脾經精油	促進消化／消脹氣／噁心／嘔吐	便秘	腹瀉	胃酸過多	消脂／化痰利濕	解腸胃痙攣／腹痛	胃炎／腸胃潰瘍	腸躁症	調節胰臟功能／降低血糖	痔瘡
乳香	●								●	
沒藥	●		●				●		●	
荳蔻	●		●		●	●				●
玫瑰花	●	●				●				
羅馬洋甘菊			●			●	●	●		
薄荷	●	●		●		●	●			

入脾經精油	促進消化／消脹氣／噁心／嘔吐	便秘	腹瀉	胃酸過多	消脂／化痰利濕	解腸胃痙攣／腹痛	胃炎／腸胃潰瘍	腸躁症	調節胰臟功能／降低血糖	痔瘡
綠薄荷	●	●	●			●				
薰衣草	●					●				
檸檬草	●				●		●			
山雞椒	●		●			●	●			
香蜂草	●					●			●	
快樂鼠尾草						●				
生薑	●		●	●	●					
馬鬱蘭	●					●				
蒔蘿	●	●			●				●	
廣藿香			●		●					
羅勒	●		●			●	●	●		
茴香	●	●	●	●	●	●		●	●	
百里香	●		●							
黑胡椒	●	●	●	●	●	●	●	●		
芫荽	●		●			●				●
肉桂	●		●			●			●	
丁香	● 打嗝		●			●				
牛至	●		●			●				
佛手柑	●				●	●		●		
檸檬	●	●		●	●		●		●	
萊姆	●	●			●					
野橘	●		●	●	●	●		●		
葡萄柚					●					
苦橙葉	●		●		●					
檀香	●					●				
穗甘松	●	●								
絲柏					●					●

脾經精油的使用方式

1. 脾經各病症選擇 1-3 種精油，各 2-3 滴，以 5ml 基底油稀釋，塗抹於肚臍周圍（圖 3456 區），其他塗抹部位如背部脊椎兩側（肝俞、膽俞、脾俞、胃俞穴），或脾經、胃經循行路徑，每天操作 2-3 次，保養消化系統。

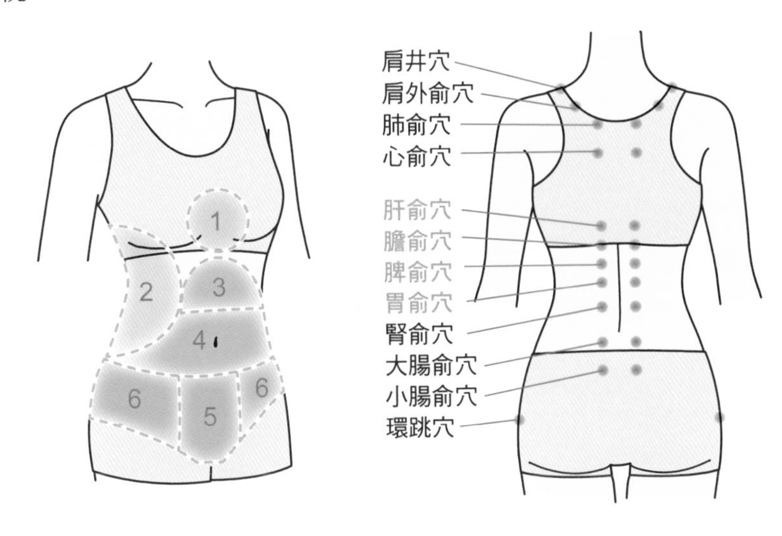

2. 脾經精油一次 2-4 滴內服[4]，一天 1-2 次，可餐後內服。消化配方：茴香、葡萄柚、薄荷各 1 滴，裝膠囊內服，一天 1-2 次。

(4) 五臟之肺與現代精油

肺影響的各種層面

1. **五臟功能：**

   肺主氣，管理呼吸系統，與鼻子、聲音、氣管、皮毛、肺有關。

---

❹ 請加入蜂蜜、砂糖、酊劑等調合，並加入水中飲用。內服精油需符合美國食品藥品監督管理局（FDA）、具有 GC/MS 檢測報告的精油或其他具公信力之單位認可為可內服之精油，並需在專業醫療人員的指導下使用。本書之建議劑量僅供參考，實際使用劑量因廠牌而異，必須以安全為首要考量，若無法確認精油之內服安全性，不建議採用內服。

2. **生理作用：**

肺有肅降功能，通調水道，如果功能失調，常出現咳喘、胸悶、胸脇處悶脹、少尿以及浮腫等症狀。

3. **情緒作用：**

悲傷肺，出現乾咳、氣短、咳血、音啞及呼吸不順。

4. **肺的健康：**

肺「開竅於鼻」，鼻子是呼吸的通道，為肺氣的出入提供門戶，鼻子通氣和嗅覺的功能，主要依賴於肺氣的作用，肺氣和，呼吸通利，嗅覺才能正常。

5. **引發症狀和疾病：**

肺與大腸相表裡。大腸的傳導有賴於肺氣順利下降，肺氣下降則可將消化吸收的營養物質傳導至全身，並使代謝的廢物和水分能夠向下經由腎、膀胱排出。若大腸積滯不通，反過來也影響肺氣的肅降。

肺各種證型適用的精油

肺的證型	肺寒	肺熱	肺氣虛
症狀	鼻塞流涕、發冷畏寒、咳嗽清痰、鼻塞、流清涕、發熱無汗、頭痛、身痛、口水多，唇色傾向白色，食慾不振	常見症狀有口乾、口苦、喉嚨痛、痰涎黃稠等「燥熱」現象。肺熱之體質熱盛，黏膜組織充血，常受細菌感染。亦常合併便秘或腹脹	主要症狀中以呼吸短促，沒力氣說話，講話聲音不宏亮等，並有慢性咳嗽、咳痰、容易感冒，鼻子過敏、氣喘等症
治法	宜用辛溫散寒精油	宜用清熱解表的精油	宜用補氣類的精油
適合精油	百里香、野橘、肉桂、生薑、牛至、冷杉、乳香等	尤加利、茶樹、薄荷、薰衣草等	冷杉、薰衣草、迷迭香、乳香、沒藥等
使用途徑效果	肺經：局部塗抹＆經絡按摩＞薰香＞內服		
經絡按摩	請見 90 頁		

入肺經精油在各呼吸道症狀之功能

入肺經精油	肺寒感冒	肺熱感冒	咳嗽	鼻過敏鼻塞	鼻竇炎	化痰	支氣管炎	氣喘	久咳	皮膚過敏
百里香	●		●		●		●	●		●
牛至	●			●	●	●	●			
野橘	●		●			●	●			
佛手柑	●		●			●	●			
生薑	●		●			●				
檸檬草	●		●			●	●	●		
迷迭香	●		●			●	●	●		
香蜂草	●		●	●	●		●	●	●	
山雞椒	●						●	●	●	
羅勒	●		●				●	●		
丁香	●		●				●			
肉桂	●		●							
薄荷		●	●	●	●		●			●
薰衣草		●	●	●	●		●	●	●	●
尤加利		●	●	●	●	●	●	●	●	
茶樹		●	●	●	●	●	●			●
永久花		●	●	●	●	●	●			
廣藿香		● 註1								●
乳香	●	●	●	●	●	●	●	●	●	●
檸檬	●	●	●							
萊姆	●	●	●		●					
側柏	●	●		●	●					●

註1 廣藿香用於外感暑濕之感冒，常見症狀為發燒、上吐下瀉、頭痛、噁心等。

入肺經精油	肺寒感冒	肺熱感冒	咳嗽	鼻過敏鼻塞	鼻竇炎	化痰	支氣管炎	氣喘	久咳	皮膚過敏
沒藥			●		●	●	●		●	
冷杉			●	●	●	●	●	●	●	
絲柏			●			●	●	●	●	
馬鬱蘭			●				●	●		
快樂鼠尾草			●				●		●	
穗甘松			●				●			●
雪松			●	●	●	●	●		●	●
羅馬洋甘菊				●						●

肺經精油的使用方式

1. 肺經各病症選擇 1-3 種精油，各 2-3 滴，以 5ml 基底油稀釋，塗抹於鼻周迎香穴周圍、鼻子下緣，過敏鼻子癢可揉揉鼻子，其他如脖子喉嚨處、胸口、腳底、肺經循行路徑，皆可塗抹。每天操作 2-3 次，保養免疫系統。

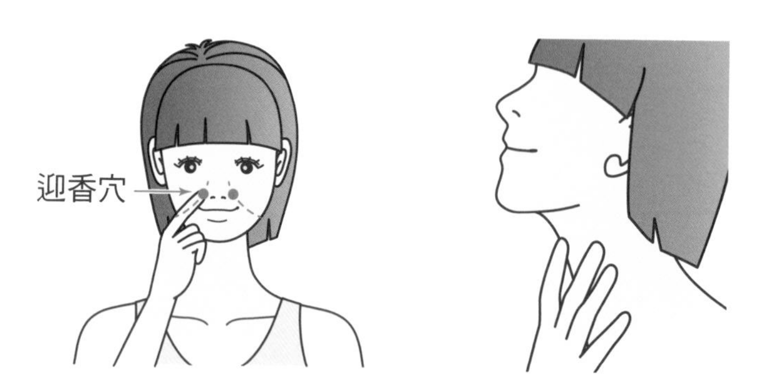

2. 將精油 1-2 滴滴於口罩內側，改善鼻塞及呼吸之順暢度。
3. 在家中或辦公室，以呼吸道精油 5-6 滴，滴於薰香機中，淨化空氣中之過敏原及致病原。

4. 淨化空氣處方：

保衛免疫力處方：野橘、丁香、肉桂、尤加利、迷迭香各 3 滴。

呼吸道舒敏處方：尤加利、薄荷、茶樹、萊姆各 3-5 滴。

用噴霧瓶裝 60ml 開水，滴入以上處方，可噴霧於床單、被套、枕頭、口罩上，清除各種病原體所帶來之威脅。

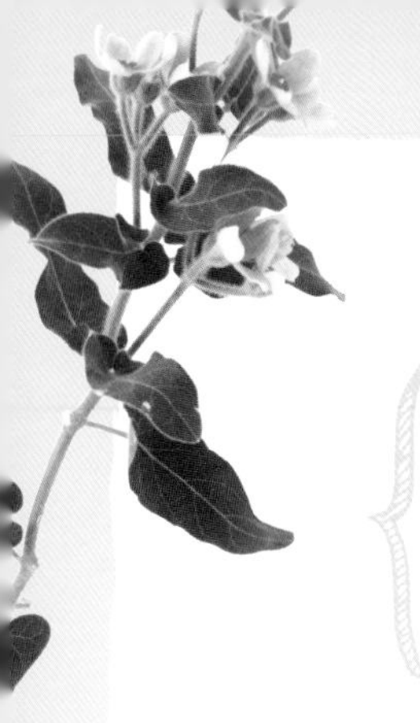

芳療深知識

01 肺經的相關病症

一、免疫系統失調

免疫系統具有保護、清除、修補、記憶功能；免疫系統的成員有白血球、T 細胞（淋巴球）、B 細胞（淋巴球）、自然殺手細胞、巨噬細胞……都是免疫系統中捍衛人體的重要防線。

免疫系統受損的原因

1. 遺傳
2. 受傷
3. 內分泌系統失調
4. 神經系統失調
5. 不良之生活習慣
6. 過度或長期疲勞、壓力、負面情緒所導致

免疫系統受損會導致的疾病

1. 來自細菌、病毒、黴菌、念珠菌等感染，體虛、免疫力嚴重低下者甚至產生蜂窩性組織炎及敗血症，危及生命。

2. 過度亢奮的過敏反應：如全身性過敏、蕁麻疹、呼吸道過敏等。

3. 自體免疫性疾病如類風濕性關節炎、紅斑性狼瘡、乾癬等疾病。

二、呼吸系統失調

呼吸系統的症狀其病位在「肺」，受到免疫力盛衰、溫差、空氣品質以及飲食刺激等，五臟六腑不平衡皆會造成咳嗽，因此需整體判斷病因。

上呼吸道常見的症狀

1. 鼻子過敏
2. 鼻竇炎
3. 扁桃腺炎
4. 感冒（風寒、風熱、暑濕）
5. 喉嚨痛
6. 咳嗽

下呼吸道常見的症狀

1.支氣管炎
2.氣喘

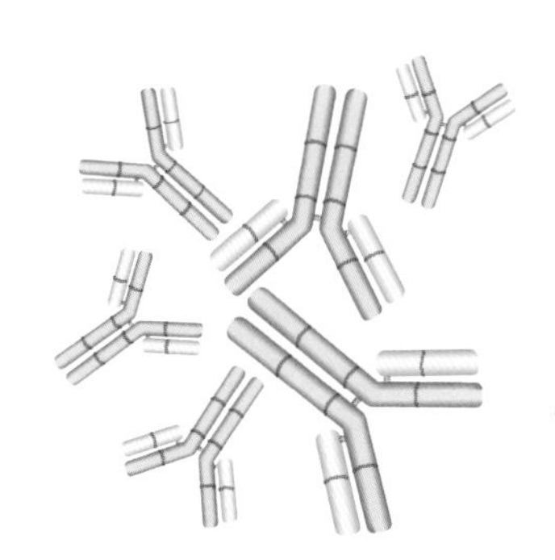

酚類及醇類的效果可比作特定抗體反應
The effect of phenols and alcohols is comparable to specific antibody response

02 提升免疫力之精油

精油中含有酚類及醇類成分，例如：百里香、芫荽、丁香、牛至、茶樹、薄荷、薰衣草等，可以比作特定抗體反應，增加抗體產生之速度及活性。

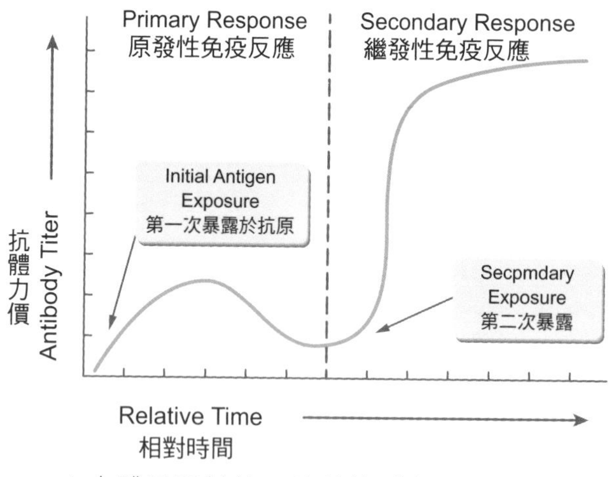

▲人體暴露於抗原後的抗體免疫反應圖

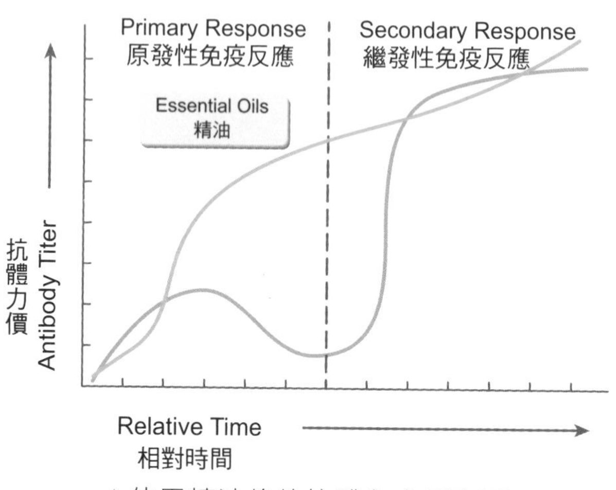

▲使用精油後的抗體免疫反應圖

03 比較丁香、肉桂、百里香、牛至的殺菌力

比較丁香、肉桂、百里香、牛至對變形桿菌、腸球菌、葡萄球菌、鏈球菌、肺炎球菌、念珠菌的殺菌力，其中以牛至的殺菌力最強。

牛至含有 80%單萜酚成分，具刺激性，需稀釋至 10-15%使用，避開身體黏膜或皮膚較敏感處。

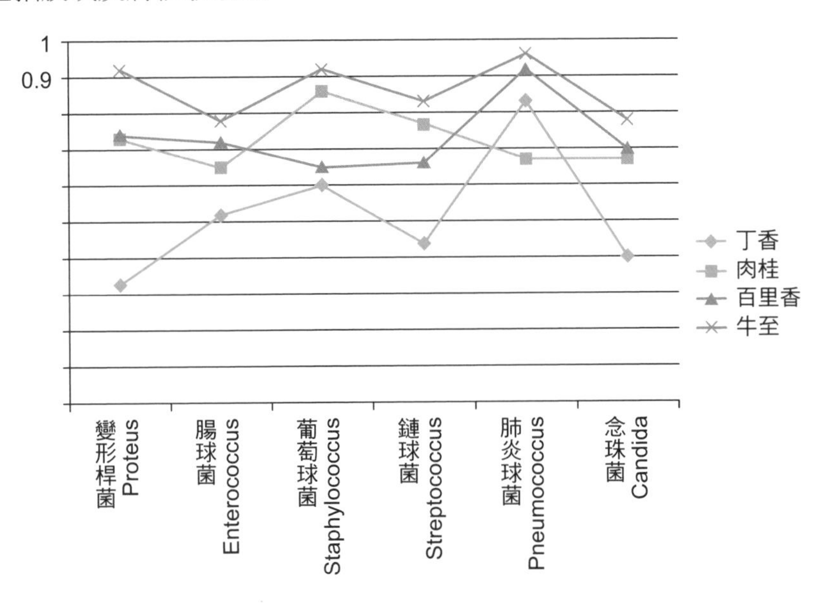

04 柑橘類精油皆可提升免疫力

麩胱甘肽是體內具有抗氧化及整合解毒功能的胺基酸，由肝臟合成，參與生物轉化作用，幫助身體內有害的毒性物質排泄出體外；此外麩胱甘肽還能幫助保持正常的免疫系統功能。但隨著年紀，麩胱甘肽的濃度及活性逐漸下降，柑橘類精油含有檸檬烯成分，可提高麩胱甘肽的合成及活性，增加了身體抵抗外來毒素及致病原的能力。

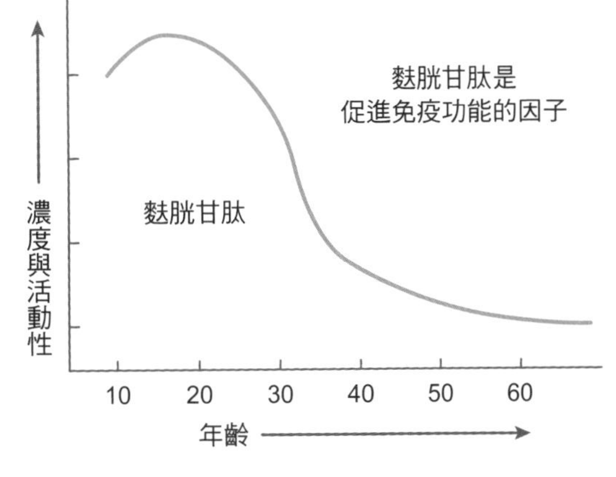

Citrus Oil 柑橘類精油成分比較表

精油 成分	Bergamot 佛手柑	Lemon 檸檬	Lime 萊姆	Grapefruit 葡萄柚	Wild Orange 野橘
Limonene 檸檬烯: 抗癌，滅菌，抗真菌，防腐，強烈抗病毒	30%	72%	65%	92%	90%
Alcohols 醇類： 滅菌、抗感染、抗病毒、促進血液循環、抗氧化、細胞正常化、振奮情緒 Esters 酯類： 鎮靜、放鬆、平衡、抗痙攣、平衡神經	14-30%	few	4%	few	6%
Pinenes 蒎烯（松油萜）: 強烈的防腐抗菌、抗真菌、祛痰	10%	28%	15%	few	few
Furocoumarins 呋喃香豆素： 減輕肌肉痙攣、抽筋、阻斷基因突變	<5%	<3%	<2%	約 1%	約 1%
主要用途	抗憂鬱、 肌肉痙攣	淨化排毒、 免疫系統	呼吸系統	消化系統， 消脂化痰	炎症，防腐化痰
受影響的身體系統	情緒平衡， 消化系統， 皮膚	消化、免疫、呼吸系統	消化、免疫、呼吸系統	心血管系統	消化，免疫， 情緒平衡，皮膚

精油 成分	Bergamot 佛手柑	Lemon 檸檬	Lime 萊姆	Grapefruit 葡萄柚	Wild Orange 野橘
具光敏性，外用塗抹後，避免陽光直射曝曬的時間	72 小時	12 小時	12 小時	12 小時	12 小時

檸檬烯含量以葡萄柚最高，其次依比例高低為野橘、檸檬、萊姆，佛手柑之檸檬烯含量為柑橘類精油最低。柑橘類精油具有光敏性，使用上建議以內服為主，一次 2-3 滴，一天 2 次口服[5]。

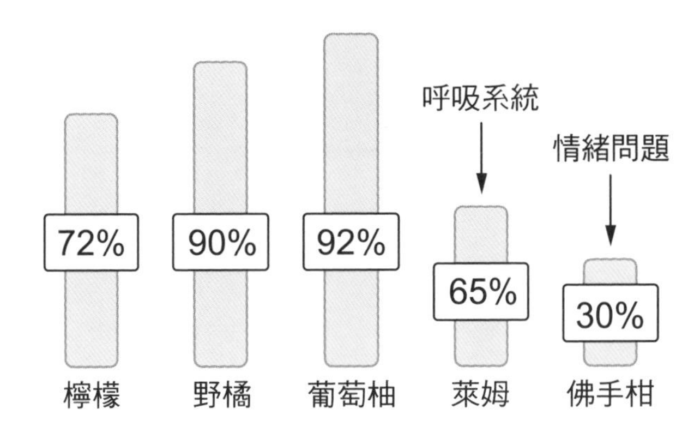

❺ 請加入蜂蜜、砂糖、酊劑等調合，並加入水中飲用。內服精油需符合美國食品藥品監督管理局（FDA）或具有 GC/MS 檢測報告的精油，本書之建議劑量僅供參考，實際使用劑量因廠牌而異，必須以安全為首要考量，若無法確認精油之內服安全性，不建議採用內服。

⑸ 五臟之腎與現代精油

腎影響的各種層面

1. **五臟功能：**

   相對於一般所說的「腎臟」，中醫的「腎」涵蓋範圍更廣。腎與泌尿生殖系統、腎上腺、下視丘等系統有關，腎藏精，主生長發育、生殖，為先天之本。腎主水，維持全身水液平衡。頭髮、骨頭、牙齒、骨髓顯現腎氣之盛衰。

2. **生理作用：**

   腎主納氣，腎虛者呼多吸少，吸氣困難。腎精對骨骼健康非常重要，腎藏精，精生髓，髓養骨，髓藏于骨骼之中，稱為骨髓，因此腎精充足，才能使骨髓充盈及促進造血，骨骼獲得充足的骨髓營養，才能強壯堅固，所以腎精具有促進骨骼生長、發育、修復的作用，故稱腎主骨。

3. **情緒作用：**

   驚恐之情緒傷腎氣，可干擾神經系統，出現耳鳴、耳聾、頭眩、陽痿。

4. **腎的健康：**

   腎「開竅於耳」，若腎精虧虛，容易出現頭暈、耳鳴、聽力下降等症狀，腎陰虛還會造成耳鳴的現象。所以，要維護聽覺系統的正常，需要充足腎的精氣。

5. **引發症狀和疾病：**

   腎和膀胱相表裡。腎主水、主骨、生髓，影響人體的生殖、成長發育、變老、水液代謝。膀胱的功用是貯尿和排尿。膀胱的排尿和腎氣盛衰息息相關。腎氣足，尿液能夠透過膀胱排出體外，反之，就會呈現頻尿、遺尿、排尿困難等狀況。

腎各種證型適用的精油

腎的證型	腎陽虛	腎陰虛
症狀	大多為虛弱體質、腎氣不足、陽虛、子宮虛冷、久婚不孕、月經後期量少色淡或閉經、腰膝痠軟、手足冰冷、小便清長、大便不實、性慾冷淡、腰部冰冷、倦怠無力、下肢水腫、頻尿、性功能障礙	久婚不孕、月經先期量少、色紅無血塊、形體消瘦、腰膝痠軟、心悸、失眠、口乾、手足心熱、舌質偏紅、苔少、腰痠、耳鳴、潮熱、盜汗等
適用精油	肉桂（補火助陽、引火歸元、散寒止痛） 桂皮（腎陽、生殖系統、寒疝腹痛） 維吉尼亞雪松（泌尿道感染、利尿、消水腫） 杜松（滋補腎陽、肝腎排毒、泌尿道感染、利尿、腎結石） 百里香（腎排毒、泌尿系統） 丁香（暖腎、壯陽）	茉莉（滋補腎陰、強化生殖系統、提升性慾） 快樂鼠尾草（滋養腎陰、調節荷爾蒙） 天竺葵（腎陰、利尿、強化生殖系統） 伊蘭伊蘭（腎陰陽、生殖泌尿系統、性慾、刺激腎上腺） 玫瑰（平衡荷爾蒙、強化精蟲品質） 檀香木（腎陰、壯陽、調經） 絲柏（骨骼、水腫） 岩蘭草（補腎氣、滋補生殖系統）
使用途徑效果	腎經：局部塗抹＆經絡按摩〉內服〉薰香	
經絡按摩	請見 103 頁	

入腎、膀胱經精油在腎經病症之功能

入腎經膀胱經精油	生殖內分泌系統										
	腎陰	腎陽	男女不孕／幫助排卵／提升精蟲	平衡荷爾蒙／調經／更年期障礙	壯陽催情／性功能障礙	暖子宮／痛經	促進泌乳	月經過多	月經過少	血瘀／子宮肌瘤／子宮內膜異位症	陰道炎
乳香						●		●	●	●	●
沒藥									●	●	●
荳蔻					●	●					
天竺葵	●		●	●							●
玫瑰花	●		●	●	●			●			
茉莉	●		●	●	●	● 註 1					
伊蘭伊蘭	●		●	●	●	●					
岩蘭草	●		●	●							
檸檬草											
香蜂草			●								
快樂鼠尾草	●		●	●	●	● 註 1	●		●	●	
生薑		●			●	●			●		
迷迭香			●		●						●
甜茴香		●	●	●	●	●	●		●		
芫荽			●	●							
肉桂		●	●	●	●	●			●		
丁香				● 註 2	●						
檀香			●	●	●						

入腎經膀胱經精油	生殖內分泌系統										
	腎陰	腎陽	男女不孕／幫助排卵／提升精蟲	平衡荷爾蒙／調經／更年期障礙	壯陽催情／性功能障礙	暖子宮／痛經	促進泌乳	月經過多	月經過少	血瘀／子宮肌瘤／子宮內膜異位症	陰道炎
杜松										●	●
絲柏								●		●	●
雪松											●
穗甘松								●			●

註1 臨產時加強子宮收縮
註2 用於甲狀腺素低下

入腎經膀胱經精油	泌尿系統			
	泌尿道發炎／尿道／膀胱／腎臟	利尿	攝護腺／前列腺疾患	腎結石
乳香	●			
沒藥			●	
荳蔻		●		
天竺葵	●		●	●
玫瑰花				
茉莉			●	
伊蘭伊蘭				
岩蘭草				
檸檬草	●	●		
香蜂草				
快樂鼠尾草				

入腎經膀胱經精油	泌尿系統			
	泌尿道發炎／尿道／膀胱／腎臟	利尿	攝護腺／前列腺疾患	腎結石
生薑		●		
迷迭香	●	●		
甜茴香	●	●	●	●
芫荽				●
肉桂	●			
丁香				
檀香	●			
杜松	●	●	●	●
絲柏	●	●	●	
雪松	●	●	●	
穗甘松	●	●		

強健骨骼系統之入腎經精油

1. 冬青入腎經，有極佳之行氣止痛、活血通絡特性，主要作用於肌肉骨骼系統，用於風濕、肌肉急慢性疼痛、關節炎、肌腱炎、抽筋、骨骼疼痛、骨質疏鬆等。
2. 白樺入腎經，具有濃烈的香氣，與冬青之作用相似，常被誤認為冬青。有極佳之行氣止痛、化瘀特性，用於風濕、肌肉急慢性疼痛、關節炎、肌腱炎、抽筋、骨骼疼痛、軟骨損傷等。
3. 冷杉入腎經，作用於肌肉骨骼系統，具有行氣止痛、通經絡之功效，可用於肌肉疲勞、僵直性脊椎炎、風濕關節炎、肌肉痠痛、扭傷、轉骨等。

腎經精油的使用方式

1. 腎經各病症選擇 1-3 種精油，各 2-3 滴，以 5ml 基底油稀釋，塗抹於下腹到恥骨上方（圖一 56 區，圖二），其他塗抹部位如腎臟區、腰部脊椎兩側（圖三、四，腎俞穴往下到八髎穴），或腎經、膀胱經循行路徑，每天操作 2-3 次，保養生殖泌尿系統。

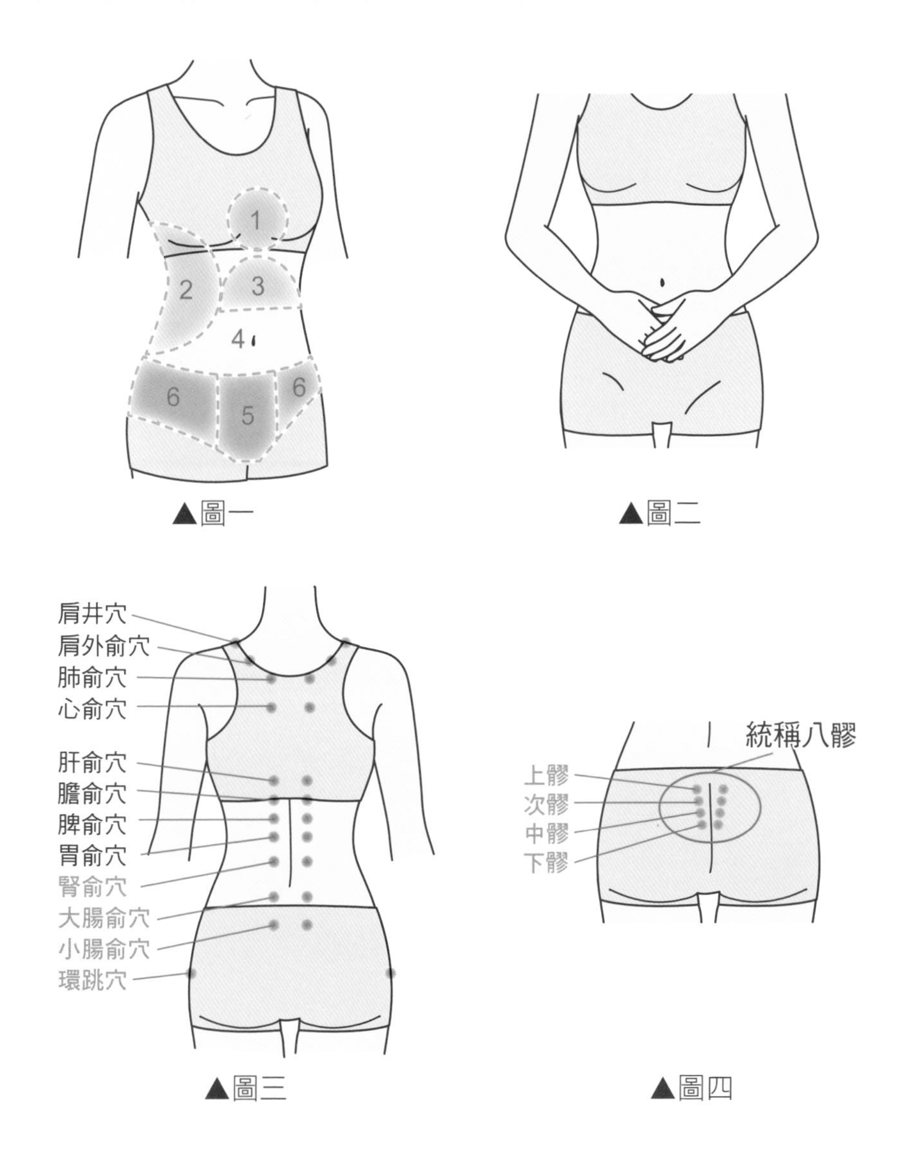

2. **陰道炎可採用外陰噴劑、陰道灌注、坐浴法：**

外陰噴劑：天竺葵、薰衣草、茶樹、沒藥各 3 滴，混合蒸餾水 50ml，裝入噴瓶做成噴劑，分次噴在外陰部。

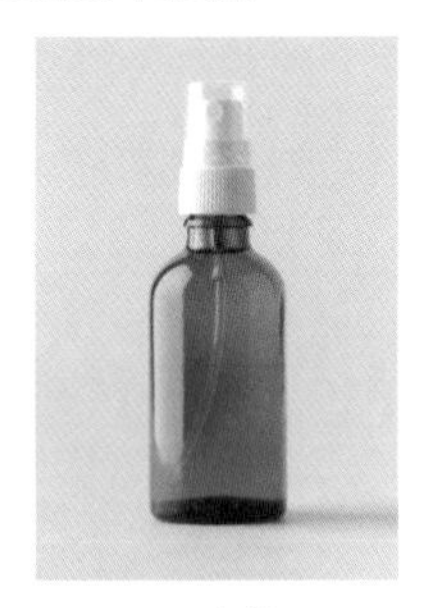

▲噴瓶

陰道灌注：將天竺葵、薰衣草、茶樹、沒藥各 3 滴，混合蒸餾水 50ml，利用灌注器，灌入陰道內。

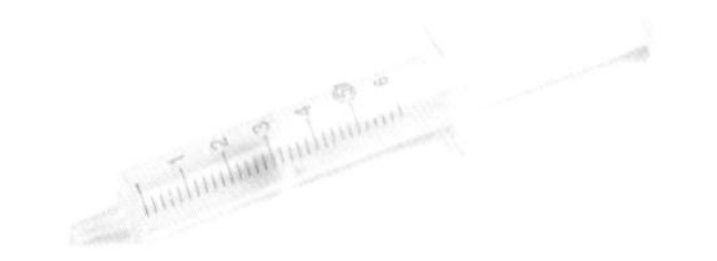

▲灌注器

坐浴法：

天竺葵、薰衣草、茶樹、沒藥各 5 滴，混合基底油 25ml，加入臉盆的溫水中，坐浴 10-15 分鐘。

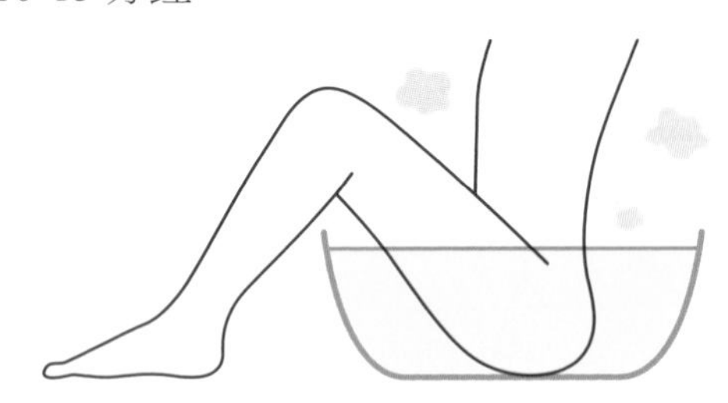

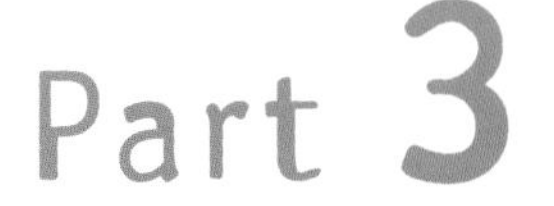

用褚氏太極
幫你理解 50 種精油的功能

中醫的精髓在「標、本同治」，尤其是治本。藉由「褚氏太極」的幫助，處理各種症狀的病因。以耳部疾患為例：常見的耳疾症狀有耳鳴、耳塞、耳炎、聽力問題等，變化紛紜，不一而足，但究其根本，耳部為少陽膽經、三焦經的循行區域，若能疏通則本因自解，相關症狀也就消失了，在「褚氏太極」上可找到很多作用於少陽膽經、三焦經的精油，如：尤加利、迷迭香、茶樹、羅勒、薄荷、永久花……，再斟酌其他辨證，塗抹於耳部外側或周圍之少陽膽經、三焦經區域。本書列舉了 50 種常見且有效的單方精油，明列其「褚氏太極」，並附加學名、使用法、中醫觀點、功能。期許幫助讀者建立系統性邏輯。

Lesson 1 精油指南的主要架構

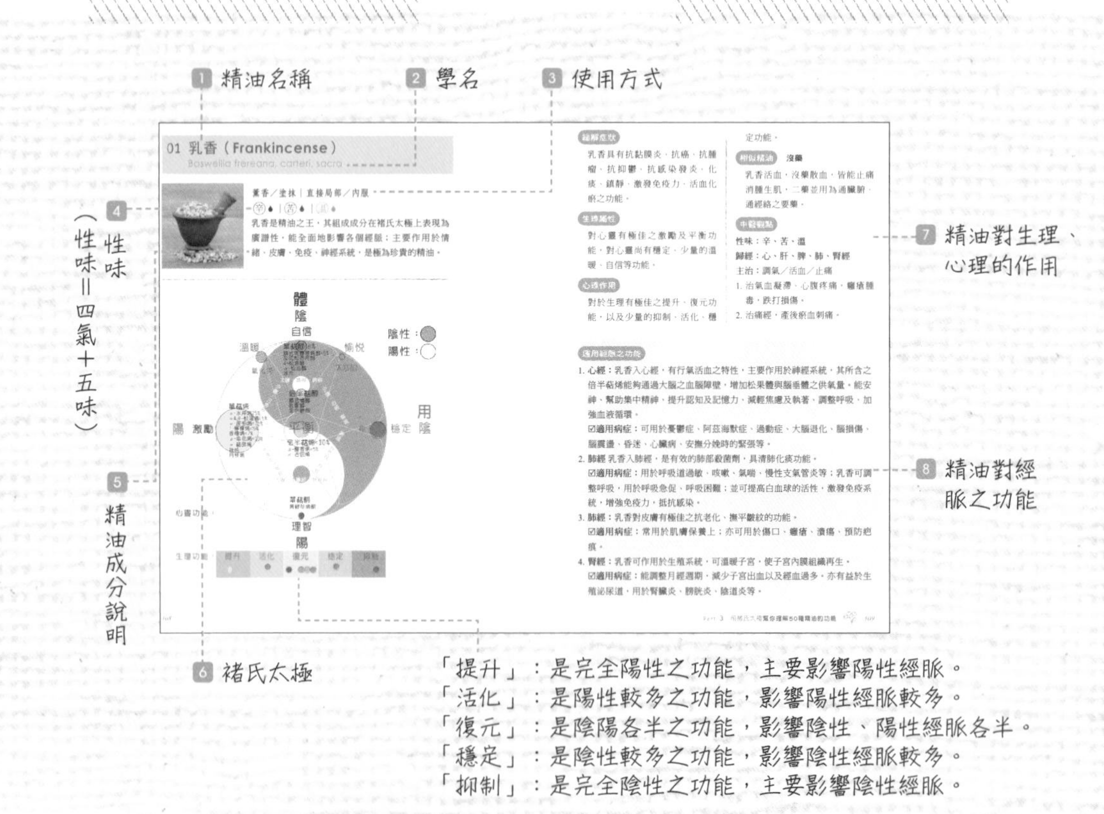

「提升」：是完全陽性之功能，主要影響陽性經脈。
「活化」：是陽性較多之功能，影響陽性經脈較多。
「復元」：是陰陽各半之功能，影響陰性、陽性經脈各半。
「穩定」：是陰性較多之功能，影響陰性經脈較多。
「抑制」：是完全陰性之功能，主要影響陰性經脈。

芳療小複習｜50 種精油的四氣五味總整理

四氣[1]	作用於人體的主要療效	精油
溫▲	溫中、助陽、散寒	乳香、檀香、迷迭香、荳蔻、野橘、歐洲冷杉、玫瑰、山雞椒、馬鬱蘭、佛手柑、檸檬、萊姆、苦橙葉、穗甘松、茉莉、伊蘭伊蘭、香蜂草、葡萄柚、杜松、檸檬草、快樂鼠尾草、生薑、馬鬱蘭、蒔蘿、廣藿香、羅勒、茴香、百里香、芫荽、芫荽葉、丁香、牛至、夏威夷檀香
熱▲		肉桂、丁香、黑胡椒、桂皮
寒▲	清熱、瀉火、解毒	薄荷、尤加利、側柏、絲柏、岩蘭草、永久花
涼▲		薰衣草、玫瑰花、伊蘭伊蘭、羅馬洋甘菊、冬青、茶樹、薄荷、綠薄荷
平▲	強壯補虛	沒藥、天竺葵、白樺、維吉尼亞雪松、天竺葵

五味[2]	影響五臟	作用於人體的主要療效	精油
酸◆（澀）	肝	收斂、固澀、增強消化功能和保護肝臟	歐洲冷杉、側柏、冬青
苦◆	心	瀉火、降逆、具有除濕和利尿的作用	乳香、玫瑰、山雞椒、馬鬱蘭、佛手柑、檸檬、萊姆、野橘、苦橙葉、歐洲冷杉、穗甘松、永久花、岩蘭草、尤加利、絲柏、側柏、羅馬洋甘菊、冬青、茶樹、沒藥、天竺葵、白樺
甘◆（淡）	脾	補養氣血、健脾和胃、解痙攣、止痛等作用	玫瑰、茉莉、伊蘭伊蘭、香蜂草、葡萄柚、苦橙葉、杜松、穗甘松、桂皮、肉桂、永久花、綠薄荷、維吉尼亞雪松
辛◆	肺	發汗、調氣活血、疏通經絡的作用	乳香、豆蔻、茉莉、伊蘭伊蘭、檸檬草、山雞椒、香蜂草、快樂鼠尾草、生薑、馬鬱蘭、蒔蘿、廣藿香、羅勒、迷迭香、茴香、百里香、芫荽、芫荽葉、丁香、牛至、佛手柑、野橘、葡萄柚、苦橙葉、檀香、夏威夷檀香、杜松、穗甘松、黑胡椒、桂皮、肉桂、尤加利、羅馬洋甘菊、薄荷、綠薄荷、薰衣草、天竺葵
鹹◆	腎	軟堅、散結、泄下、維持體內代謝功能	岩蘭草

❶ 還有一些藥物的藥性較為平和，稱為「平」性。由於平性藥沒有寒涼藥或溫熱藥的作用來得顯著，所以在實際上雖有寒、熱、溫、涼、平正氣，而一般仍稱為四氣。

❷ 所謂五味，是指食物或藥物的辛、甘、酸、苦、鹹等五種味道，實際上還有淡、澀等也屬於五味，一般將淡味歸在甘味的範疇，澀味歸於酸味的範疇。

01 乳香（Frankincense）

Boswellia frereana / carteri / sacra

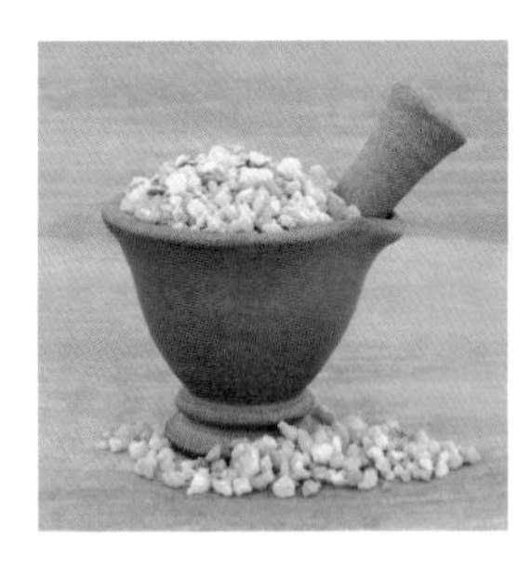

薰香／塗抹｜直接局部／內服

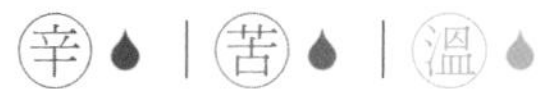

乳香是精油之王，其組成成分在褚氏太極上表現為廣譜性，能全面地影響各個經脈；主要作用於情緒、皮膚、免疫、神經系統，是極為珍貴的精油。

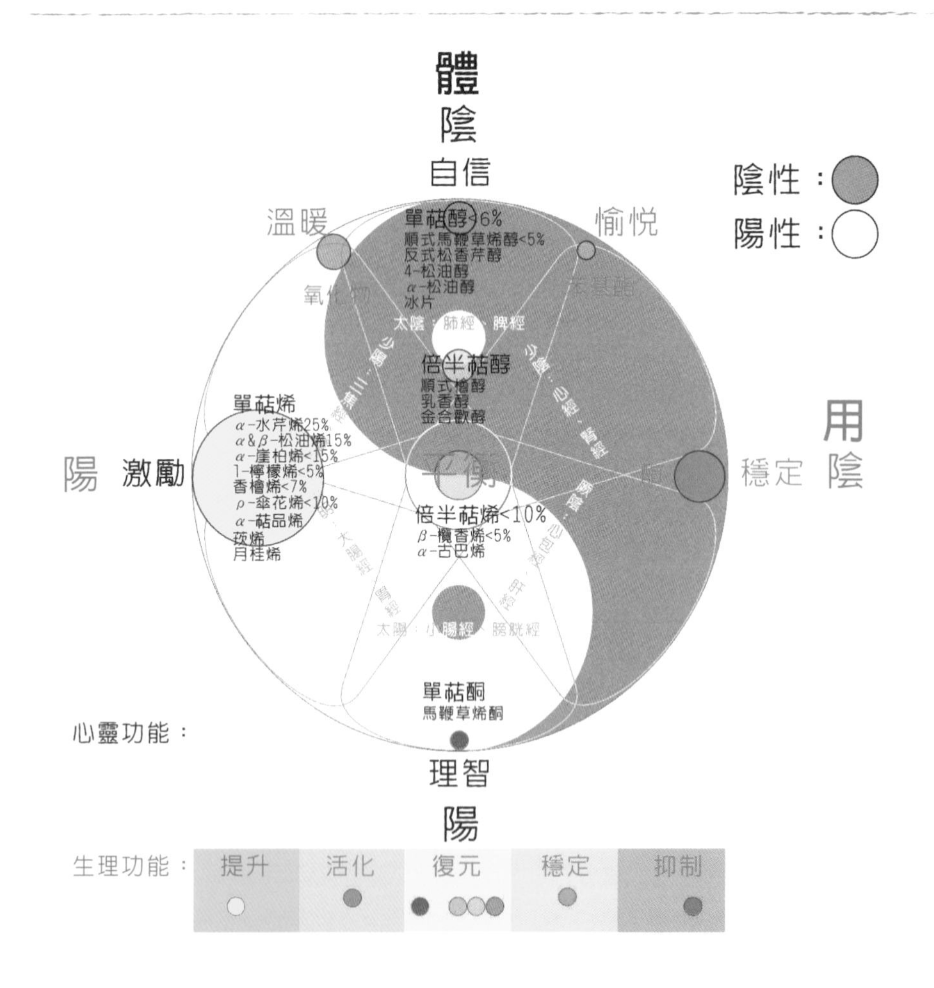

緩解症狀

乳香具有抗黏膜炎、抗癌、抗腫瘤、抗抑鬱、抗感染發炎、化痰、鎮靜、激發免疫力、活血化瘀之功能。

生理屬性

對心靈有極佳之激勵及平衡功能，對心靈尚有穩定、少量的溫暖、自信等功能。

心理作用

對於生理有極佳之提升、復元功能，以及少量的抑制、活化、穩定功能。

相似精油　**沒藥**

乳香活血，沒藥散血，皆能止痛消腫生肌，二藥並用為通臟腑、通經絡之要藥。

中醫觀點

性味：辛、苦、溫

歸經：心、肝、脾、肺、腎經

主治：調氣／活血／止痛

1. 治氣血凝滯、心腹疼痛，癰瘡腫毒，跌打損傷。
2. 治痛經，產後瘀血刺痛。

運用經脈之功能

1. **心經：**乳香入心經，有行氣活血之特性，主要作用於神經系統，其所含之倍半萜烯能夠通過大腦之血腦障壁，增加松果體與腦垂體之供氧量。能安神、幫助集中精神、提升認知及記憶力、減輕焦慮及執著、調整呼吸、加強血液循環。

   ☑**適用病症：**可用於憂鬱症、阿茲海默症、過動症、大腦退化、腦損傷、腦震盪、昏迷、心臟病、安撫分娩時的緊張等。
2. **肺經** 乳香入肺經，是有效的肺部殺菌劑，具清肺化痰功能。

   ☑**適用病症：**用於呼吸道過敏、咳嗽、氣喘、慢性支氣管炎等；乳香可調整呼吸，用於呼吸急促、呼吸困難；並可提高白血球的活性，激發免疫系統，增強免疫力，抵抗感染。
3. **肺經：**乳香對皮膚有極佳之抗老化、撫平皺紋的功能。

   ☑**適用病症：**常用於肌膚保養上；亦可用於傷口、癰瘡、潰瘍、預防疤痕。
4. **腎經：**乳香可作用於生殖系統，可溫暖子宮，使子宮內膜組織再生。

   ☑**適用病症：**能調整月經週期，減少子宮出血以及經血過多。亦有益於生殖泌尿道，用於腎臟炎、膀胱炎、陰道炎等。

02 沒藥（Myrrh）

Commiphora myrrha

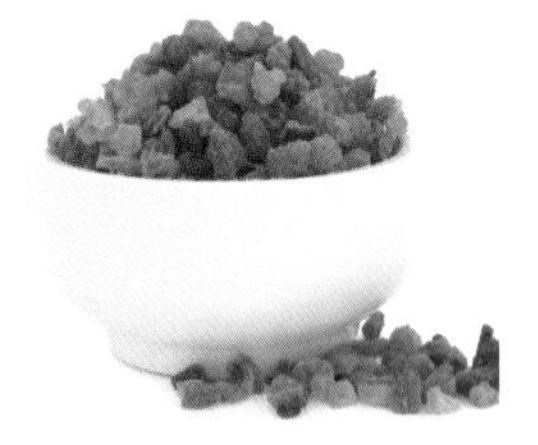

薰香／塗抹｜直接局部／內服

苦 ｜ 平

沒藥之組成成分中有 75%為倍半萜烯類，故能全面平衡 12 經脈，在褚氏太極上對心靈表現極佳之平衡性。作用於激素、免疫、神經系統和皮膚。

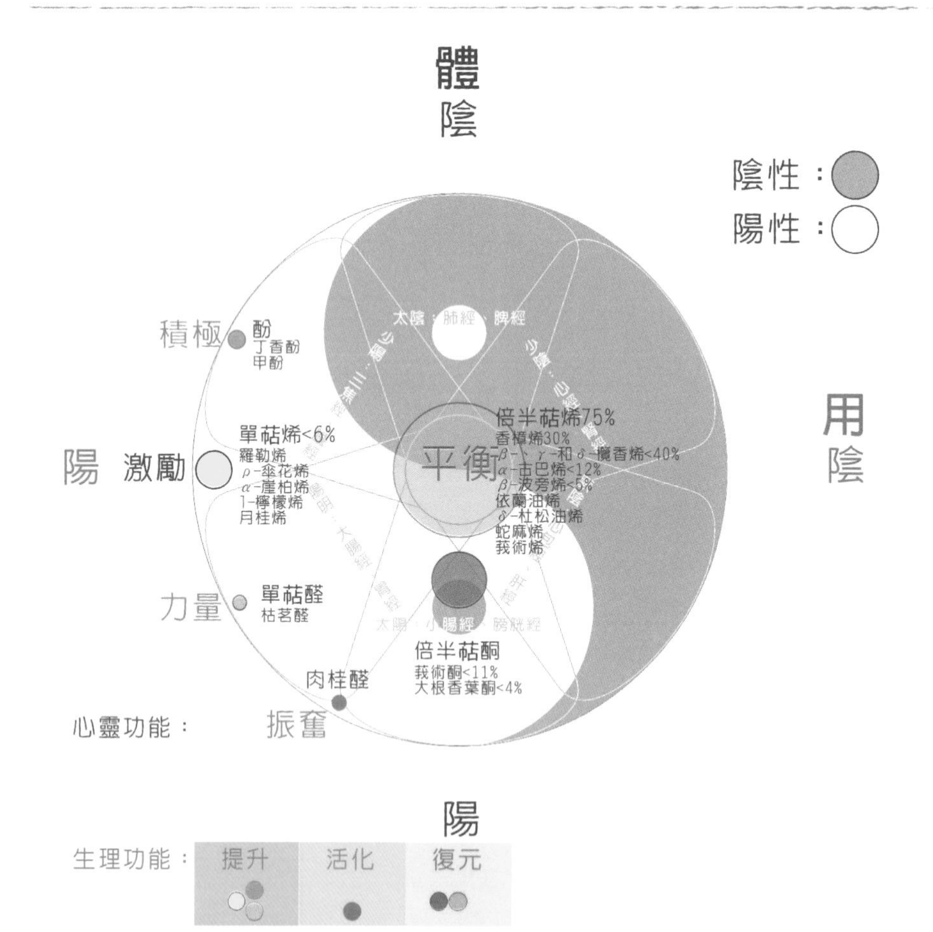

緩解症狀

沒藥具有抗感染、抗發炎、消毒、抗癌、抗腫瘤、緊緻皮膚與滋補之特性。

生理屬性

生理功能有極佳之復元功能，以及提升及少量之活化功能。

心理作用

心靈功能尚有激勵，少量的積極、溫暖與力量。

中醫觀點

性味：苦、平

歸經：心、肝、脾、腎、肺經

主治：活血／行氣／化瘀／消腫／止痛

1. 治跌打損傷、瘀血腫痛。
2. 外科癰疽腫痛，瘡瘍潰後久不收口，一切瘀滯心腹諸痛。
3. 生肌，內傷出血、扭傷。
4. 可用於關節炎，腰痛。

運用經脈之功能

1. **心、心包經：**沒藥入心、心包經，作用於神經系統，其倍半萜烯含量甚高，可平衡情緒，解除長期的情緒困擾或惡夢，並提升智力跟精神，有助於改善認知。
   ☑**適用病症：**能增加心臟循環，可改善心絞痛，缺血性心臟病，動脈硬化症，痔瘡，內出血，靜脈或微血管曲張，可降低膽固醇等。
2. **肺經：**沒藥入肺經，能活化免疫系統，增加抵抗力，並有清肺化痰的作用，可清除肺中過多的痰液。
   ☑**適用病症：**用於支氣管炎、感冒、喉嚨痛、黏膜發炎、咽喉炎、咳嗽、長期抽菸引起的煙咳、慢性鼻竇炎；沒藥抗念珠菌，可用於口腔問題及牙齦發炎，如口腔潰瘍、鵝口瘡、牙齦膿瘍等。
3. **肺經：**沒藥有極佳之復元功能，能加速細胞更新，常用於皮膚保養。
   ☑**適用病症：**如皺紋、妊娠紋、皮膚龜裂、改善乾燥脫皮粗糙肌膚、活化眼部、消除黑眼圈等；其他皮膚問題如香港腳、皮癬、皮膚炎、傷口滲液、潰瘍、泡疹、疔瘡等。
4. **腎經：**沒藥作用於腎經、膀胱經，其化瘀性可用作通經劑。
   ☑**適用病症：**適合經血量少者使用，分泌物過多，陰道炎（念珠菌）、男性之前列腺炎等；能平衡內分泌系統，可用於甲狀腺機能亢進。
5. **脾經** 沒藥作用脾、胃經，能增加腸胃蠕動、消除脹氣、消化不良。
   ☑**適用病症：**腹瀉、痢疾、胃潰瘍等。
6. **肝、膽經：**沒藥作用肝、膽經，用於膽汁淤積。
   ☑**適用病症：**病毒型肝炎，脂肪肝，膽石症，能補肝血之虛。

03 荳蔻（Cardamom）
Elettaria cardamomum

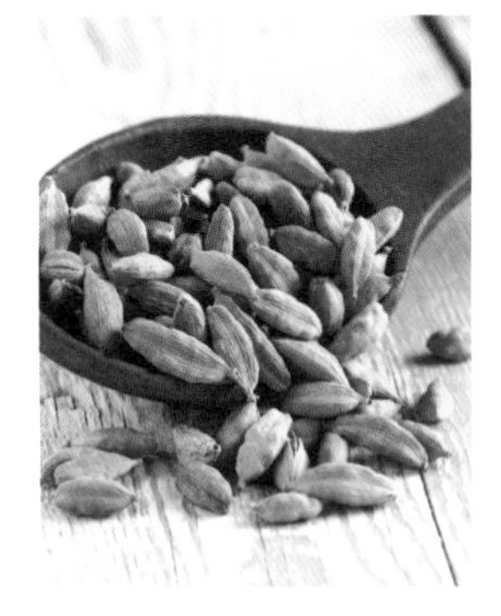

薰香／直接塗抹／內服

(辛) | (溫)

荳蔻之組成成分在褚氏太極上表現以抑制、活化為主，主要作用於消化、呼吸系統。荳蔻之抗痙攣性可用於穩定癲癇、痙攣、癱瘓等；能溫暖身體；安撫經前症候群之頭痛及易怒，亦可用於風濕、心臟病等。

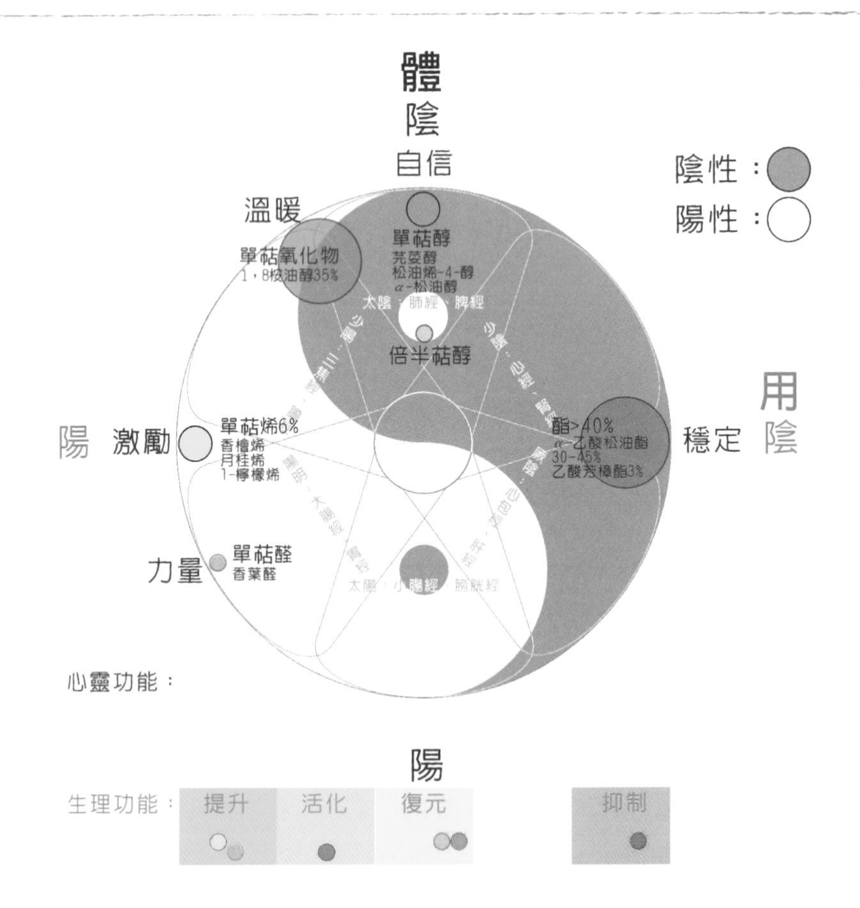

緩解症狀

荳蔻具有抗菌、抗感染、抗痙攣、抗發炎、消毒、利尿、催情、祛痰、健胃、抗風濕、滋補之特性。

生理屬性

生理功能有抑制、活化及少量的復元、提升功能。

心理作用

心靈有極佳之穩定、溫暖功能，其他尚有激勵、自信等功能。

中醫觀點

性味：辛、溫

歸經：脾、胃、腎、肺經

主治：化濕氣／脾胃、行氣寬中[3]

1. 食欲不振
2. 胸悶噁心
3. 胃腹脹痛

運用經脈之功能

1. **脾、胃、大腸、膽經：**荳蔻作用於脾、胃、大腸、膽經，能溫暖脾胃，特別是因情緒緊張而引起的胃腸症狀，可緩解腸胃痙攣痛、促進消化功能，幫助腸胃蠕動，促進膽汁分泌、分解體內脂肪。

   ☑**適用病症：**胃脹、胃灼熱、噁心反胃，口臭，減輕痔瘡等。
2. **肺經：**荳蔻入肺經，緩解呼吸道症狀。

   ☑**適用病症：**咳嗽、支氣管炎、化痰。
3. **腎經：**荳蔻入腎經，具利尿作用；可補腎氣、提升性功能，具有壯陽催情作用。

   ☑**適用病症：**小便困難、性功能萎靡。

❸ 行氣寬中：乃是運行中氣使中焦的鬱氣疏散的意思。

04 天竺葵（Geranium）

Pelargonium graveolens

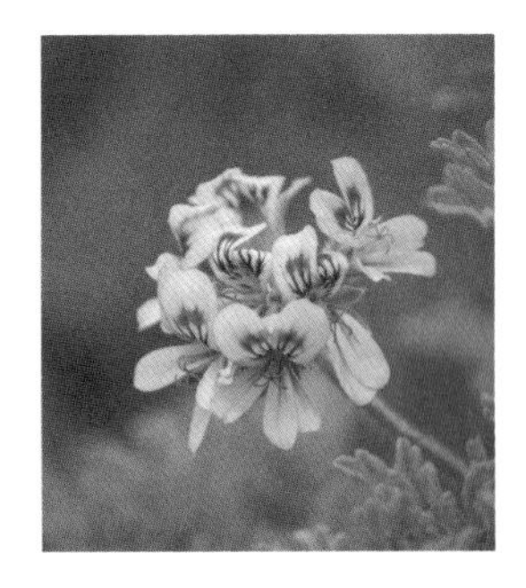

薰香／敏感肌膚需稀釋塗抹／內服

(辛) | (苦) | (平)

天竺葵是「平民的玫瑰」，在褚氏太極上可見其廣譜性，具有多樣的功能；主要作用於情緒平衡及皮膚。天竺葵具活血止血之特性，可改善血液循環，幫助止血。用於經血量過多。

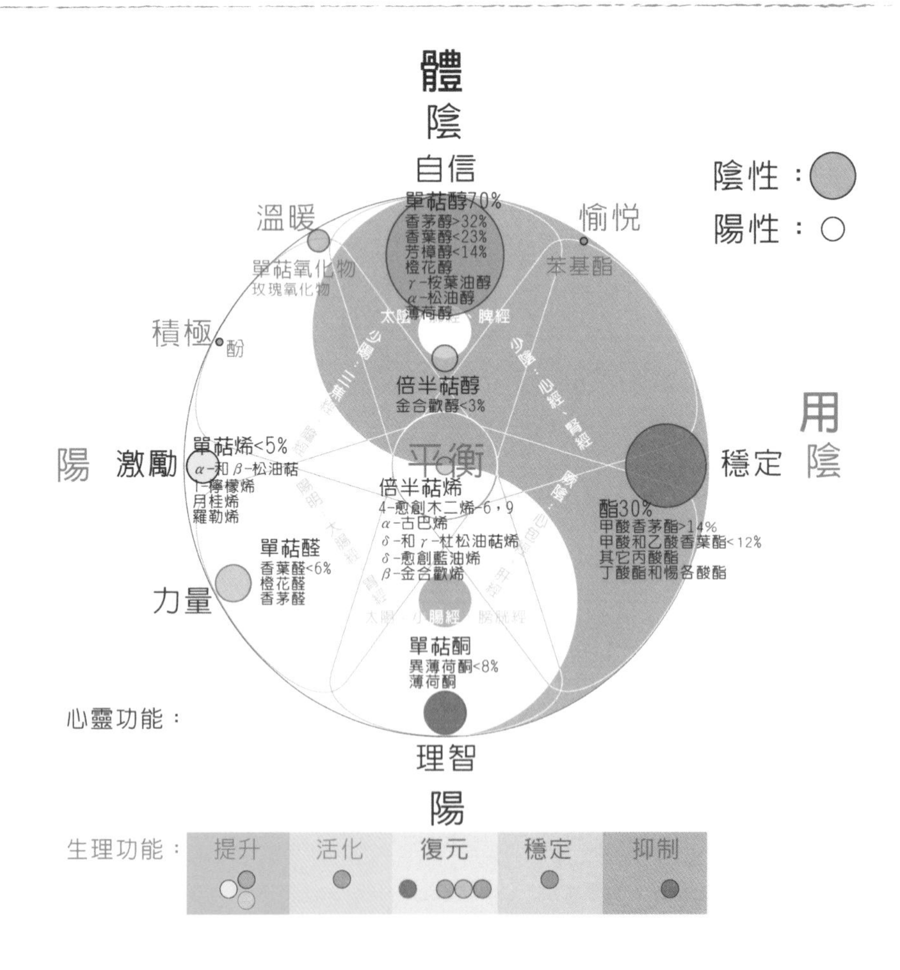

緩解症狀

天竺葵具有抗菌、抗驚厥、抗抑鬱、抗發炎、止痛、消毒、緊緻皮膚、利尿之特性。

生理屬性

生理功能有強大之復元功能，其他尚有抑制、提升、活化（少）功能。

心理作用

對心靈有極佳之自信及穩定功能，對心靈尚有少量之理智、平衡、力量等功能，能平衡情緒產生自信的感受，令人情緒放鬆及穩定。

中醫觀點

性味：辛、苦、平

歸經：肺、肝、腎經

主治：祛風除濕／活血止血

1. 疝氣、陰囊濕疹、疥癬
2. 生肌
3. 利尿

運用經脈之功能

1. **腎經：**天竺葵入腎經，滋養腎陰，能平衡荷爾蒙系統。
   ☑**適用病症：**調整月經週期、更年期障礙（熱潮紅、盜汗、情緒沮喪等），不孕症之調理。
2. **膀胱經：**天竺葵促進淋巴循環及代謝，加上利尿功能，能排出體內過多的體液，改善水腫；可幫助肝腎排毒；對黏膜組織有排毒作用。
   ☑**適用病症：**處理腎結石、糖尿病、泌尿道感染；用於胃腸炎、胃潰瘍、痔瘡、痢疾等。
3. **肝、膽經：**天竺葵作用於肝、膽經，有利肝健膽之作用。
   ☑**適用病症：**可用於乳房之脹痛及發炎，膽結石、膽囊炎、黃疸等。
4. **肺經：**天竺葵入肺經，對皮膚有極佳之保養作用。
   ☑**適用病症：**用於油性肌膚、平衡油脂分泌、收斂毛孔，用於粉刺、痤瘡、濕疹、乾癬、帶狀疱疹、皮膚頭髮乾燥、痔瘡、修復疤痕、妊娠紋等。

05 永久花（Helichrysum）

Helichrysum italicum

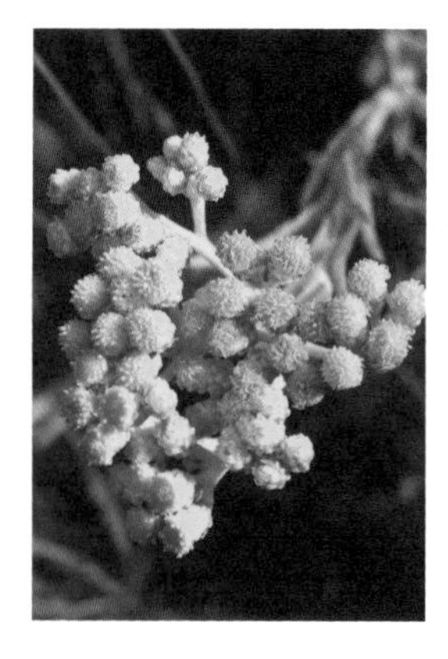

薰香／直接塗抹／內服

甘 ｜苦 ｜寒

永久花之組成成分在褚氏太極上表現為廣譜性，作用於心血管系統、肌肉和骨骼。永久花具活血化瘀特性，能抗血液腫塊，可用於新舊傷之瘀血，內出血；其行氣、通經絡之力強，用於骨折，關節炎，風濕症，降低發炎反應，舒緩肌肉痙攣及抽筋。

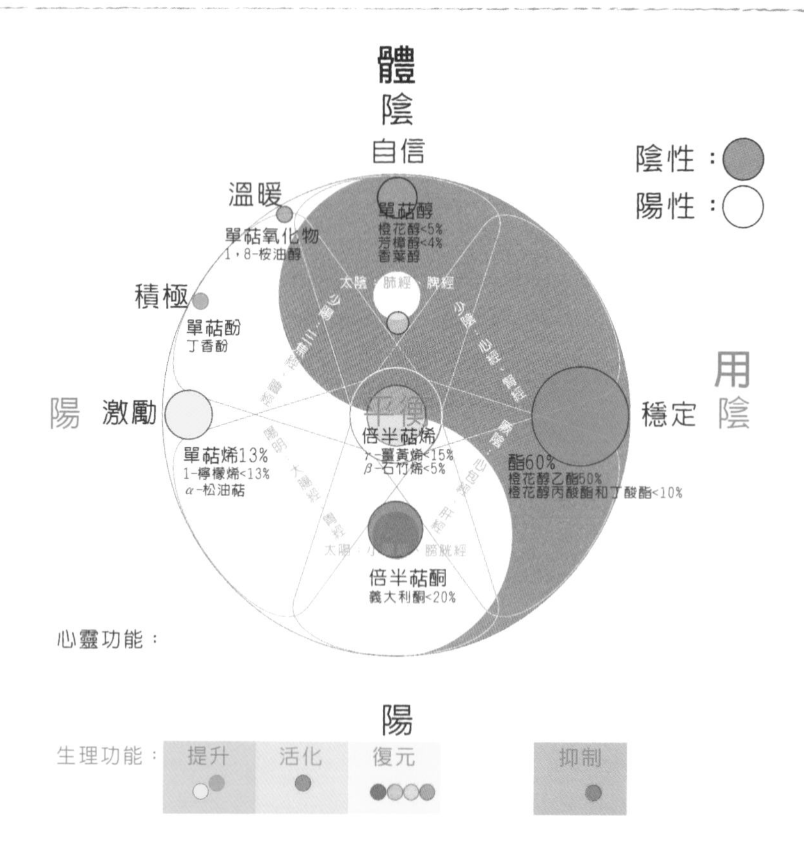

緩解症狀

永久花有抗菌、抗黏膜炎、抗凝血、抗氧化、抗痙攣、抗病毒、袪痰、溶解黏液之功能。

生理屬性

對生理有極佳之復元、抑制功能，對生理尚有提升、活化（少）功能。

心理作用

對心靈展現極佳之穩定、平衡功能，對心靈尚有激勵及少量的自信、溫暖、積極功能。

中醫觀點

性味：甘、苦、微寒

歸經：心、肺、肝經

主治：利膽／平肝火／健脾胃

1. 補肺化痰
2. 疏肝解鬱
3. 活血化瘀

運用經脈之功能

1. **肺經：**永久花入肺經，具有抗過敏作用，可減輕過敏性氣喘、呼吸道過敏等症狀；具有清肺化痰性，可減輕肺中之痰；強化免疫系統，對抗體內念珠菌，降低病菌潛伏身體，造成日後之病變。

   ☑**適用病症：**過敏性氣喘、流行性感冒、咳嗽、支氣管炎。

2. **肺經：**永久花可促進細胞再生，幫助組織重建，促使傷口及疤痕癒合，並常用於皮膚抗老，消除皺紋，防曬、美白、柔軟收斂皮膚。

   ☑**適用病症：**濕疹、皮膚炎、乾癬、靜脈曲張、除皺。

3. **肝、膽經：**永久花作用於肝、膽經，刺激肝細胞再生；能調節胰臟機能，作為胰島素促進劑，可用於糖尿病治療；其可降肝火，令穩定情緒，平息怒火。

   ☑**適用病症：**可用於膽汁分泌異常，肝臟或脾臟充血、糖尿病。

4. **心、心包經：**永久花入心、心包經，有助於心血管系統之循環，促進淋巴排毒，並加強血液中如金屬、化學品等毒素之排出，降低膽固醇。

   ☑**適用病症：**膽固醇過高。

06 玫瑰（Rose）

Rosa damascena

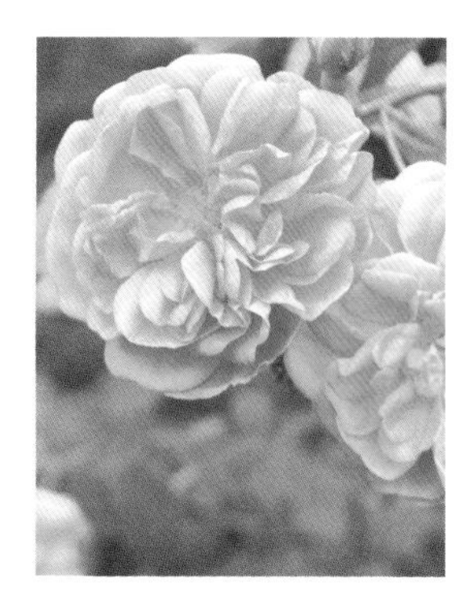

薰香／直接塗抹／內服

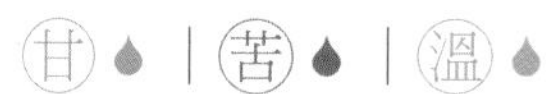

玫瑰是「精油之后」，其組成成分有 70％為醇類，在褚氏太極上表現為廣譜性；主要作用於皮膚及情緒平衡。玫瑰具有活血化瘀、和血行血的功能，用於抗出血、跌打損傷、乳房腫瘤或皮膚腫毒之症。

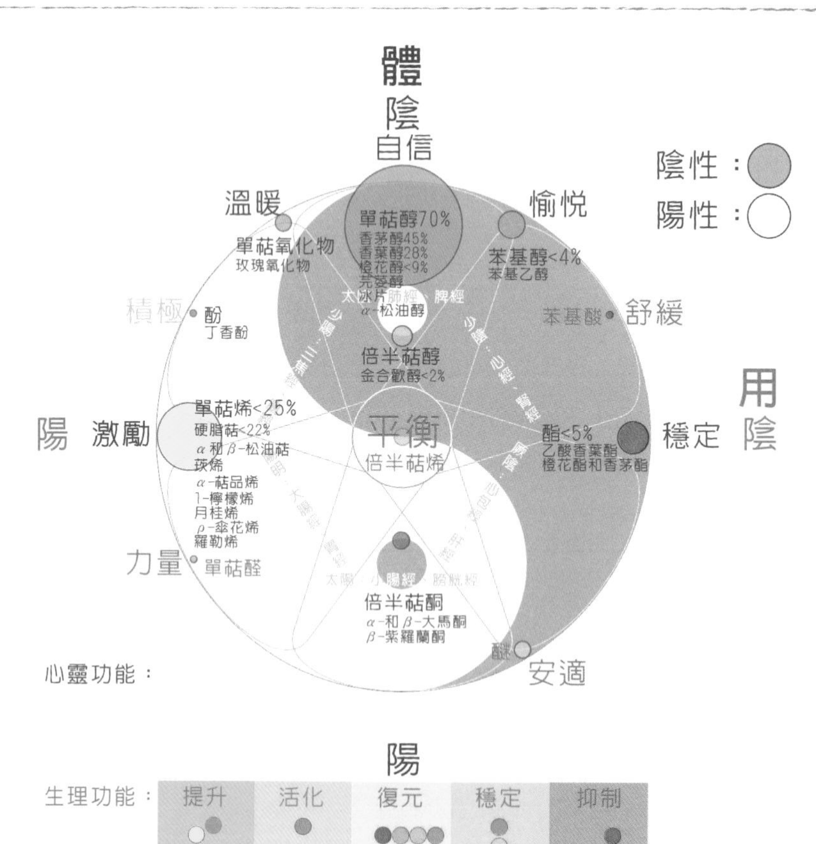

緩解症狀

玫瑰具有抗菌、抗痙攣、催情、淨化、鎮靜、補身等功能。

生理屬性

對生理有極佳之復元功能，其他尚有提升、抑制、穩定（少）、活化（少）功能。

心理作用

對心靈有極佳之自信功能，其他心靈功能尚有激勵、穩定、愉悅等，能增進人緣、緩解憤怒、悲傷的情緒，對自我產生積極正面的感受。

中醫觀點

性味：甘、微苦、溫

歸經：心、肺、脾、肝、腎經

主治：

1. 補氣益肺
2. 疏肝理氣
3. 滋陰補腎

運用經脈之功能

1. **腎經：**玫瑰入腎經，可調節內分泌系統，滋養子宮，促進乳汁分泌；對男性可幫助精子之製造，對男女都可催情以及提升性功能。
   ☑**適用病症：**痛經、性冷感、更年期不適、月經不規則、減少過多經血、精子過少。
2. **肝、膽、脾、胃經：**玫瑰作用於肝、膽、脾、胃經，有舒肝解鬱之功能，能行氣止痛、健脾和胃；並舒緩經前症候群，特別是乳房脹痛的症狀。
   ☑**適用病症：**用於肝氣鬱滯導致之胃痛、消化不良、便秘、腹脹、噁心等，亦可用於肝臟發炎、眼部感染、膽囊炎、黃疸等症狀。
3. **心經：**玫瑰入心經，能活化停滯之血液循環，降低心臟充血現象，能強化微血管、調節心律症；具有抗痙攣作用。
   ☑**適用病症：**貧血、減緩癲癇之發作。
4. **肺經：**玫瑰入肺經，有收縮微血管、收斂毛孔的效果，對老化皮膚有極強的回春作用，尤其是乾性、敏感性及老化之肌膚，亦可用於呼吸道症狀。
   ☑**適用病症：**老化皮膚、氣喘、支氣管炎、肺結核。

07 茉莉（Jasmine）

Jasminum grandiflorum L.

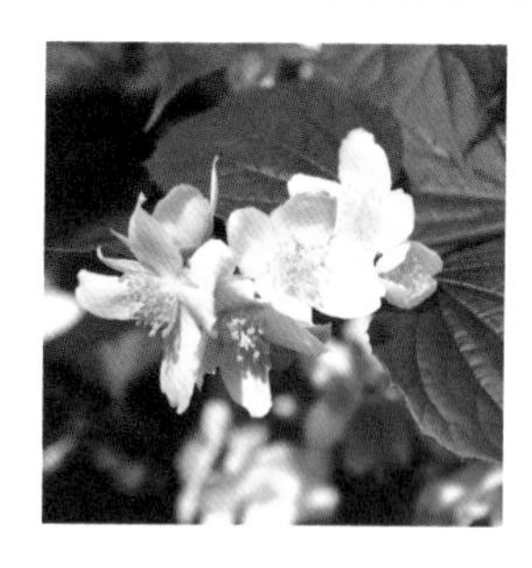

薰香／直接塗抹／內服

㊅辛 | 甘 | 溫

茉莉在印度被稱為「晚上皇后」，其展現極強之陰性特質，為極佳之滋陰性精油。主要作用於情緒平衡及激素系統。

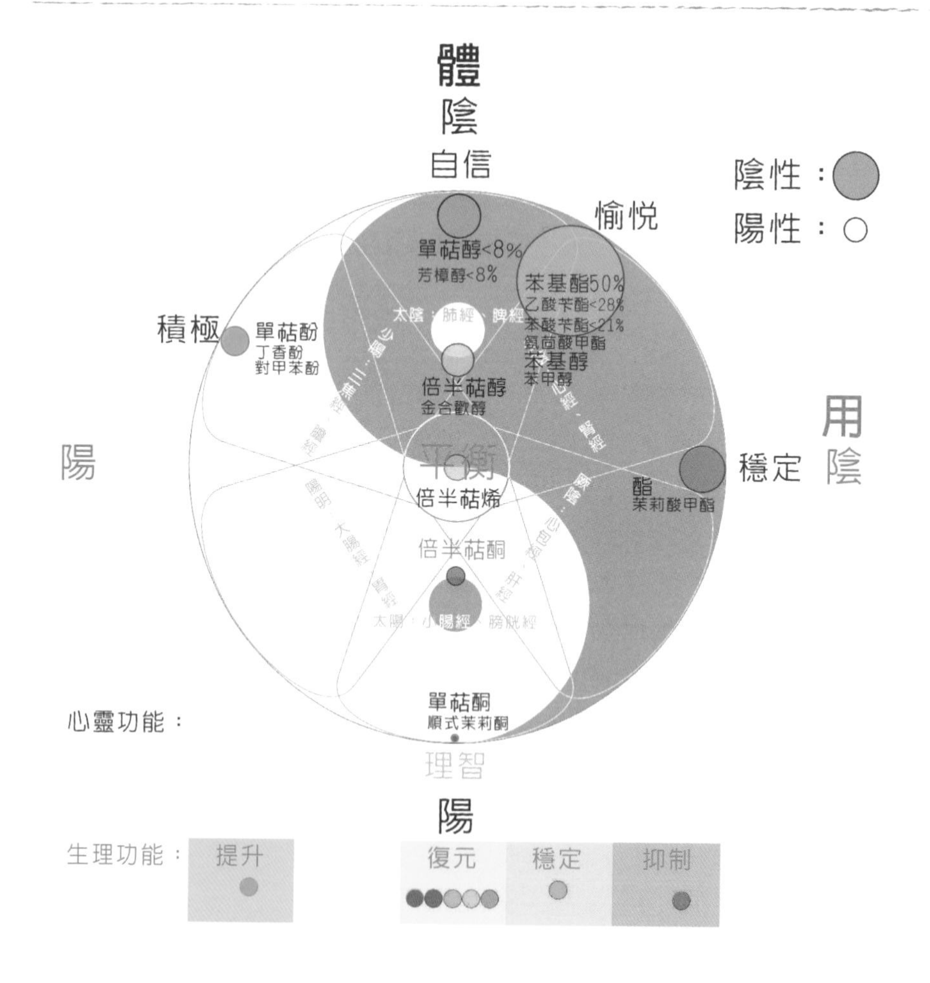

緩解症狀

茉莉具有抗黏膜炎、抗痙攣、催情、抗抑鬱等功能。

生理屬性

對生理有極佳之復元、穩定功能，其他尚有抑制、提升（少量）功能。

心理作用

在褚氏太極上對心靈展現強大之愉悅功能，其他心靈功能尚有自信、平衡、穩定、積極（少量）等功能。

中醫觀點

性味：辛、甘、溫

歸經：心、肺、肝、腎經

主治：疏肝理氣

1. 補肺
2. 溫腎

運用經脈之功能

1. **腎經：**茉莉入腎經，對男女都具有催情作用，用於提升生殖系統，對女性可提升性慾，調整子宮；懷孕臨盆時可加強子宮收縮，幫助產程，減輕生產痛，並幫助排出胎盤及瘀血，增加泌乳量。

   ☑**適用病症：**用於痛經、經期子宮痙攣痛等。

2. **腎經：**茉莉入腎經，對男性可催情壯陽，強化性功能，並能緩解因為情緒壓力引起的性慾低下、陽痿、勃起不全或早洩。

   ☑**適用病症：**用於攝護腺疾患、前列腺肥大、淋病、精蟲功能低下等。

3. **肺經：**茉莉入肺經，可舒緩呼吸道之痙攣；用於皮膚保養可增加皮膚彈性，保濕、淡化疤痕。

   ☑**適用病症：**咳嗽、聲音沙啞、敏感、燥熱型之皮膚。

4. **肝經：**茉莉入肝經，可改善肝疾病。

   ☑**適用病症：**肝炎、肝硬化、傳染性角膜炎。

5. **心經：**茉莉入心經，可以放鬆心靈，使內心溫暖，對抗冷漠、憂鬱等情緒，可提升個人自信及自我認同度，增加個人魅力。

   ☑**適用病症：**沒自信、憂鬱。

08 伊蘭伊蘭（Ylang Ylang）

Cananga odorata

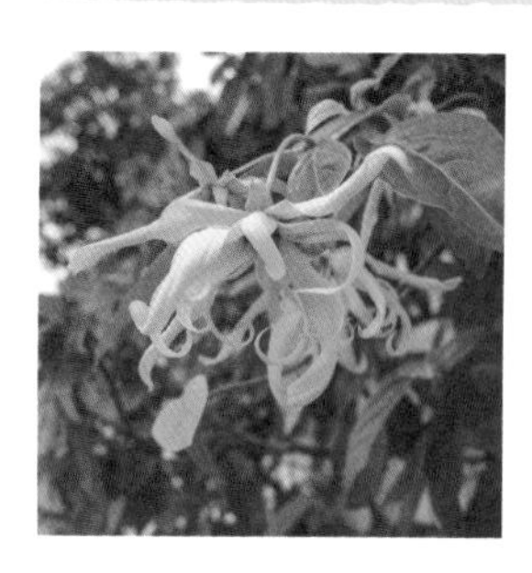

薰香／直接塗抹／內服

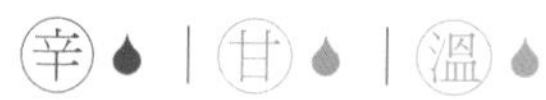

伊蘭伊蘭其組成成分在褚氏太極上表現極佳之平衡及陰性特質；主要作用於情緒平衡、心血管和激素系統。

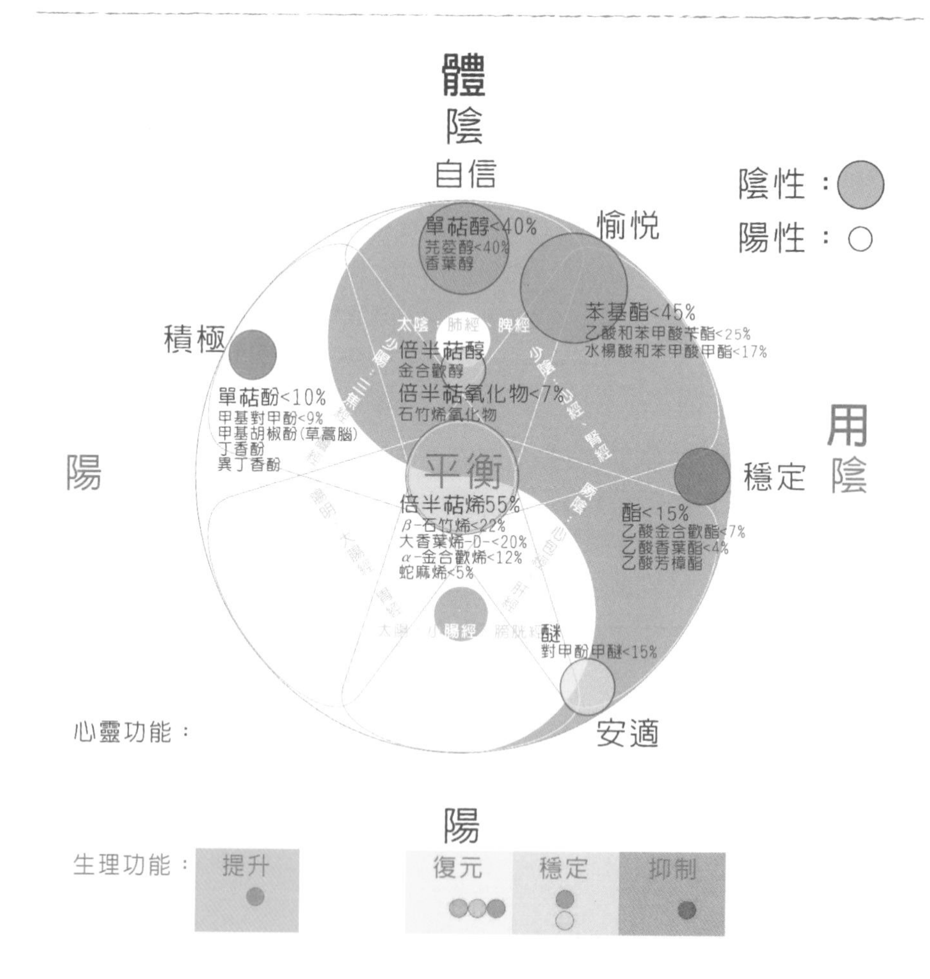

緩解症狀

伊蘭伊蘭具有消毒、抗痙攣、催情、抗抑鬱、鎮靜、提神等功能。

生理屬性

對生理有極佳之復元、穩定功能，其他尚有抑制、提升功能。

心理作用

對心靈展現極佳之平衡、愉悅功能，其他對心靈尚有自信、穩定、安適、積極等功能，能平衡情緒，穩定緊張、恐慌、驚嚇、憤怒之情緒，可作為抗憂鬱劑及鎮定劑。

中醫觀點

性味：辛、甘、溫

歸經：心、腎、脾經

主治：疏肝／解鬱

1. 寧心安神
2. 滋陰補腎

運用經脈之功能

1. **心、心包經：**伊蘭伊蘭作用於心、心包經，可鎮定心神及心律；能提升血液循環，平衡血壓。

   ☑**適用病症：**用於降低呼吸急促（過度換氣）及心跳頻率過高，心悸、失眠等症狀，使高血壓下降、低血壓上升。
2. **腎經：**伊蘭伊蘭入腎經，能刺激腎上腺，平衡荷爾蒙，為子宮之補藥。並能緩解因為情緒壓力引起的性慾低下、陽痿、勃起不全或早洩，並使女性胸部堅挺。

   ☑**適用病症：**可提升性慾，治療性冷感。
3. **脾經：**伊蘭伊蘭入脾經，能夠改善腸胃不適。

   ☑**適用病症：**可用於腹部絞痛、便祕、消化不良、胃痛等。
4. **肺經：**伊蘭伊蘭具護髮功能，讓頭髮更具光澤，亦有助於刺激頭髮生長；可平衡油脂分泌，用於調理皮膚。

   ☑**適用病症：**防止掉髮、治療禿頭，舒緩蚊蟲叮咬。

09 羅馬洋甘菊（Roman Chamomile）

Anthemis nobilis

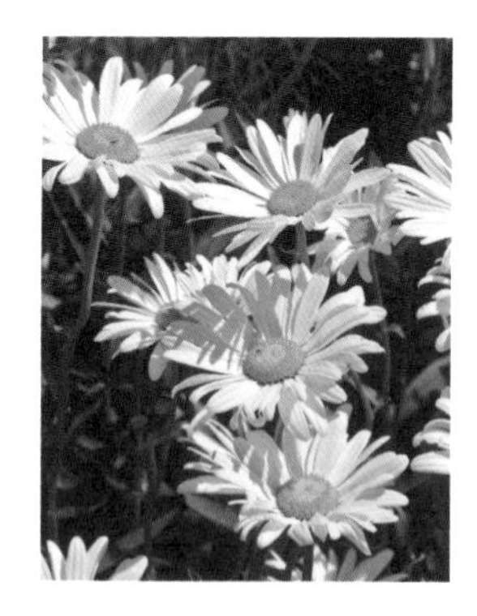

薰香／直接塗抹／內服

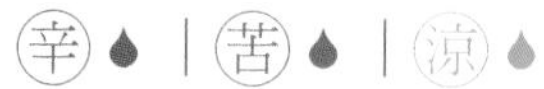

羅馬洋甘菊的別名是「植物醫生」，其組成成分有75％為酯類；主要作用於情緒平衡、神經系統及皮膚。其溫和性非常適合兒童使用，可用來安撫躁動的寶寶，減輕耳痛、發燒、腹痛、長牙的疼痛等症狀。

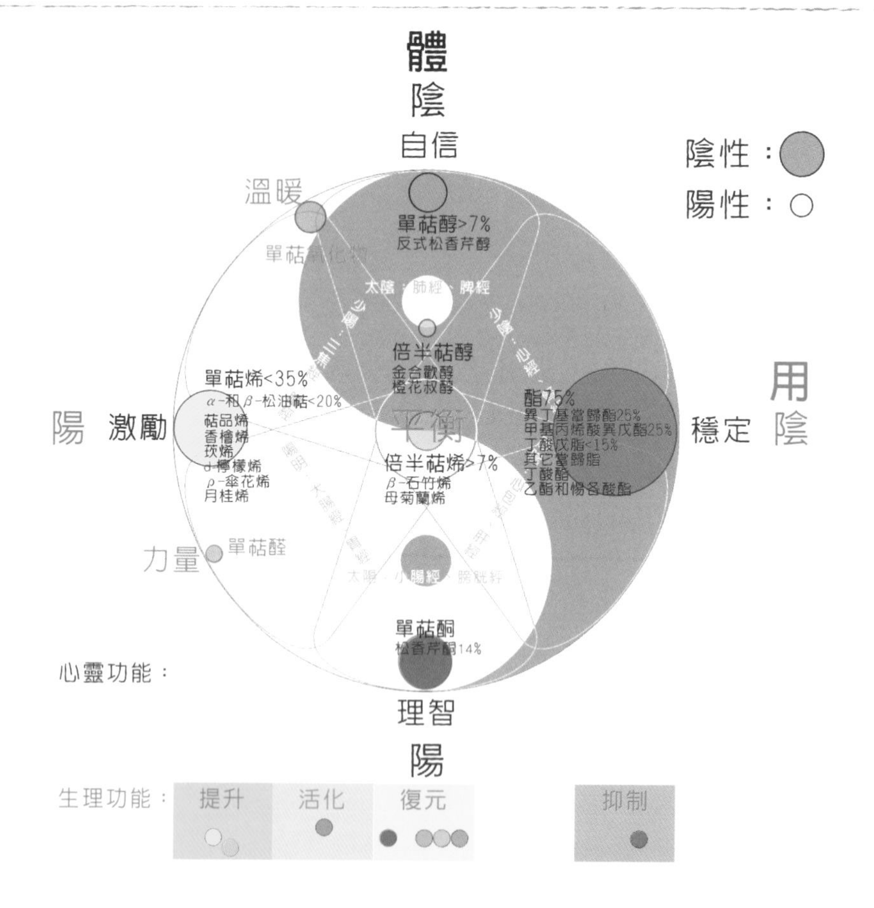

緩解症狀

羅馬洋甘菊具有抗感染、抗痙攣、抗發炎、鎮靜、抗寄生蟲等功能。用於肌肉痙攣、抽筋、神經痛、腿不寧症候群等。也具止痛功能，能減緩頭痛、牙痛、神經痛、耳痛等。

生理屬性

對生理有極佳之抑制、復元功能，其他尚有提升、活化（少量）功能。

心理作用

在褚氏太極上對心靈展現極佳之穩定功能，對心靈尚有激勵、平衡、理智、自信等功能，能寧神放鬆。

中醫觀點

性味：辛、微苦、涼

歸經：心、肺、脾、肝經

主治：清熱解毒／止咳平喘／清肺熱

1. 感冒發熱
2. 咽喉腫痛

運用經脈之功能

1. **心經：**羅馬洋甘菊入心經，能鎮靜安撫情緒。
   ☑**適用病症：**可用於過動症、抑鬱症、失眠、壓力及產前產後憂鬱症。
2. **肺經：**羅馬洋甘菊入肺經，能中和過敏；是微血管收縮劑，可減輕皮下微血管擴張造成的皮膚紅或紅斑，緩解因情緒激動造成的皮下紅疹、發癢。
   ☑**適用病症：**用於過敏性皮膚炎如濕疹、蕁痲疹、皮膚乾燥、脫皮、發癢、粉刺、傷口、瘡等。
3. **肝經：**羅馬洋甘菊入肝經，能舒肝理氣；能清肝熱，協助肝臟排毒，增加體內毒素之排出。
   ☑**適用病症：**緩解經前症候群，痛經、乳頭痛、更年期症狀等。
4. **脾、胃、大腸、小腸經：**羅馬洋甘菊作用於脾、胃、大腸、小腸經，用於消化系統發炎、因緊張引起之腸躁症。
   ☑**適用病症：**慢性腹瀉、胃腸炎、牙齦化膿等。
5. **膀胱經：**羅馬洋甘菊具抗發炎作用。
   ☑**適用病症：**可用於身體之慢性發炎，特別是泌尿道發炎；具利尿功能，減少水腫。

10 薄荷（Peppermint）

Mentha piperita

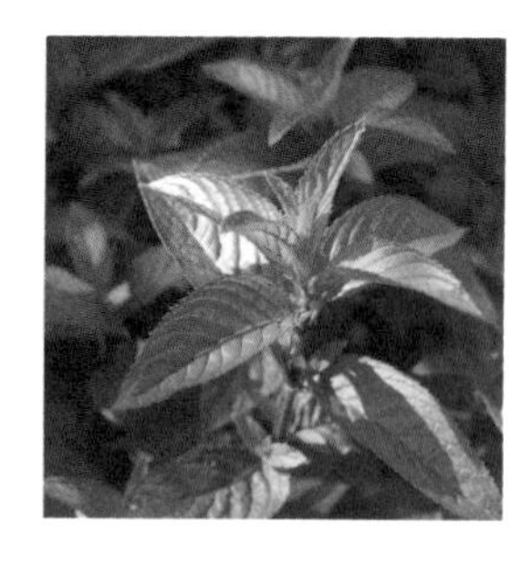

薰香／敏感肌膚需稀釋塗抹／內服

辛 ● | 涼 ●

薄荷之組成成分在褚氏太極上表現為廣譜性；主要作用於消化系統、肌肉和骨骼、神經和呼吸系統、皮膚。

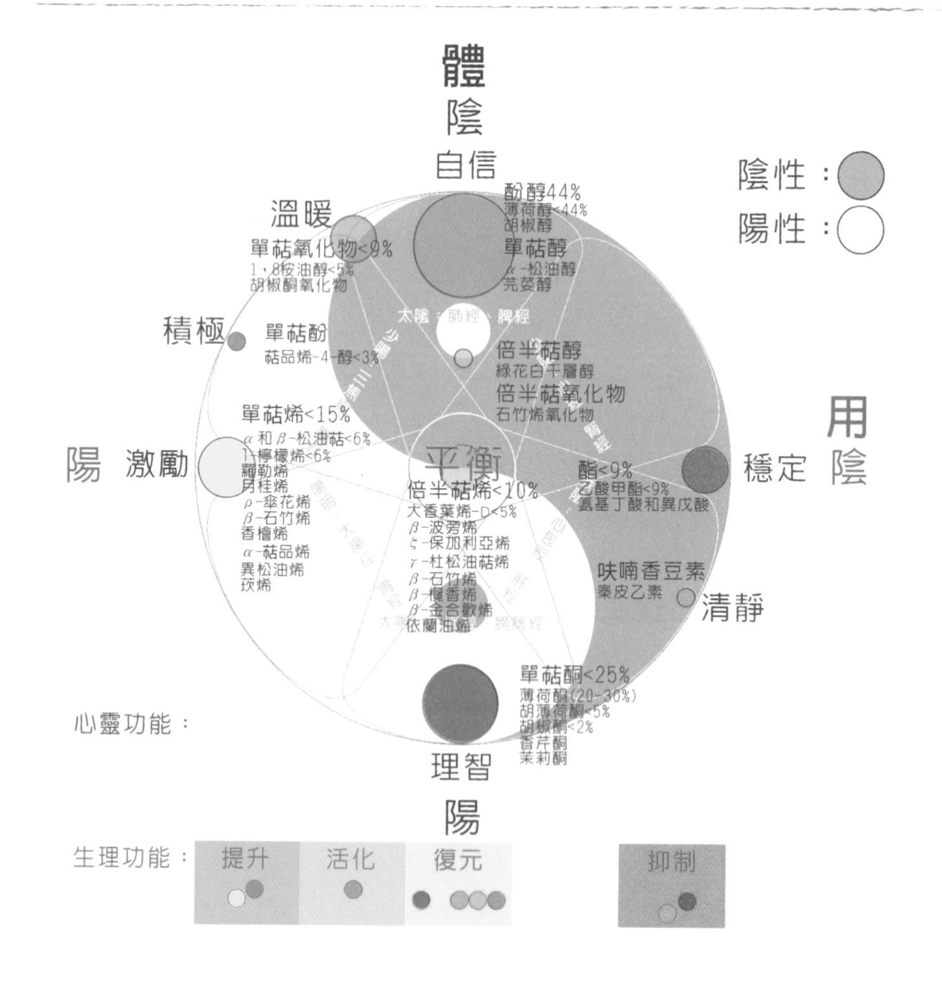

緩解症狀

薄荷具有止痛、抗菌、抗病毒、抗痙攣、抗發炎、提神等功能。

生理屬性

對於生理有極佳之復元、提升功能，其他尚有抑制、活化（少量）功能。

心理作用

對心靈展現極佳之自信、理智功能，其他心靈功能尚有激勵、平衡、溫暖、穩定等功能。

中醫觀點

性味：辛、涼

歸經：肺、肝、脾胃經

主治：疏散風熱／輕揚升浮[4]／芳香通竅／利咽喉

1. 頭痛目赤，疏散上焦風熱清頭目
2. 宣毒透疹之功，疏肝解鬱
3. 夏令暑濕、中暑、腹痛、吐瀉

運用經脈之功能

1. **肺經：**薄荷入肺經，其辛涼特性可用於感冒、退熱，促進排汗，用於中暑，暢通鼻竅；可收縮微血管，改善發炎充血。
   ☑**適用病症：**透疹、鼻竇充血、咳嗽、氣喘、支氣管炎、咽喉感染，改善皮膚搔癢、濕疹、癬等。
2. **脾、胃、大腸、小腸經：**薄荷作用於脾、胃、大腸、小腸經，具有抗痙攣作用，能緩解胃痙攣及肋間神經痛。
   ☑**適用病症：**消脹氣，消化不良、嘔吐、腹瀉、便秘、口臭、暈車噁心、火燒心、胃炎等。
3. **肝經：**薄荷入肝經，能舒肝理氣，平息怒氣，提升記憶力及醒腦。
   ☑**適用病症：**可用於抑鬱症，緩解癲癇發作。
4. **止痛：**薄荷具有止痛功能，能緩解所有的疼痛，或用於肌肉骨骼系統的症狀。
   ☑**適用病症：**緩解頭痛、肌肉痠痛、牙痛、痛經、關節炎、風濕、肌肉疲勞、坐骨神經痛等。

---

④ 如治療頭面、肌表、上焦等部位的疾病，就需要選擇質地輕揚的藥物，利用它升浮的特性，使藥物能上趨外達，以發揮良好的作用。

11 綠薄荷（Spearmint）

Mentha spicata

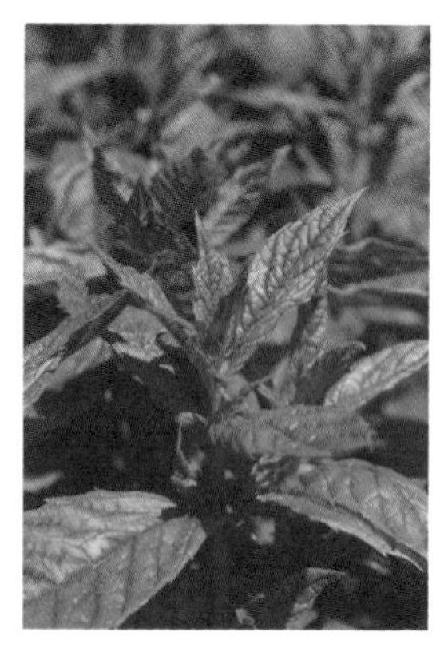

薰香／敏感肌膚需稀釋塗抹／內服

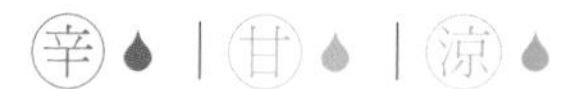

綠薄荷之組成成分在褚氏太極上以陽性特質為主；作用於消化系統、情緒平衡。常用於烹飪用途。綠薄荷具有如激素一樣的活性，能夠帶來活力、提振精神，緩解抑鬱及疲勞。綠薄荷有助於加強代謝，幫助代謝體內脂肪及毒素排出，可改善體重問題。

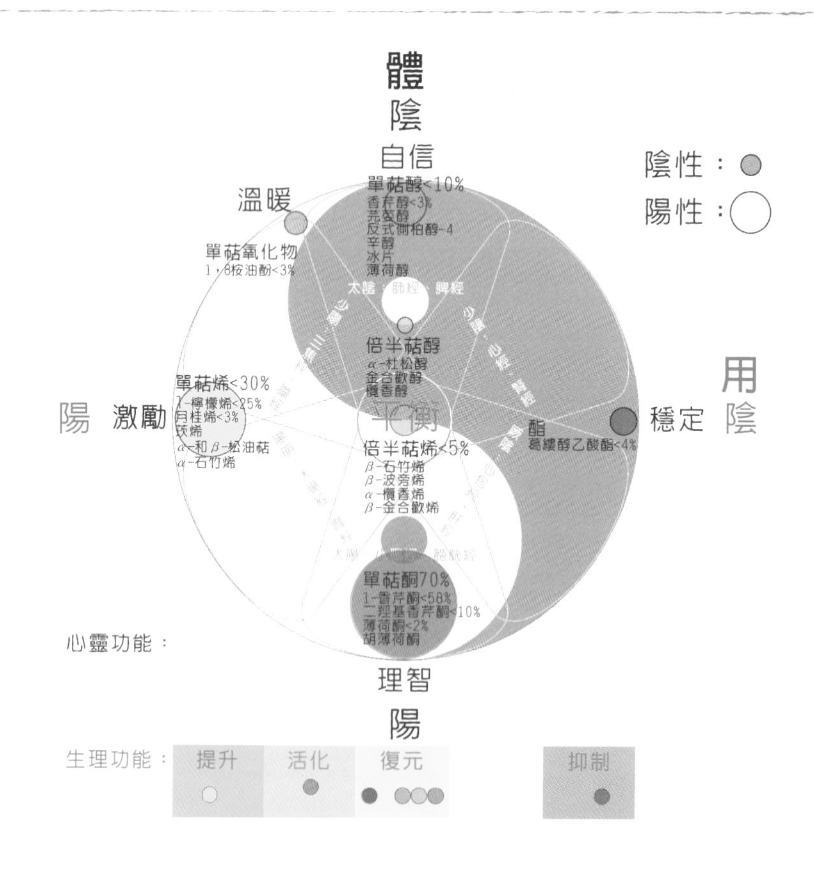

緩解症狀

綠薄荷具有抗菌、抗真菌、抗黏膜炎、抗抑鬱、抗發炎、消毒、抗痙攣、類似激素、殺蟲之功能。

生理屬性

生理功能有極佳之復元功能、其他尚有提升及少量的抑制、活化作用。

心理作用

對心靈展現極佳之理智、激勵功能，其他心靈功能尚有自信、平衡、溫暖、穩定（少量）等功能。

中醫觀點

性味：辛、甘、涼

歸經：脾、膀胱、肺經

主治：

1. 止嘔、消脹、解痙攣、清胃熱
2. 祛風解表、止咳
3. 通經

運用經脈之功能

1. **脾、胃、大腸、小腸經：**綠薄荷作用於脾、胃、大腸、小腸經，可用於消化系統問題；亦常用於暈車暈船，口腔問題如口臭、牙齦發炎等。

   ☑**適用病症：**打嗝、噁心、嘔吐、便秘、腹瀉、脹氣、促進食慾等。

2. **膀胱經：**綠薄荷入膀胱經，其具有利尿特性，可改善尿液滯留；同時具有催情作用，用於生殖系統例如經血過多、白帶等，以及哺乳時脹奶、乳房結塊、退奶等，有助於使生產順利。

   ☑**適用病症：**可處理泌尿道發炎，如膀胱炎、尿道炎、性病、念珠菌感染、腎結石等。

3. **肺經：**綠薄荷入肺經，常用於發燒、頭痛、皮膚止癢、粉刺等。

   ☑**適用病症：**支氣管炎、濕疹。

12 薰衣草（Lavender）

Lavandula angustifolia

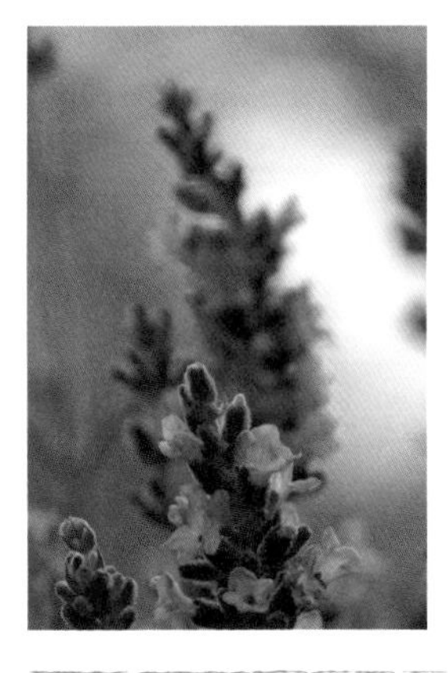

薰香／直接塗抹／內服

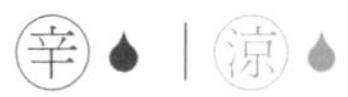

薰衣草之組成成分在褚氏太極上為廣譜性，具眾多療效，是用途最廣的精油。作用於心血管系統、情緒平衡、神經系統、皮膚。薰衣草具有化瘀、緩解子宮痙攣之功能，可用於月經過少、痛經、臨盆時可減輕產痛、加速生產，並放鬆產婦之精神；並能對抗念珠菌，用於陰道念珠菌感染、白帶等症狀。

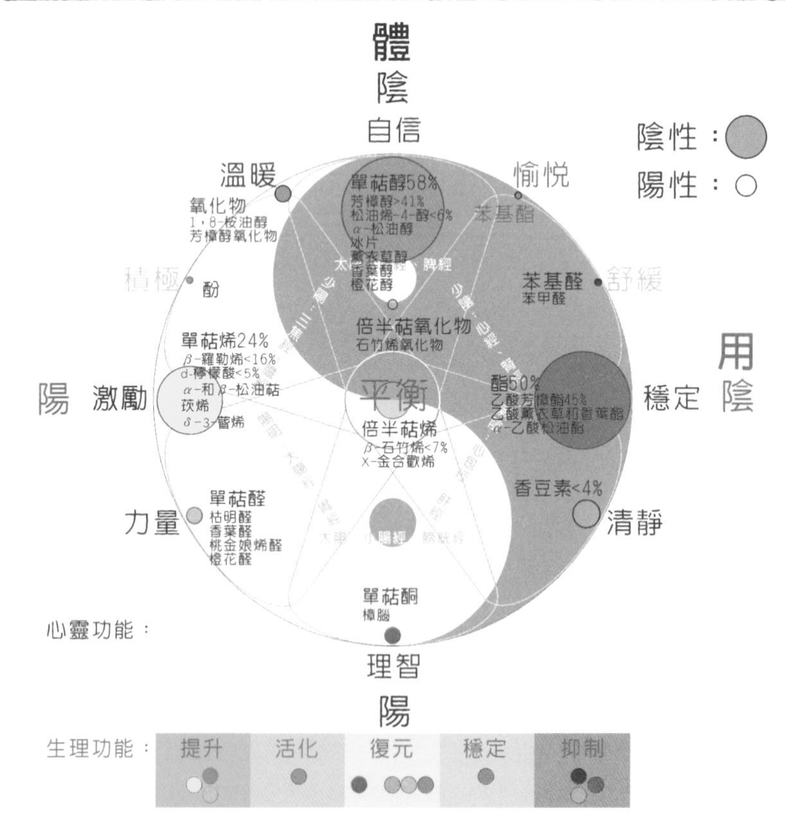

緩解症狀

薰衣草具有止痛、抗凝血、抗驚厥、抗抑鬱、抗發炎、消毒、抗痙攣、抗腫瘤、殺蟲、抗真菌、抗組織胺之功能。亦具止痛、解痙攣功能，可放鬆肌肉、改善肌肉痙攣，用於扭傷、肌肉痠痛、風濕痛、頭痛等。

生理屬性

對於生理有極佳之復元、抑制功能，對生理尚有提升、活化（少）等功能。

心理作用

在褚氏太極上對心靈展現極佳之自信、穩定功能，其他心靈功能尚有激勵、平衡等功能，可重建身心之平衡狀態。

中醫觀點

性味：辛、涼

歸經：心、肺、脾經

主治：清熱解毒／散風止癢／寧心安神／健脾和肝

1. 頭痛
2. 燙傷
3. 口舌生瘡、咽腫、風疹、疥癬

運用經脈之功能

1. **心、心包經：**薰衣草作用於心、心包經，對心有鎮靜、撫慰的作用。
   ☑**適用病症：**可用於降血壓、心悸、心律不整、失眠、躁動、焦慮、抑鬱、癲癇等症狀。
2. **肺經：**薰衣草入肺經，可消毒、殺菌，改善呼吸道之過敏反應，發揮類似抗組織胺的功能。
   ☑**適用病症：**可抑制過敏、止咳平喘、化痰，用於咳嗽、支氣管炎、過敏性鼻炎、鼻竇炎、咽喉炎、氣喘等症狀。
3. **肺經：**薰衣草廣用於皮膚問題，還有護髮功能，對掉髮禿頭有幫助。
   ☑**適用病症：**燙傷、曬傷、皮膚過敏、蕁麻疹、潰瘍、單純性疱疹、傷口、皺紋、妊娠紋、濕疹、乾癬、皮脂腺炎、淡化疤痕等。
4. **脾、胃、膽經：**薰衣草作用於脾、胃、膽經，能促進胃之消化功能，還能刺激膽汁分泌幫助消化。
   ☑**適用病症：**用於噁心、嘔吐、腹痛腹脹、口瘡等。

13 岩蘭草（Vetiver）

Vetiveria zizanioides

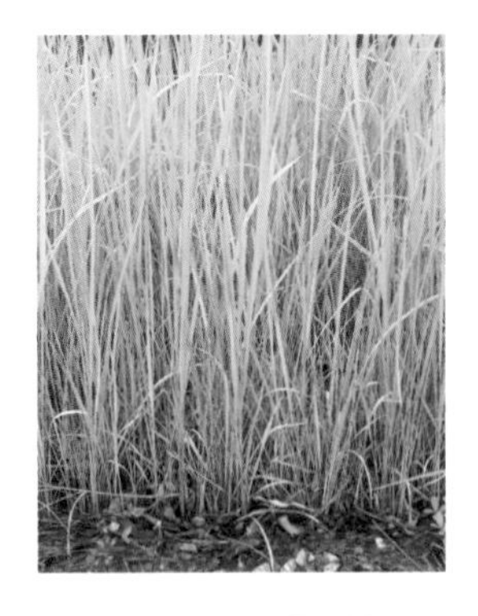

薰香／直接塗抹／內服

㊀鹹 ♦ | ㊀苦 ♦ | ㊀寒 ♦

岩蘭草之主要成分為倍半萜類（倍半萜醇、倍半萜烯、倍半萜酮）；主要作用於情緒平衡、荷爾蒙、神經系統、皮膚。岩蘭草是一種穩定性極強的「土性」精油，能使人產生踏實、安定的感覺，可作為定香劑之用。

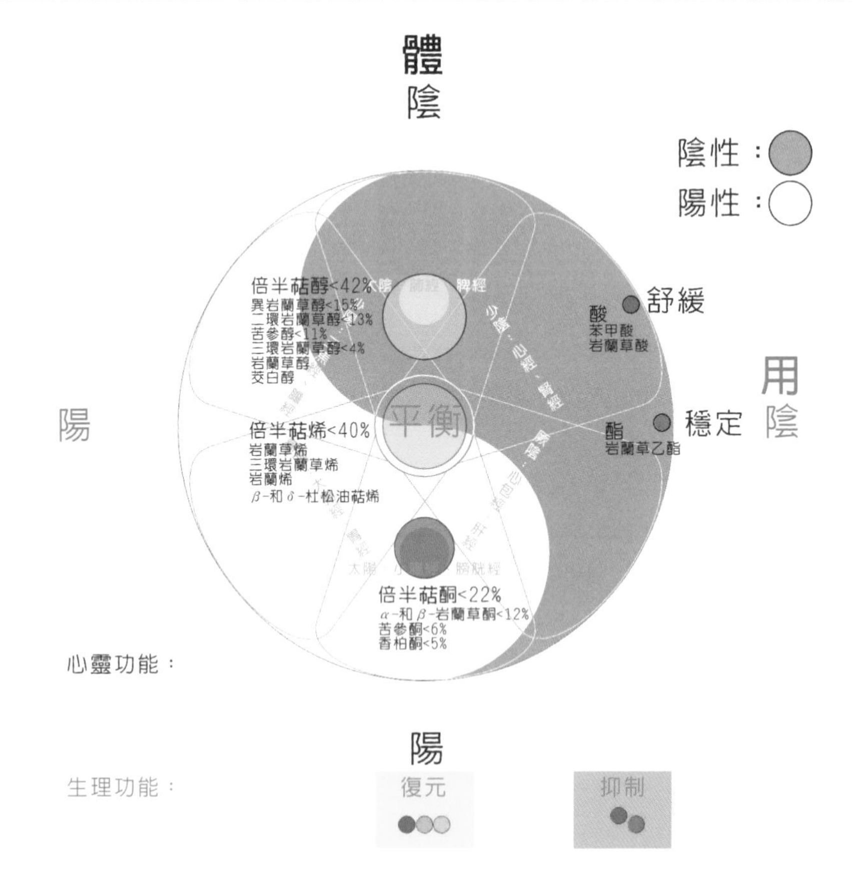

緩解症狀

岩蘭草具有消毒、抗痙攣、鎮靜、激發免疫力、促循環之功能。

生理屬性

對生理有極佳之復元功能及少量的抑制功能。

心理作用

在褚氏太極上對身心有絕佳之平衡性，其他心靈功能尚有穩定（少）、舒緩（少）功能，在印度的名稱是「寧靜之油」。

中醫觀點

性味：鹹、微苦、寒

歸經：心、肺、腎經

主治：清熱涼血／利尿通淋／解毒療瘡

1. 陰虛發熱、骨蒸勞熱、血虛發熱

運用經脈之功能

1. **心經：**岩蘭草入心經，對中樞神經有極佳之平衡、鎮靜作用，可深度放鬆，用於減輕壓力、焦慮、平復情感的創傷，幫助進入較深層之睡眠。
   ☑**適用病症：**可用於注意力不足過動症（Attention Deficit Hyperactivity Disorder, ADHD）、注意力缺失症（Attention Deficit Disorder，ADD）。
2. **心、心包經：**岩蘭草作用於心、心包經，具有強化紅血球之功能，可補氣、活血、行血，增加紅血球之攜氧量，有助於改善身體疲勞；其活血、行血之功能可溫和的增加局部血液循環，使局部發紅。
   ☑**適用病症：**減輕肌肉痠痛、關節炎等症狀。
3. **肺經：**岩蘭草入肺經，能刺激免疫系統，增加身體對抗疾病的能力；亦適用於油性肌膚。
   ☑**適用病症：**可用於過敏、老化、痤瘡、白斑病。
4. **腎經：**岩蘭草入腎經，可平衡荷爾蒙系統，用於滋養生殖系統。
   ☑**適用病症：**可用於通經，調理經血過少的症狀。

14 檸檬草（Lemongrass）

Cymbopogon flexuosus

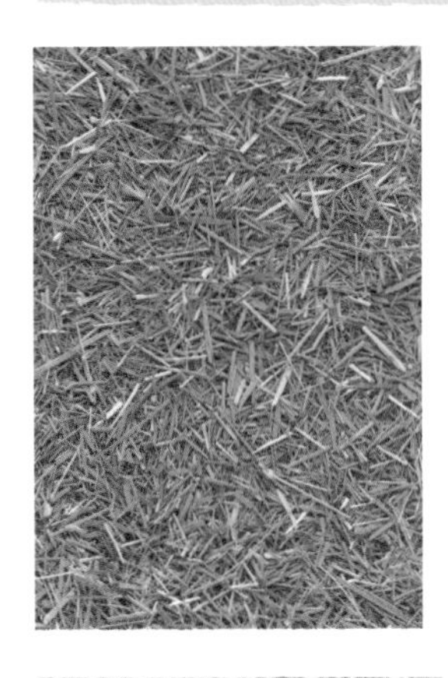

薰香／敏感肌膚需稀釋塗抹／內服

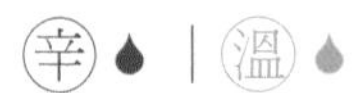

檸檬草有「平民的乳香」之稱。檸檬草其組成成分有 80%為單萜醛類；主要作用於免疫系統、肌肉和骨骼。檸檬草能補氣、行氣、通經絡，幫助血液循環，提升活力，緩解慢性疲勞，並減輕肌肉疼痛、乳酸堆積、肌肉抽筋、肌腱炎、修復韌帶、靜脈曲張等。

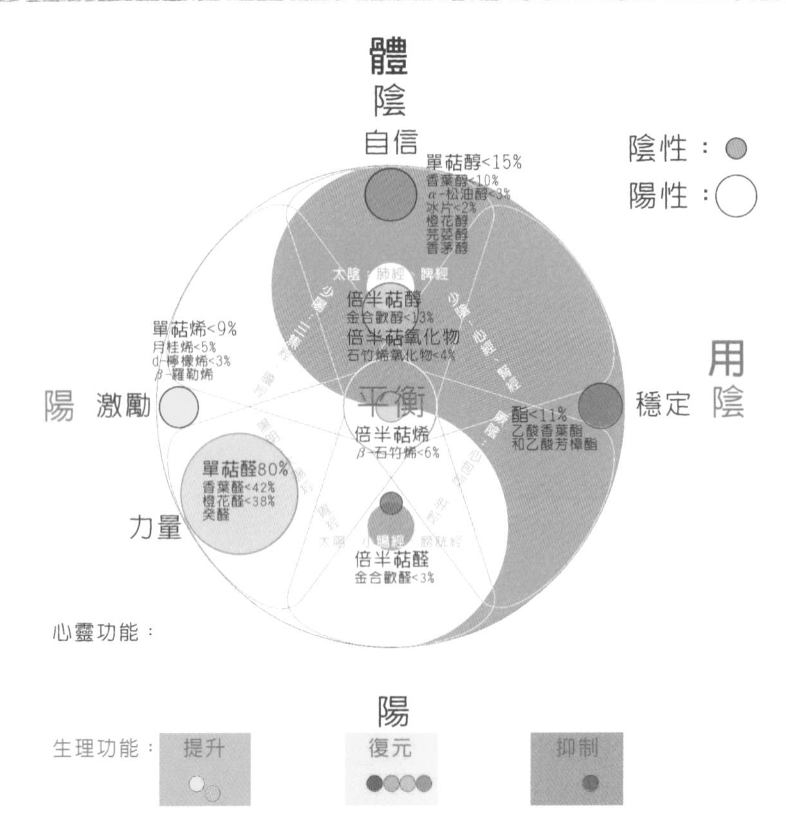

緩解症狀

檸檬草具有止痛、抗菌、抗癌、消毒、抗發炎、滋補、防蚊驅蟲等功能。

生理屬性

對生理有極佳之提升、復元功能，其他尚有少量的抑制功能。

心理作用

在褚氏太極上對心靈展現極佳之力量功能，其他對心靈尚有平衡、自信、激勵、穩定等功能。

中醫觀點

性味：辛、溫

歸經：肺、脾、膀胱經

主治：疏風解表／補虛行氣／通經絡

1. 心煩脇痛、利濕
2. 胃痛腹痛、風濕痺痛、跌打損傷
3. 感冒頭痛、月經不調、水腫

運用經脈之功能

1. **肺經：**檸檬草入肺經，可淨化空氣，預防傳染病；對皮膚能消除粉刺，平衡油性肌膚，抗黴菌。

   ☑**適用病症：**用於感冒退燒、頭痛、咳嗽、氣喘、喉嚨痛。
2. **膀胱經：**檸檬草入膀胱經，具化痰除濕、利尿功能。

   ☑**適用病症：**用於降低膽固醇、消水腫、消脂、膀胱炎、淋巴排毒、腎病、盜汗、多汗症。
3. **脾、胃、大腸經：**檸檬草作用於脾、胃、大腸經，能改善消化。

   ☑**適用病症：**消除胃腸脹氣，強化肌肉功能。
4. **行氣經絡：**檸檬草行氣通經絡之特性可用於促進乳汁分泌，使乳腺通暢。

   ☑**適用病症：**減緩疝氣、腹股溝附近疼痛。

15 山雞椒（Litsea）

Litsea cubeba

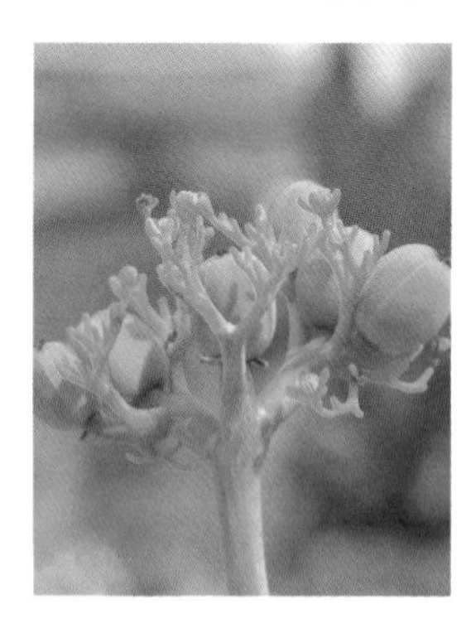

薰香／敏感肌膚需稀釋塗抹

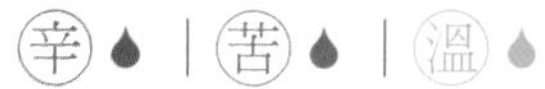

山雞椒之組成成分有 75%為單萜醛類，在褚氏太極上表現為極佳之力量及激勵性，主要作用於呼吸系統，能夠止咳化痰。山雞椒功效與檸檬草相似，具有極佳之行氣止痛效果，用於治療痛經，胃痛，腰背痛，頭痛和由緊張引起的肌肉痠痛。

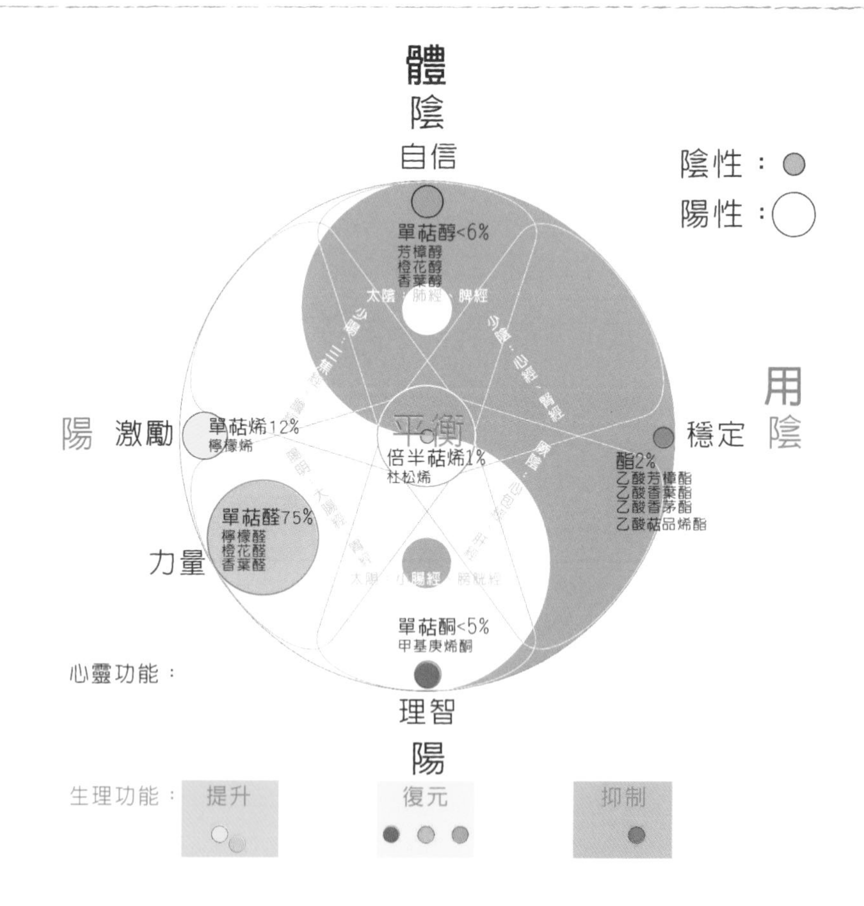

緩解症狀

山雞椒具有抗病毒、抗感染、抗黴菌、抗念珠菌感染、止痛、抗菌、消毒、抗發炎、滋補等功能。

生理屬性

對生理有極佳之提升功能，其他尚有復元、抑制（少）功能。

心理作用

對心靈尚有少量之自信、理智、平衡、穩定功能，非常振奮精神，增加能量及活力，帶來強大的正面能量。

中醫觀點

性味：辛、溫、微苦

歸經：胃、大腸、肺、心經

主治：祛風散寒、理氣、止痛之效／具有溫腎健胃、行氣散結的功效

1. 胃痛
2. 嘔吐
3. 無名腫毒

運用經脈之功能

1. **脾、胃、大腸、小腸經：**山雞椒作用於脾、胃、大腸、小腸經，亦可促進乳汁分泌。

   ☑**適用病症：**用於食慾不振、助消化、消脹氣、腹瀉、十二指腸潰瘍、鵝口瘡等。
2. **肺經：**山雞椒入肺經，可殺菌除臭，具支氣管擴張功能，滋養呼吸系統；對皮膚有收斂的功效，亦可滋潤頭髮。

   ☑**適用病症：**減輕支氣管炎、慢性哮喘，適用於粉刺、痤瘡、油性的皮膚和汗液過多。
3. **心包經：**山雞椒作用於心包經，有益於心臟系統。

   ☑**適用病症：**冠心病和高血壓。

16 香蜂草（Melissa）

Melissa officinalis

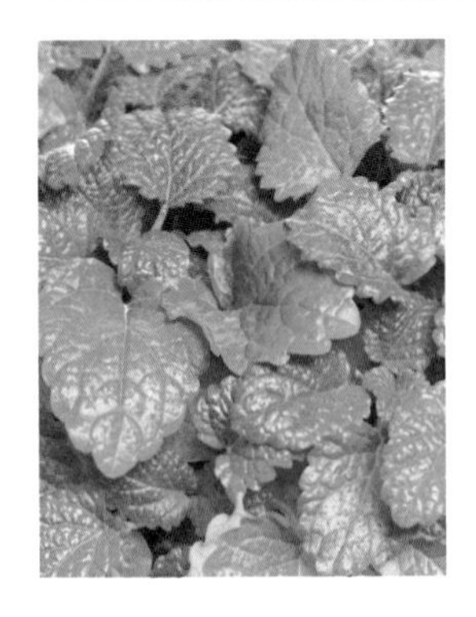

薰香／直接塗抹／內服

㊅辛 ● | ㊅甘 ● | ㊅溫 ●

香蜂草之組成成分在褚氏太極上為廣譜性，含蓋多種歸經，作用甚廣，具有極佳之療癒功效。作用於情緒平衡、皮膚。香蜂草之所以珍貴，是因為植物中水分含量很高，精油的含量非常微量，因此必須收集很大量的香蜂草，才能萃取出少量的精油。

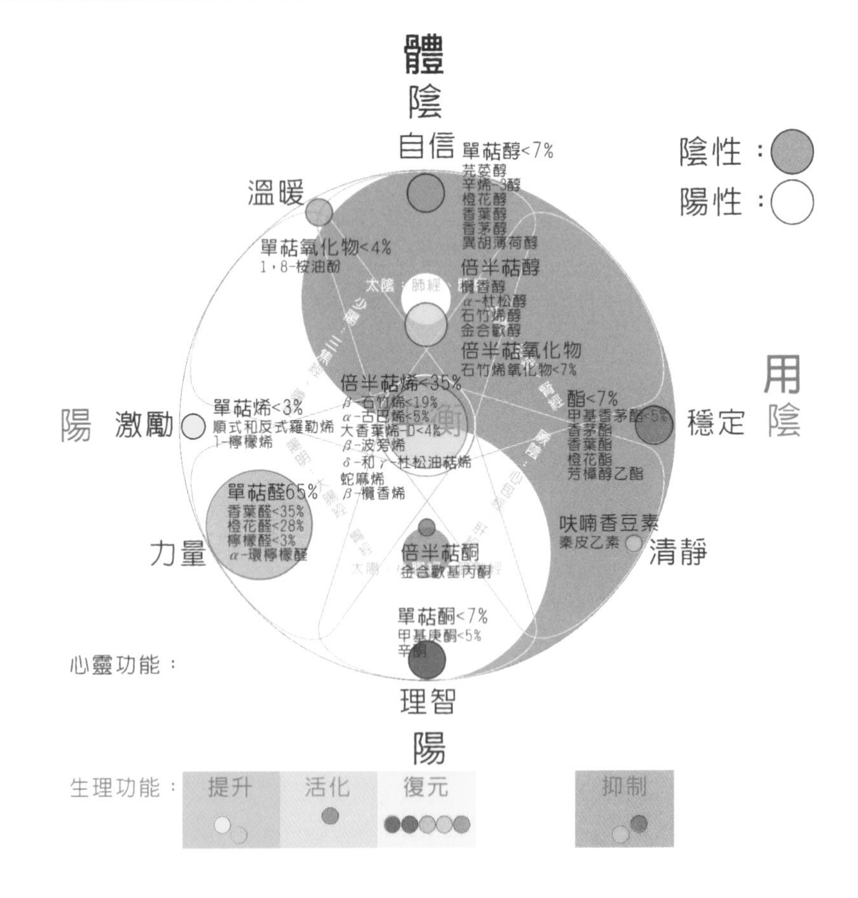

緩解症狀

香蜂草具有抗病毒、抗抑鬱、抗組織胺、抗痙攣、鎮靜、滋補、降血壓等功能。

生理屬性

對生理有極佳之復元、提升功能，其他尚有抑制、活化（少）功能。

心理作用

對心靈有極佳之力量及平衡功能，同時具有穩定、自信、理智、溫暖（少）、激勵（少）等功能。

中醫觀點

性味：辛、甘、溫

歸經：心、肺、腎、大腸經

主治：

1. 外感、咳嗽
2. 頭痛、腹痛、牙痛
3. 安神

運用經脈之功能

1. **肺經：**香蜂草入肺經，具有類似抗組織胺功能，對呼吸道及皮膚過敏都有效，可對抗病毒、細菌感染。
   ☑**適用病症：**可緩解氣喘、慢性咳嗽、支氣管炎、皮膚炎、鼻過敏等；可用於單純性皰疹、流行性感冒。
2. **心、心包經：**香蜂草之葉子為心型，入心、心包經，對心血管系統有益，可調節過快之心律及呼吸，香蜂草能撫平及鎮定情緒，同時又帶來激勵及力量，對情緒具有雙向調節的作用，可用於撫平喪失親人之創傷。
   ☑**適用病症：**心悸、降血壓、休克、驚厥、失眠、眩暈、頭痛、精神緊張。
3. **腎經：**香蜂草入腎經，對子宮有益。
   ☑**適用病症：**調節月經週期、幫助排卵、提升受孕能力。
4. **胃、大腸經：**香蜂草入胃、大腸經，對消化系統有助益。
   ☑**適用病症：**可用於腹絞痛、消化不良、噁心、嘔吐等症狀。

17 快樂鼠尾草（Clary Sage）

Salvia sclarea

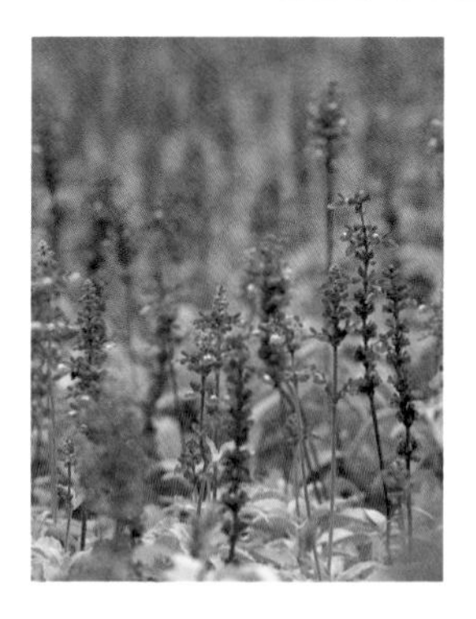

薰香／直接塗抹／內服

(辛)｜(溫)

快樂鼠尾草之組成成分有75%為酯類，陰性特質為主導，有抑制、復元的作用。主要作用於神經系統、平衡荷爾蒙。具有消炎的作用，同時具有放鬆、催情的效果，能夠減緩各種壓力和緊張。對於腸胃系統的不適，也有消脹氣和健胃的效果。

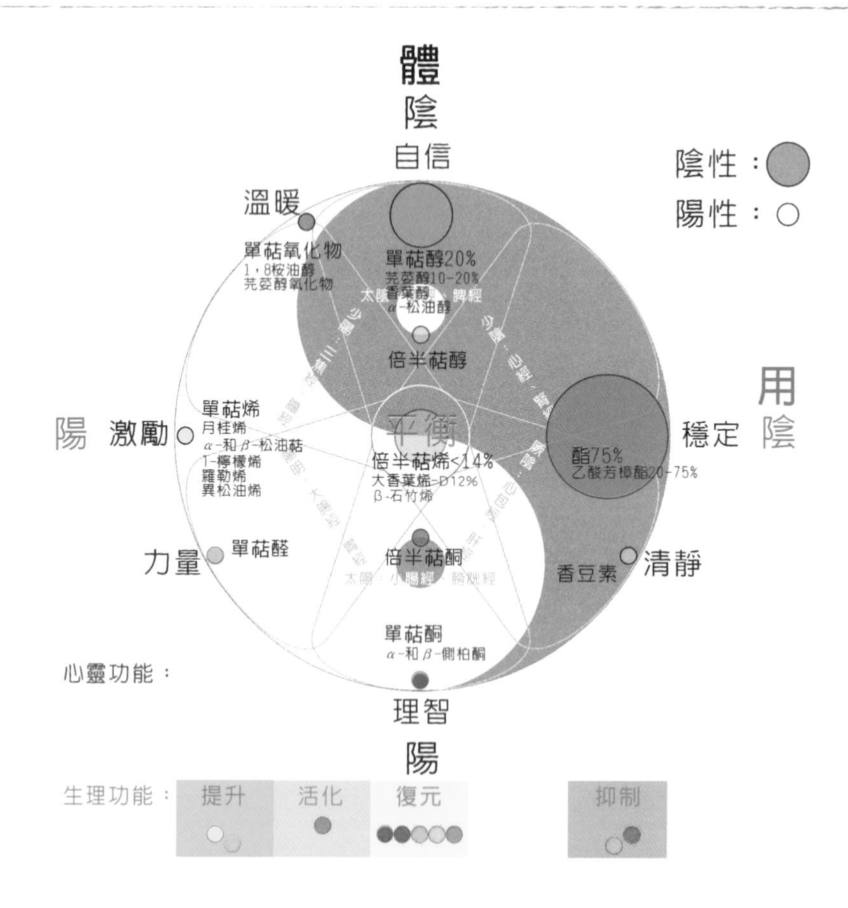

緩解症狀

快樂鼠尾草具有抗驚厥、抗痙攣、抗抑鬱、抗真菌、鎮靜、滋補神經等功能。

生理屬性

對生理有極佳之抑制、復元功能，其他尚有少量的提升、活化功能。

心理作用

在褚氏太極上對心靈表現為極佳之穩定功能，對心靈尚有自信、平衡等功能，可穩定情緒，舒緩緊張壓力、鎮定神經系統。

中醫觀點

性味：辛、溫

歸經：肺、脾、肝、腎經

主治：疏肝理氣／和血止血

1. 活血調經、化瘀通經
2. 利尿

運用經脈之功能

1. **腎經：**快樂鼠尾草入腎經，能平衡荷爾蒙系統，有益於子宮。
   ☑**適用病症：**更年期症候群、潮熱、盜汗、豐胸。
2. **腎經：**快樂鼠尾草具有活血化瘀、抗痙攣的功能；臨產時能幫助子宮收縮，讓產程更順利，並能促進泌乳。
   ☑**適用病症：**緩解痛經、閉經、不孕症、月經不調、月經量少、子宮內膜異位症，減輕產後憂鬱症。
3. **腎經：**對男性能壯陽催情，放鬆緊張情緒，提升生殖能力。
   ☑**適用病症：**用於不孕症、陽痿、疝痛等症狀。
4. **肝經：**快樂鼠尾草入肝經，具疏肝理氣之功效，能減輕各種壓力緊張，放鬆肌肉。
   ☑**適用病症：**用於肌肉疲勞、癲癇、驚厥、偏頭痛等，亦可用於眼睛各種疾患。
5. **脾、胃經：**快樂鼠尾草作用於脾、胃經，具抗痙攣性。
   ☑**適用病症：**適用於舒緩消化系統之腸胃痙攣及腹絞痛。
6. **肺經：**快樂鼠尾草入肺經，其抗痙攣性有助於放鬆痙攣的支氣管。亦可促進皮膚細胞再生、緊緻皮膚，降低頭皮皮脂腺分泌，適用於頭皮毛髮稀少、頭皮屑及油性頭皮。
   ☑**適用病症：**咳嗽、支氣管炎、咽喉痛、百日咳。

18 生薑（Ginger）

Zingiber officinale

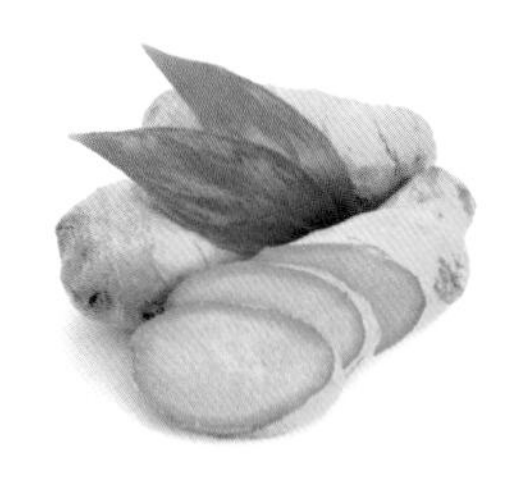

薰香／敏感肌膚需稀釋塗抹／內服

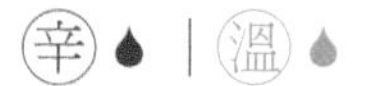

生薑之組成成分有 90％為倍半萜烯類，在其作用於消化系統及神經系統。生薑之溫暖特性能提升血液循環，排除寒氣，化濕氣、消水腫，舒緩風濕性關節炎、肌肉痠痛、四肢冰冷及凍瘡等；能清除體內濕氣過重引起的腹瀉及鼻黏膜腫脹。

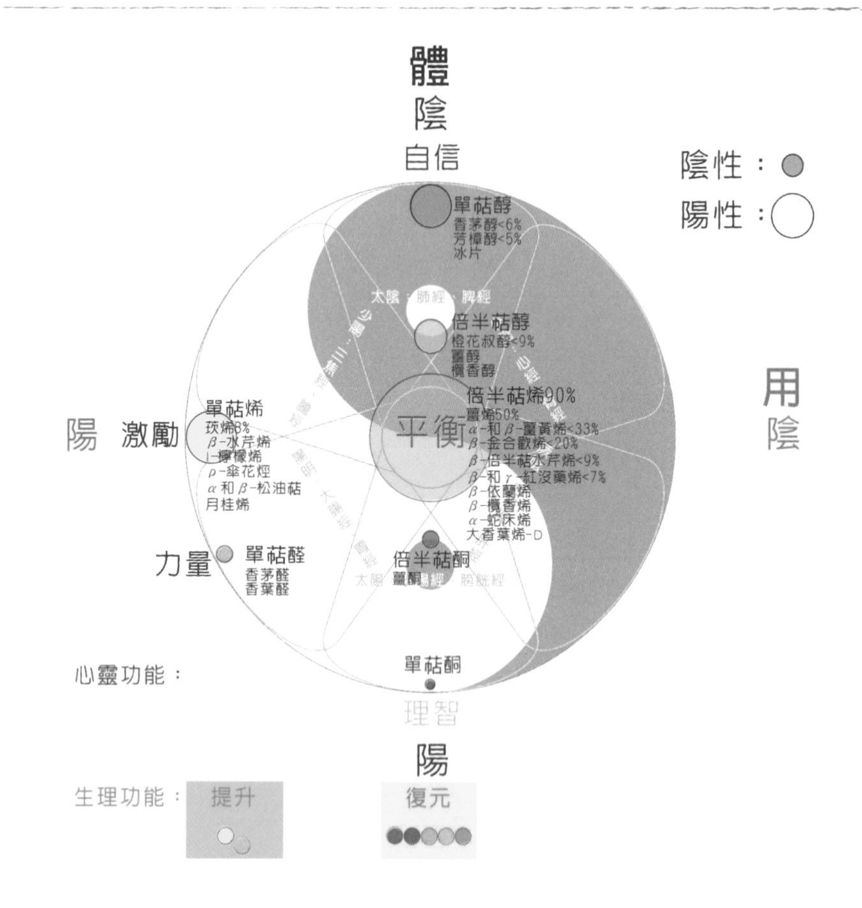

緩解症狀

生薑具有消毒、刺激、滋補、暖身、利水等功能。

生理屬性

對生理有極佳之復元功能，其他尚有提升之功能。

心理作用

褚氏太極上對心靈表現為極佳之平衡功能，對心靈尚有激勵及自信等功能。

中醫觀點

性味：辛、溫

歸經：肺、脾、腎經

主治：解表散寒／溫中止嘔／化痰止咳

1. 風寒感冒
2. 胃寒嘔吐
3. 寒痰咳嗽

運用經脈之功能

1. **脾胃經：**生薑入脾胃經，能溫胃寒，開胃、消脹氣、胃痙攣，促進胃液分泌。

   ☑**適用病症：**可用於暈車、暈船之反胃頭痛、孕婦噁心嘔吐、水腫腳氣。

2. **肺經：**生薑入肺經，用於寒性之外感。

   ☑**適用病症：**發燒、流行性感冒、咳嗽、壞血病等。

3. **腎、膀胱經：**生薑作用於腎、膀胱經，提升生殖系統循環、利尿。

   ☑**適用病症：**用於性慾低下，暖子宮，調節月經、骨盆腔疼痛、陽痿等。

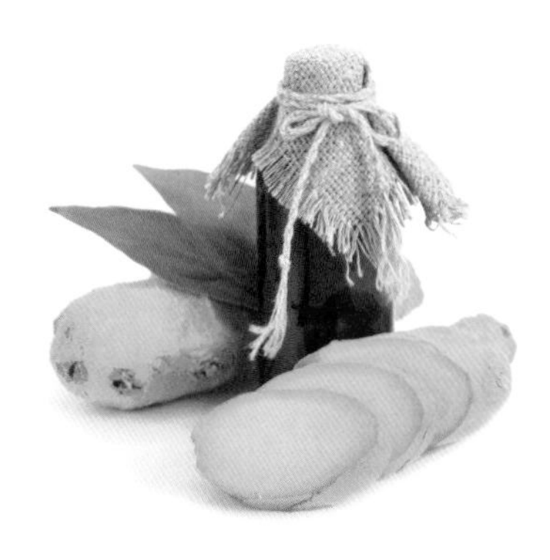

19 馬鬱蘭（Marjoram）

Origanum majorana

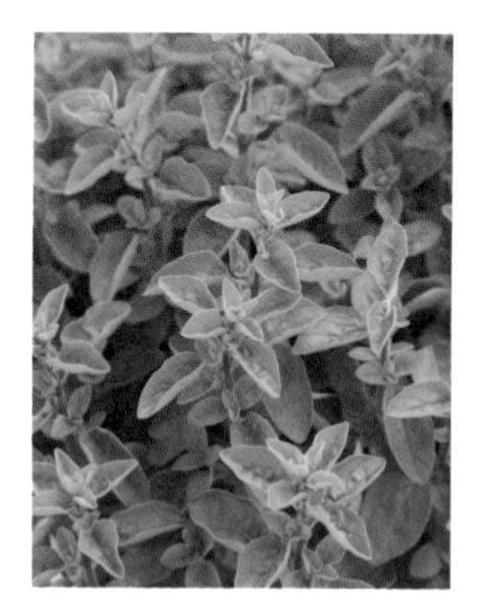

薰香／直接塗抹／內服

辛 | 苦 | 溫

馬鬱蘭之解痙攣、止痛功能卓越，也可以減緩子宮痙攣痛、痛經、肌肉疼痛、痙攣等；其作用於心血管及肌肉骨骼系統。可降低血壓舒緩因血壓過高的肌肉緊繃，和薰衣草一起使用時，能夠改善關節僵硬的問題。

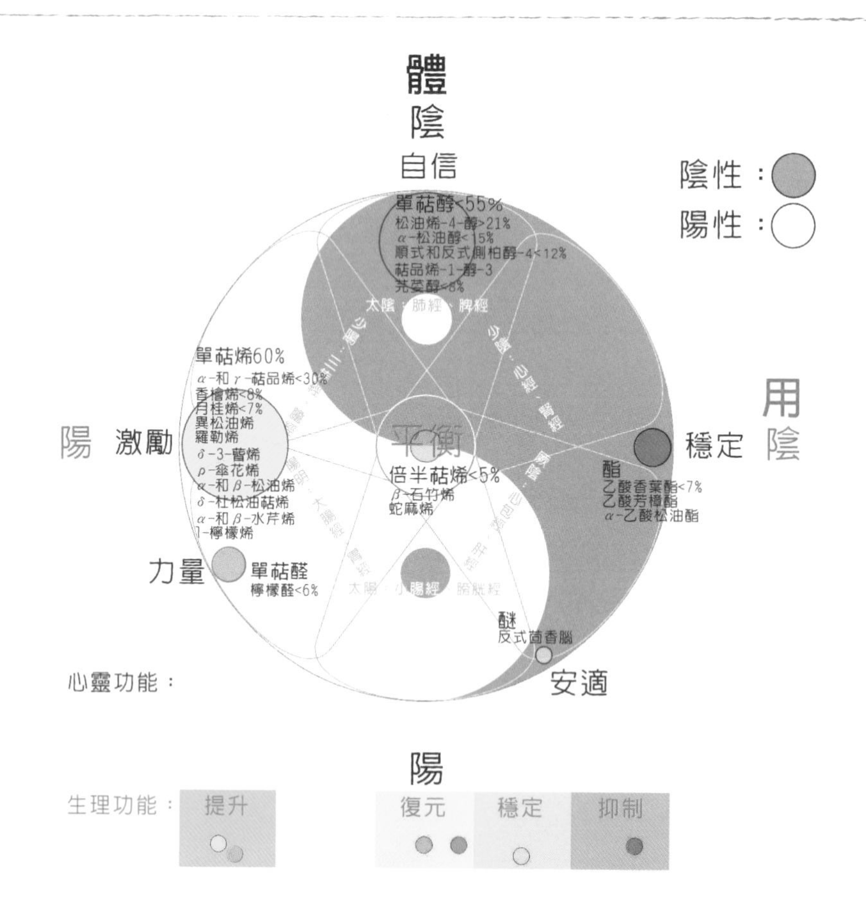

緩解症狀

馬鬱蘭有抗菌、抗痙攣、抗感染、動脈擴張、鎮靜、滋補、消毒、抑制性慾等功能。

生理屬性

對生理有極佳之提升、復元功能，其他尚有抑制、穩定之功能。

心理作用

在褚氏太極上對心靈表現為極佳之激勵及自信功能，對心靈尚有穩定、平衡、力量等功能。

中醫觀點

性味：辛、苦、溫

歸經：心、肺、脾經

主治：

1. 溫經脈、祛寒濕
2. 活血化瘀、止痛
3. 鎮靜安神

運用經脈之功能

1. **心經：**馬鬱蘭入心經，提升副交感神經系統，具有鎮定、放鬆功能。
   ☑**適用病症：**用於降血壓、失眠、情緒緊張、焦慮、疲勞，頸椎僵硬疲勞，緊張型頭痛，神經痛等症狀。
2. **心包經：**馬鬱蘭具有擴張動脈之特性，並促進皮下微血管擴張，增強局部血液循環，代謝堆積在肌肉中之乳酸及其他有毒物質。
   ☑**適用病症：**可以降低血壓、減輕心臟負擔。
3. **肺經：**馬鬱蘭入肺經，具有擴張支氣管之特性，並具有祛痰作用。
   ☑**適用病症：**可緩解咳嗽、支氣管炎、氣喘等症狀；亦可用於皮膚之瘡、瘀青、癰疽、唇疱疹、傷口、細菌感染等。
4. **脾、胃、大腸經：**馬鬱蘭作用於脾、胃、大腸經，可幫助消化，加強腸道蠕動。
   ☑**適用病症：**減輕腹絞痛。

20 蒔蘿（Dill）

Anetbum graveolens

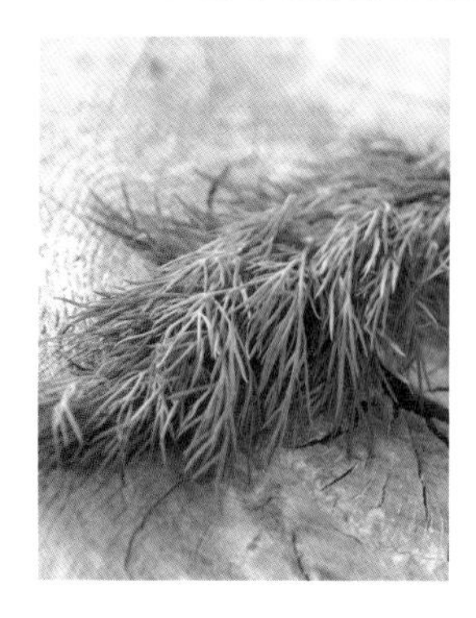

薰香／直接塗抹／內服

㊅辛 ♦ | 溫 ♦

蒔蘿之組成成分具有激勵作用，尤其適合情緒低落、過度緊張時；主要作用於消化系統，祛腸胃脹氣、利消化，能夠緩解便秘、消除胃腸脹氣和打嗝。古時用於臨盆助產，所以應該避免在懷孕期間使用。

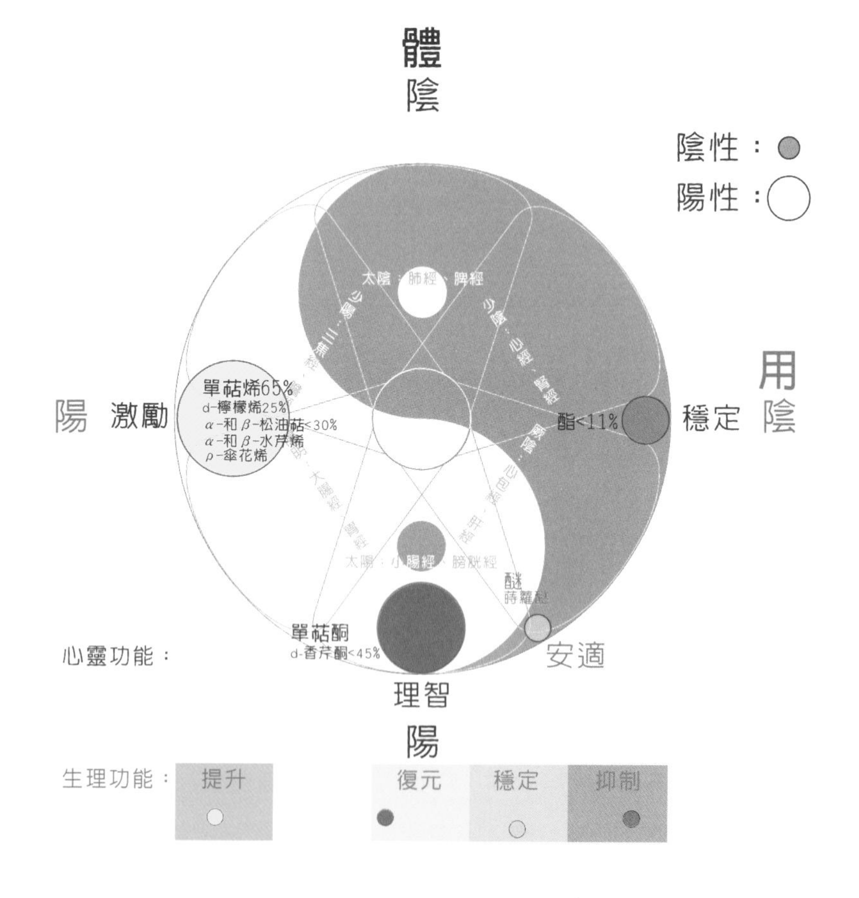

緩解症狀

蒔蘿具有抗痙攣、抗菌、祛痰、烘培調味、促發汗、助產之特性。

生理屬性

對生理有極佳之提升功能，其他尚有復元、抑制、穩定（少）之功能。

心理作用

蒔蘿之組成成分在褚氏太極上對心靈表現為極佳之激勵功能，對心靈尚有理智、穩定、安適的功能。

中醫觀點

性味：辛、溫

歸經：大腸、胃經

主治：溫脾腎／開胃／散寒／行氣／解魚肉毒

1. 治嘔逆
2. 腹中冷痛
3. 寒疝、痞滿少食

運用經脈之功能

1. **胃、大腸、小腸經：**蒔蘿作用於胃、大腸、小腸經，可消除胃腸脹氣、腹絞痛、便秘、口臭等；強化胰腺功能，使胰島素正常，降低血糖；並有降膽固醇作用，預防動脈粥狀硬化。
   ☑**適用病症：**腸胃不適、口臭、糖尿病、高膽固醇。
2. **化痰：**蒔蘿有化痰作用，可用於清除支氣管黏膜的痰液。
   ☑**適用病症：**咳嗽多痰。
3. **泌乳：**蒔蘿臨產時可幫助順產，並可促進乳汁分泌量。
   ☑**適用病症：**使產程順利。
4. **情緒：**蒔蘿可安撫緊張之情緒，舒緩緊張之頭痛；並能安撫躁動不安的嬰兒，哄嬰兒入睡。
   ☑**適用病症：**助眠。

21 廣藿香（Patchouli）

Pogostemon cablin

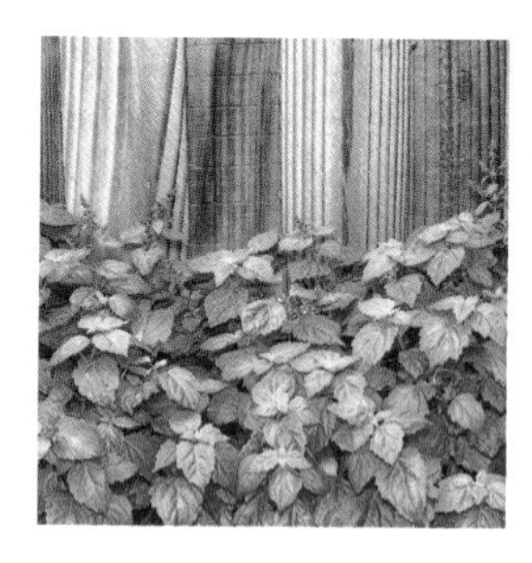

薰香／直接塗抹／內服

(辛)♦ | (溫)♦

廣藿香之組成成分多為倍半萜類（倍半萜醇、倍半萜烯、少量的倍半萜酮），其成分之平衡特性常被用於東方香水作為定香劑之用。

體
陰

陰性：
陽性：

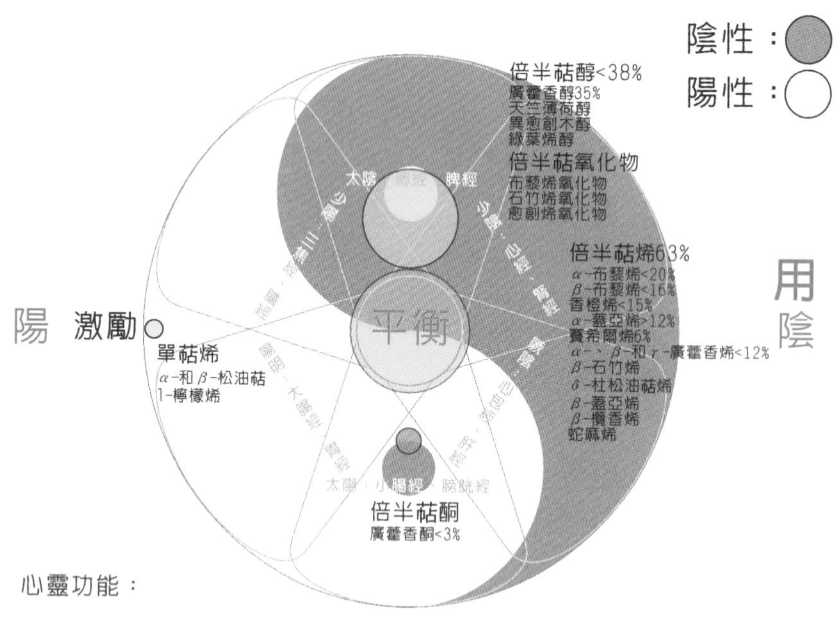

陽 激勵

用
陰

心靈功能：

陽

生理功能：

提升	復元
○	●●●

緩解症狀

廣藿香有抗真菌、抗發炎、抗感染、利尿、殺蟲、滋補、消毒、解毒、消水腫等功能。

生理屬性

對於生理有極佳之復元功能及少量的提升功能。

心理作用

在褚氏太極上表現對身心有絕佳之平衡功能，其他心靈功能尚有少量的激勵功能，使人鎮靜、寧神和放鬆，減輕焦慮，增強性慾，營造出平衡感。

中醫觀點

性味：辛、溫

歸經：脾、胃、肺經

主治：芳香化濕／和胃止嘔／祛暑解表

1. 濕阻中焦之脘腹痞悶、腹痛腹瀉。
2. 外感暑濕之頭痛。
3. 濕溫初起之發熱、身重、鼻塞、口臭。

運用經脈之功能

1. **肺經：**廣藿香入肺經，可用於暑熱造成的發熱、感冒、腹瀉、頭痛、噁心等，並可解毒蛇咬傷及有毒昆蟲咬傷之毒。
   ☑適用病症：暑熱症、毒蛇蟲咬傷。
2. **肺經：**廣藿香用於各種皮膚問題，可收斂充血、促進傷口結疤，蜂窩性組織炎、痣瘡、靜脈曲張、皮膚鬆弛。
   ☑適用病症：濕疹、蕁麻疹、粉刺、疱疹、頭皮癢、皮膚龜裂。
3. **脾、胃、大腸、小腸經：**廣藿香入脾、胃、大腸、小腸經，減輕腹瀉，控制食慾，消除脂肪團塊。
   ☑適用病症：肥胖。
4. **膀胱經：**廣藿香入膀胱經，具利尿功能。
   ☑適用病症：改善水腫，平衡過多的排汗量。

22 羅勒（Basil）

Ocimum basilicum CT linalol

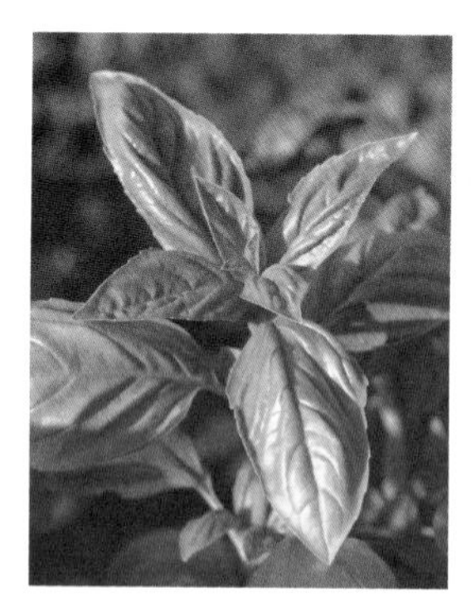

薰香／直接塗抹／內服

㊅辛 ● ｜ ㊅溫 ●

羅勒具有活血化瘀功能，可用於閉經、月經過少、不孕症、乳房脹痛、產後之子宮去瘀、增加泌乳、卵巢囊腫等，其具有解痙攣及化瘀功能，故可用於月經排出不暢之痛經；男性用於前列腺肥大。主要作用於心血管系統、肌肉及骨骼。

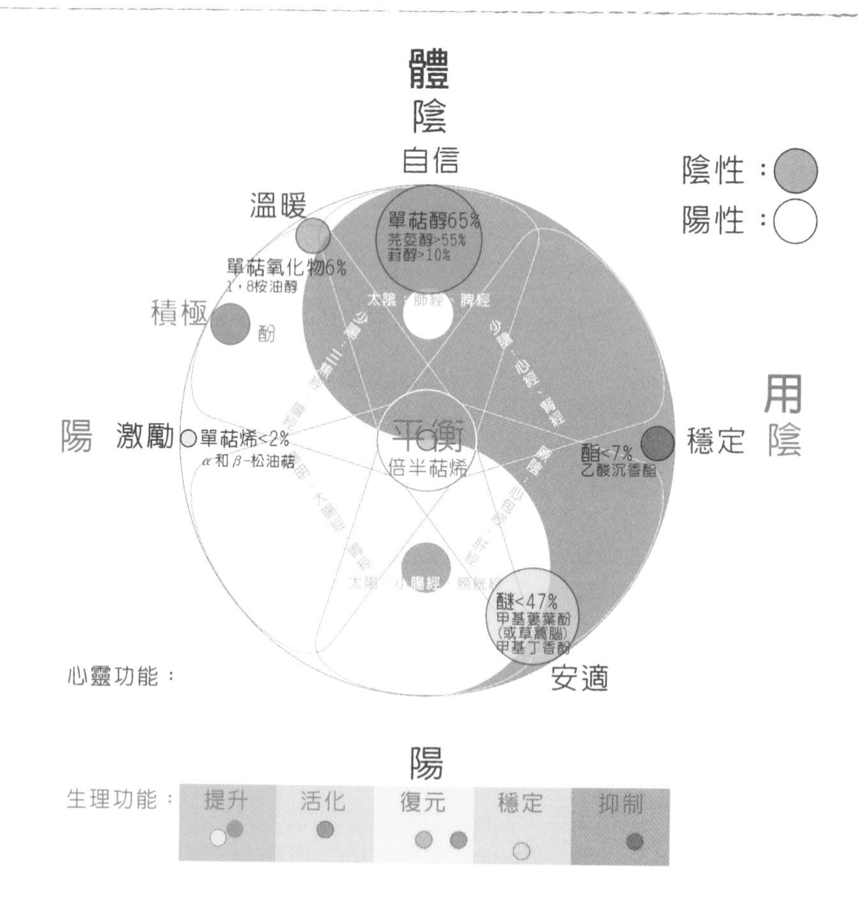

緩解症狀

羅勒具有抗菌、抗感染、抗發炎、止痛、強效抗痙攣、抗氧化、抗病毒、抗黏膜炎、抗抑鬱之作用。

生理屬性

對生理有極佳之復元、穩定功能，其他尚有提升、抑制、活化之功能。

心理作用

羅勒之組成成分在褚氏太極上對心靈表現為極佳之自信、安適功能，對心靈尚有穩定、溫暖、積極、平衡（少量）、激勵（少量）功能，可刺激神經，使情緒轉為積極。

中醫觀點

性味：辛溫

歸經：肺、脾、膀胱、膽經

主治：發汗解表／祛風利濕／散瘀止痛

1. 風寒感冒、頭痛
2. 胃腹脹、消化不良、腸炎腹瀉
3. 風濕關節痛、跌打腫痛

運用經脈之功能

1. **肺經：**羅勒入肺經，用於各種呼吸道感染。

   ☑**適用病症：**支氣管炎、咳嗽、感冒、發燒、促發汗、鼻黏膜炎、氣喘。

2. **脾、胃、大腸經：**羅勒作用於脾、胃、大腸經，用於消化系統問題等，亦可用於肌肉疲勞、肌肉痙攣。

   ☑**適用病症：**腹部痙攣痛、嘔吐、胃痙攣、消化不良、打嗝、腹瀉。

3. **膽經：**羅勒入膽經，具有止痛、抗痙攣之作用。

   ☑**適用病症：**用於少陽頭痛（偏頭痛），耳鳴、耳痛，病毒性肝炎、眩暈及昏厥、癲癇等。

4. **膀胱經：**羅勒入膀胱經，可刺激腎上腺皮質，有利尿功能，能降低血中之尿酸。

   ☑**適用病症：**緩解痛風；用於壯陽、促進性慾，不孕症。

23 迷迭香（Rosemary）

Rosmarinus officinalis CT 1, 8 Cineol

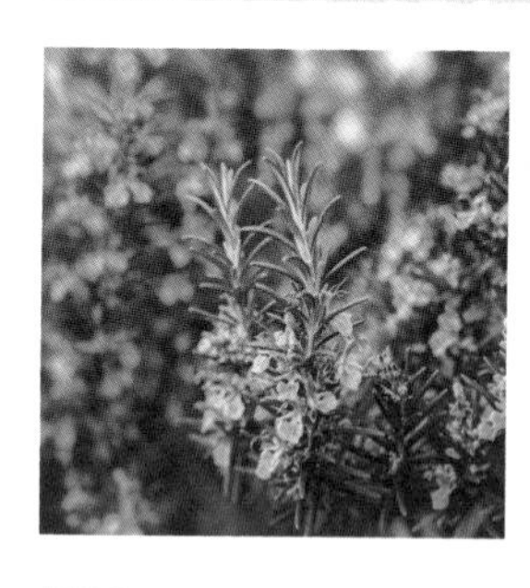

薰香／直接塗抹／內服

辛 | 溫

迷迭香之組成成分在褚氏太極上為廣譜性，涵蓋多種歸經；其作用於免疫、呼吸和神經系統。是極好的全方面用油，氣味強烈，特別能振奮心神。

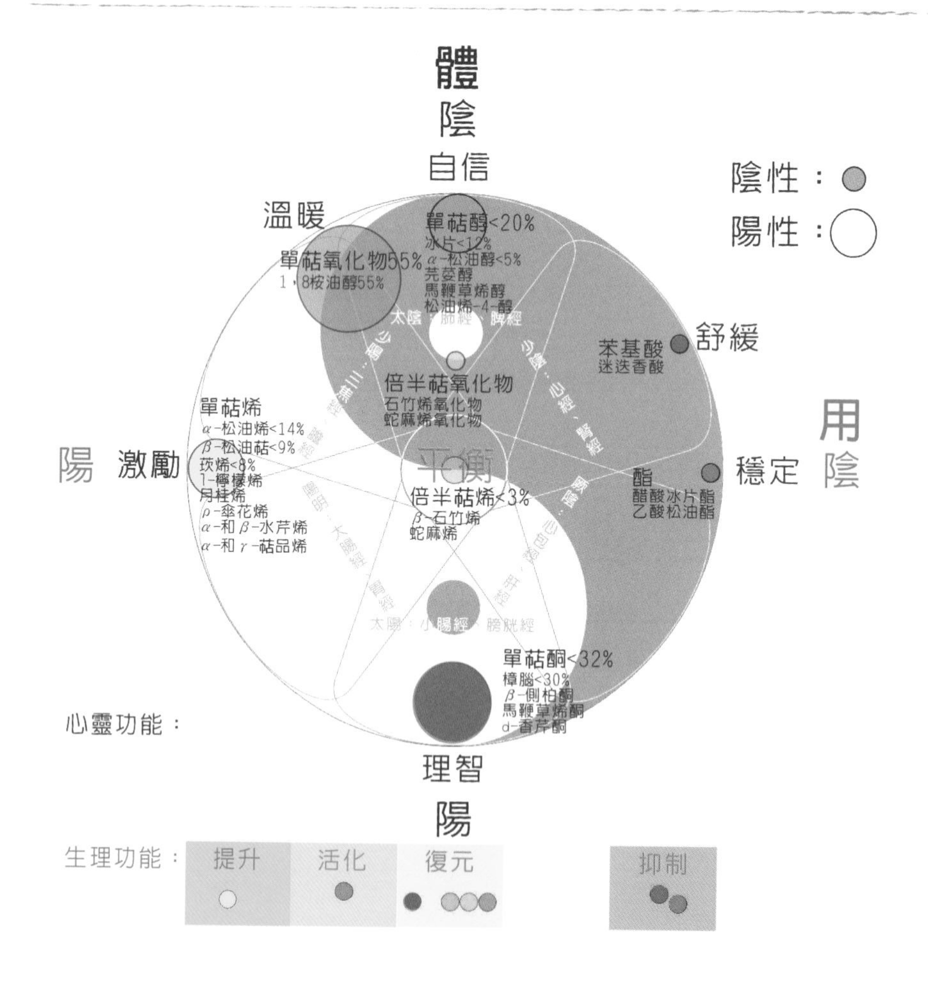

緩解症狀

迷迭香具有抗氧化、抗菌、抗感染（葡萄球菌及鏈球菌）、抗發炎、止痛、抗真菌、抗黏膜炎、祛痰等功能。

生理屬性

對生理有極佳之復元、活化功能，其他尚有提升、抑制功能。

心理作用

對心靈有極佳之溫暖及理智功能，同時具有自信、激勵、平衡、舒緩（少量）、穩定（少量）等功能。

中醫觀點

性味：辛、溫

歸經：心、肺、膽、膀胱經

主治：健脾／止痛／利水

1. 促進排汗
2. 安神，改善記憶力、思慮清晰
3. 助消化

運用經脈之功能

1. **心經：**迷迭香入心經，能活化腦部及中樞神經，可提升記憶力；能消除抑鬱緊張，對抗精神疲勞。

   ☑**適用病症：**適用於味覺等感官功能衰退或語言功能損傷；用於頭痛、偏頭痛，眩暈。
2. **心、心包經：**迷迭香具補心氣作用，是天然之強心劑，舒緩心悸，使低血壓恢復正常。

   ☑**適用病症：**有助於貧血，降低膽固醇，改善動脈粥樣硬化。
3. **肺經：**迷迭香入肺經，具有抗黏膜炎及祛痰作用；能收斂毛孔，減輕皮膚充血、浮腫現象，保養頭皮，改善頭皮屑及掉髮。

   ☑**適用病症：**可用於感冒、咳嗽、氣喘、慢性支氣管炎、肺炎。
4. **肝、膽經：**迷迭香入肝、膽經，改善肝膽症狀，改善消化不良、脹氣和胃痛。

   ☑**適用病症：**可用於肝硬化、肝臟發炎、肝臟充血、病毒性肝炎、膽囊炎、膽囊阻塞、膽結石。
5. **膀胱、腎經：**迷迭香作用於膀胱、腎經，具利尿作用，幫助代謝，改善水腫、膀胱炎；可通經。

   ☑**適用病症：**改善月經排出不暢、痛經、月經週期紊亂、陰道炎（抗念珠菌）。

24 茴香（Fennel）

Foeniculum vulgare

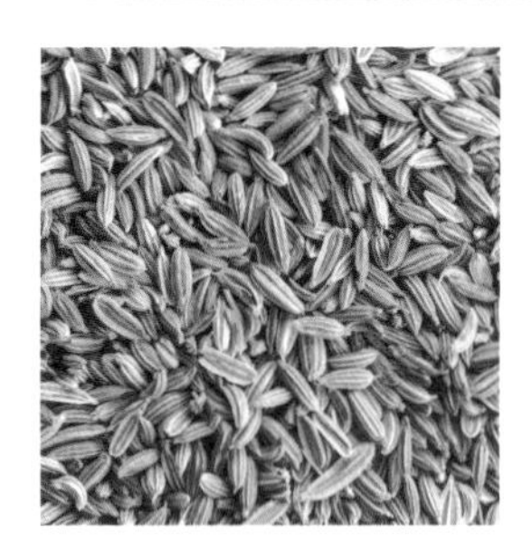

薰香／敏感肌膚需稀釋塗抹／內服

辛 | 溫

茴香是萬能的解毒劑，可解蛇咬或蟲咬的毒素，誤食有毒植物或毒蕈中毒，驅蟲；其作用於消化和內分泌系統。

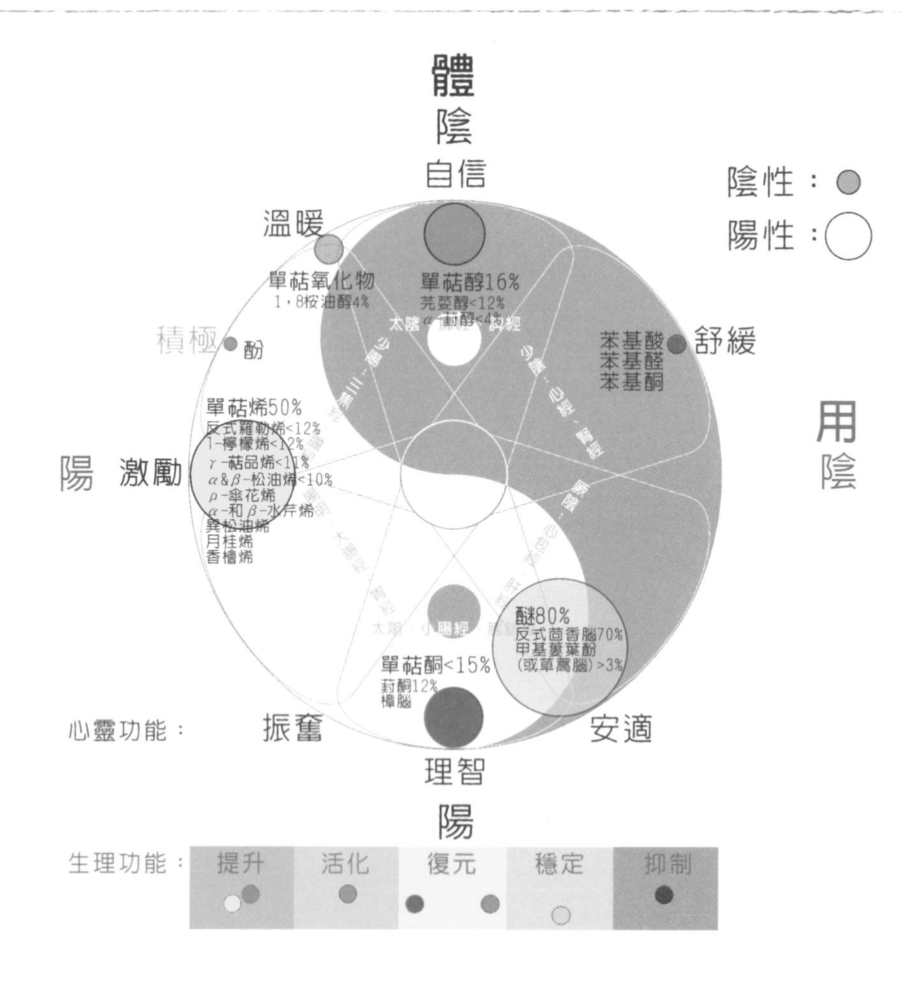

緩解症狀

茴香具有利尿、抗痙攣、化瘀、抗寄生蟲、解毒、利尿、祛痰等功能。

生理屬性

對生理有極佳之穩定功能，其他尚有提升、復元、活化（少量）等功能。

心理作用

茴香之組成成分在褚氏太極對心靈有極佳之安適及激勵功能，同時具有自信、理智、溫暖（少量）等功能。

中醫觀點

性味：辛、溫

歸經：脾、腎、肺經

主治：溫腎散寒／和胃理氣

1. 治寒疝、少腹冷痛
2. 腎虛腰痛
3. 胃痛，嘔吐

運用經脈之功能

1. **脾、胃、大腸、小腸經：**茴香作用於脾、胃、大腸、小腸經，保護胰腺，增進腸胃的蠕動，對便秘或腹瀉皆有幫助。

   ☑**適用病症：**緩解腹絞痛、結腸炎、噁心反胃、打嗝、脹氣等症狀。
2. **脾經：**茴香可降低過盛的食慾。

   ☑**適用病症：**用於肥胖症，可清除皮下大量堆積體液及代謝廢物之脂肪層（橘皮組織）。
3. **腎經：**茴香入腎經，作用於生殖系統，類似雌激素功能，可暖子宮，

   ☑**適用病症：**用於調整月經週期，通經，處理經血不足，緩解痛經、下腹疼痛，可增加哺乳婦女的泌乳量。
4. **腎經：**茴香可緩解經前症候群，舒緩婦女月經前特別容易水腫的情形；茴香可刺激腎上腺分泌雌激素。

   ☑**適用病症：**減少更年期婦女因荷爾蒙降低引起的更年期症狀；亦可用於男性之前列腺肥大及疝痛。
5. **膀胱經：**茴香具有利尿作用，可促進組織排毒，對抗泌尿道之細菌。

   ☑**適用病症：**可用於水腫、尿道炎、膀胱炎、腎結石、痛風、風濕性關節炎等。
6. **肺經：**茴香入肺經，能緩解支氣管的痙攣，化痰止咳。

   ☑**適用病症：**可用於偏寒性之感冒、咳嗽、支氣管炎。

25 百里香（Thyme）

Thymus vulgaris

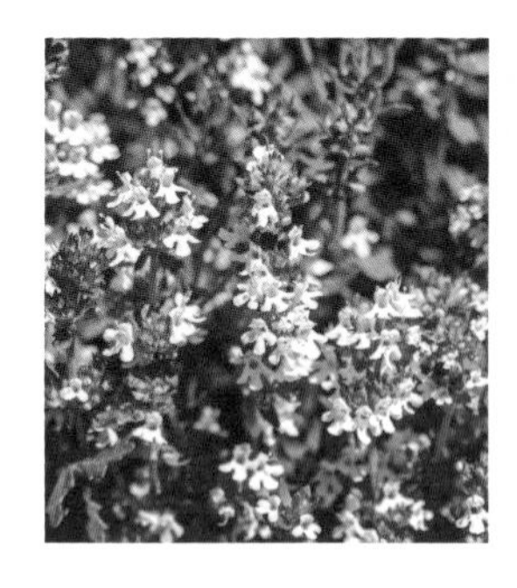

薰香／稀釋塗抹／內服

(辛) | (溫)

百里香在褚氏太極上作用於陽性特質居多，能夠滋補身體、恢復活力，處理呼吸道與肺部不適有強力的抗菌效果，對於失聲或喉嚨痛特別有效。主要作用於免疫系統、肌肉及骨骼。

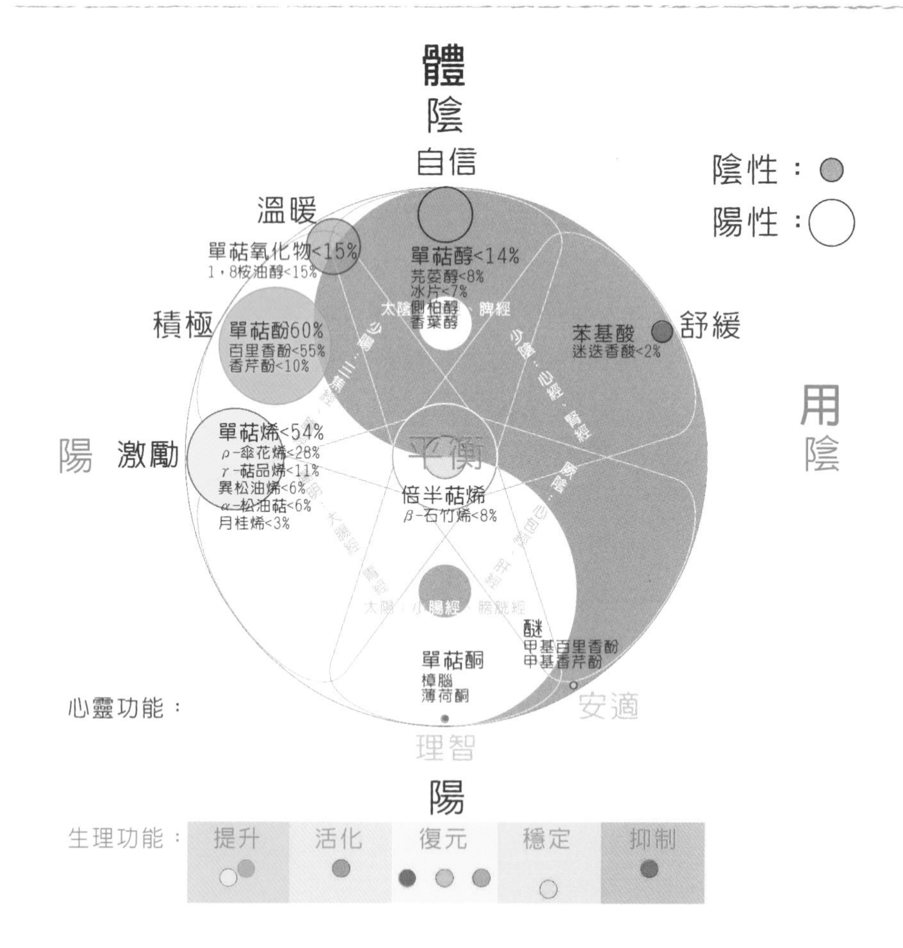

緩解症狀

百里香具有抗氧化、強效抗菌、抗微生物、抗病毒、抗真菌、消毒、防腐功能。

生理屬性

對生理有極佳之提升、活化功能，其他尚有復元及少量的抑制功能。

心理作用

百里香之組成成分在褚氏太極上對心靈表現為極佳之積極、激勵功能，對心靈尚有溫暖、自信、平衡、舒緩功能。

中醫觀點

性味：辛、溫

歸經：肺、脾、三焦經

主治：溫中散寒／祛風止痛／吐逆食少痞脹／肌膚搔癢

1. 感冒、止咳平喘、風寒咳嗽、咽腫。
2. 頭痛、牙痛、身痛。
3. 腹痛、泄瀉。

運用經脈之功能

1. **肺經：**百里香入肺經，強效抗菌性，是極佳的肺部抗感染劑，用於各類呼吸系統的感染。當鼻子、喉嚨、胸腔感染時，可用嗅吸法或當作漱口劑來抗感染。

   ☑**適用病症：**感冒、咳嗽、喉嚨痛、扁桃腺炎、咽喉炎、支氣管炎、氣喘。
2. **肺經：**百里香有補氣作用，能刺激白血球，增強免疫力，提升人體對抗外邪的能力；同時能刺激血液循環，減少血栓；在體虛及壓力大時可使身體積極、激發體能。

   ☑**適用病症：**有助於集中注意力、提神及抗抑鬱，適合病後疲倦、虛弱時使用。可用於皮膚炎、濕疹、脫髮、銀屑病等。
3. **三焦經：**百里香具行氣力及利尿性，可加強尿酸之代謝。

   ☑**適用病症：**用於尿道炎、膀胱炎、風濕性關節炎、痛風等。
4. **脾經：**百里香入脾經，能刺激消化系統的功能；對月經流量少、白帶多亦有幫助。

   ☑**適用病症：**用於脹氣、嘔吐、腹瀉等。

26 黑胡椒（Black Pepper）

Piper nigrum

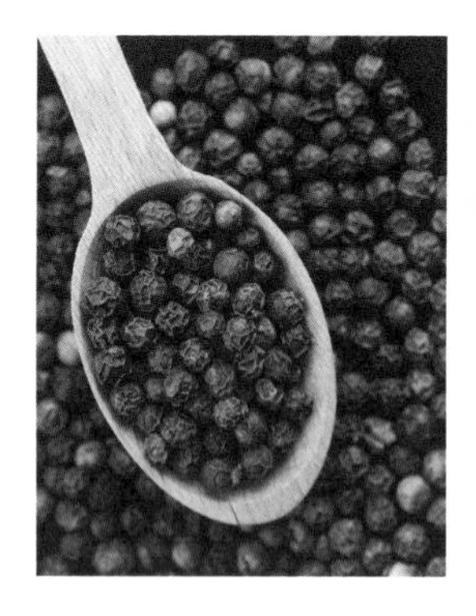

薰香／敏感肌膚需稀釋塗抹／內服

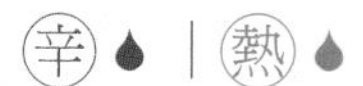

黑胡椒之組成成分在褚氏太極上具有極佳的激勵功能，能夠鼓舞情緒、溫暖血液。它也是激勵消化系統的最佳用油之一。黑胡椒具有極佳之平衡作用，有助於脫離成癮症（戒菸）。主要作用於消化、神經肌肉系統。

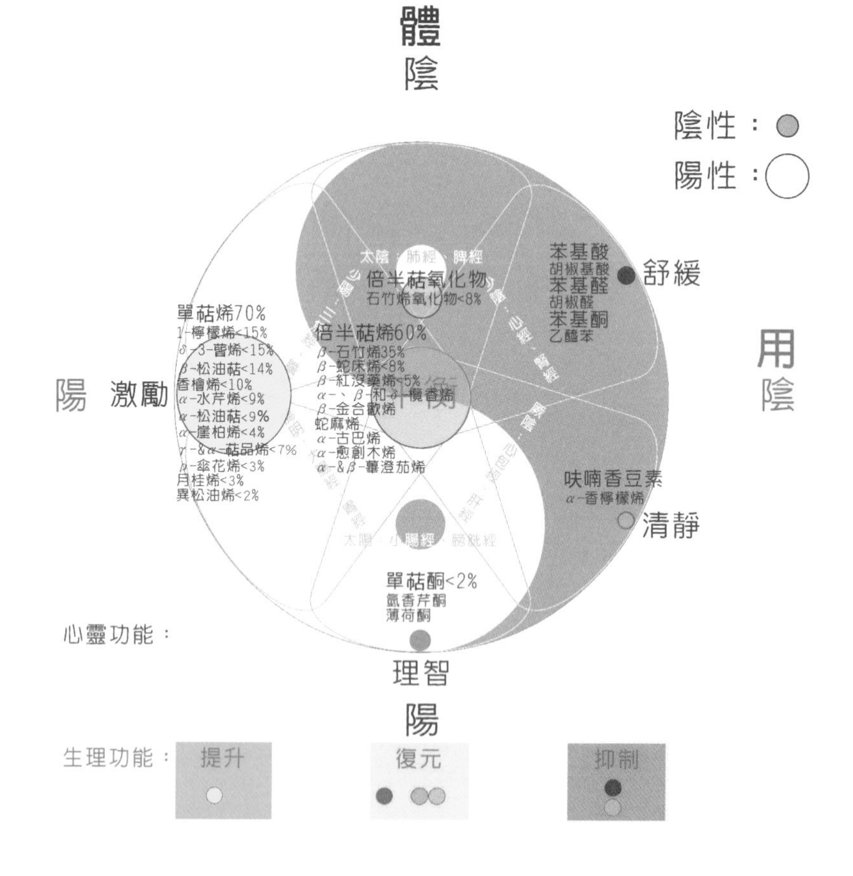

緩解症狀

黑胡椒具有止痛、抗發炎、抗黏膜炎、抗痙攣、抗病毒、解毒（解魚類、蘑菇類食物中毒）、抗菌、祛痰、刺激物、發紅劑之特性。

生理屬性

生理功能有極佳的提升、復元功能及少量的抑制功能。

心理作用

黑胡椒之組成成分在褚氏太極上具有極佳的激勵功能，強化神經和心靈，心靈功能尚有平衡、理智、舒緩、清靜。

中醫觀點

性味：辛、熱

歸經：脾、肺、三焦、腎經

主治：溫中散寒／下氣／化痰

1. 胃寒嘔吐
2. 腹痛腹瀉
3. 食慾不振

運用經脈之功能

1. **脾、胃、大腸、小腸經：**黑胡椒作用於脾、胃、大腸、小腸經，具有驅風理氣的功能，能刺激腸胃蠕動，其抗痙攣的功能可緩解腹絞痛。
   ☑**適用病症：**可用於食慾不振、胃腸脹氣、便秘、止吐、胃酸逆流、火燒心等，可增加唾液分泌。
2. **脾經：**黑胡椒能刺激脾臟功能，促進紅血球再生，可提升血紅素，治療貧血；亦可促進血液循環，化瘀血。
   ☑**適用病症：**消除體內多餘之脂肪及毒素。
3. **三焦經：**黑胡椒具有極佳之行氣止痛特性，能提升體內血液循環，溫暖身體各處。
   ☑**適用病症：**可用於緊實骨骼肌、肌肉僵硬疼痛、牙痛、風濕性關節炎及四肢循環不良之麻感。
4. **肺經：**黑胡椒入肺經，小劑量就可以退燒。
   ☑**適用病症：**可用於流感、咳嗽、扁桃腺腫、咽峽炎。
5. **腎、膀胱經：**黑胡椒入腎、膀胱經，具有利尿、催情之功能。

27 芫荽（Coriander）

Coriandrum sativum L.

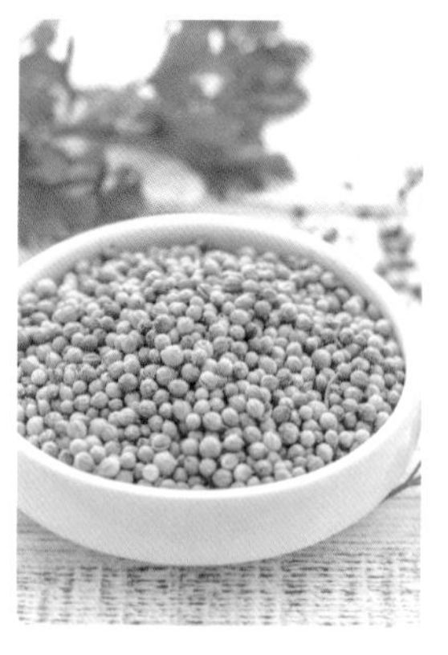

薰香／直接塗抹／內服

辛 ♦ | 溫 ♦

芫荽之組成成分有 80％為單萜醇類，是從芫荽的種子萃取，有極佳之鎮痛功能，可以減輕神經痛、風濕痛、痛經、頭痛等。芫荽對於體虛氣弱者是一種柔和的刺激劑，能提升脾胃之氣、心臟及血液循環，可改善慢性疲勞之身心狀態；溫暖全身，緩解肌肉痠痛、抽筋、風濕性關節炎等。

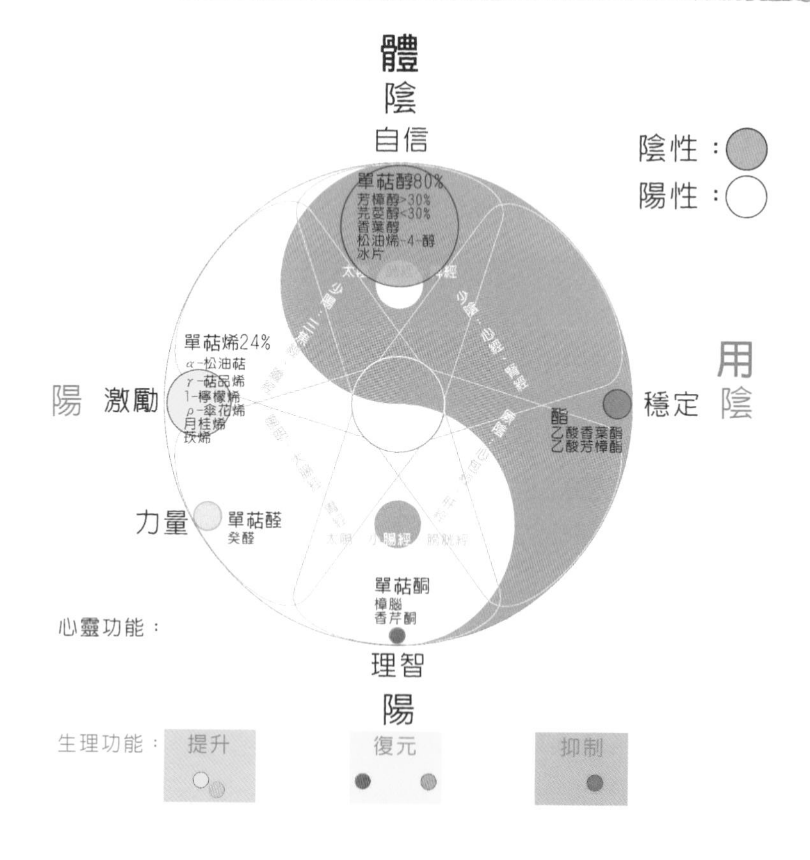

緩解症狀

芫荽具有止痛、抗菌、淨化、抗發炎、抗痙攣、鎮靜、抗氧化、抗風濕之特性；大量使用芫荽可使人昏沉，建議謹慎的使用。

生理屬性

其生理功能有極佳之復元作用，其他有提升、抑制（少量）作用；主要作用於消化、激素系統。

心理作用

在褚氏太極上對心靈帶來強大之自信功能，其他心靈功能尚有激勵、力量（少量）、穩定（少量）等功能。

中醫觀點

性味：辛、溫

歸經：肺、脾、腎經

主治：發汗透疹／健胃消食

1. 促進消化、消脹氣
2. 利尿通便
3. 祛風解毒

運用經脈之功能

1. **脾、胃、大腸經：**芫荽作用於脾、胃、大腸經，有極佳之抗痙攣性，腸胃痙攣引起之疼痛、腹瀉，痔瘡、疝痛、口臭等。
   ☑**適用病症：**消除脹氣、食欲不振、消化不良。
2. **肺經：**芫荽入肺經，可用於「透發風疹」，幫助痲疹時讓紅疹順利透發；
   ☑**適用病症：**寒性之流感或感冒。
3. **腎經：**芫荽入腎經，可刺激雌激素分泌，提升生殖系統功能。
   ☑**適用病症：**月經不調、不孕症。

28 芫荽葉（Cilantro）

Coriandrum sativum L.

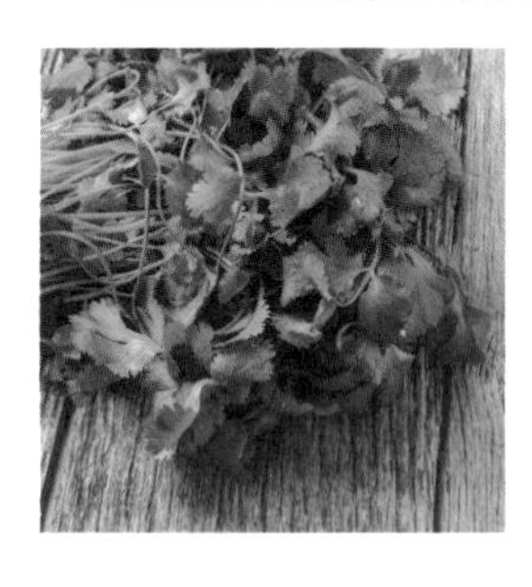

薰香／直接塗抹／內服

辛 | 溫

芫荽葉又名香菜，是從芫荽的葉片中萃取，常用於烹飪之調味，特別有利於消化的問題，也被認為是刺激雌激素的食物，從而解決婦科問題。

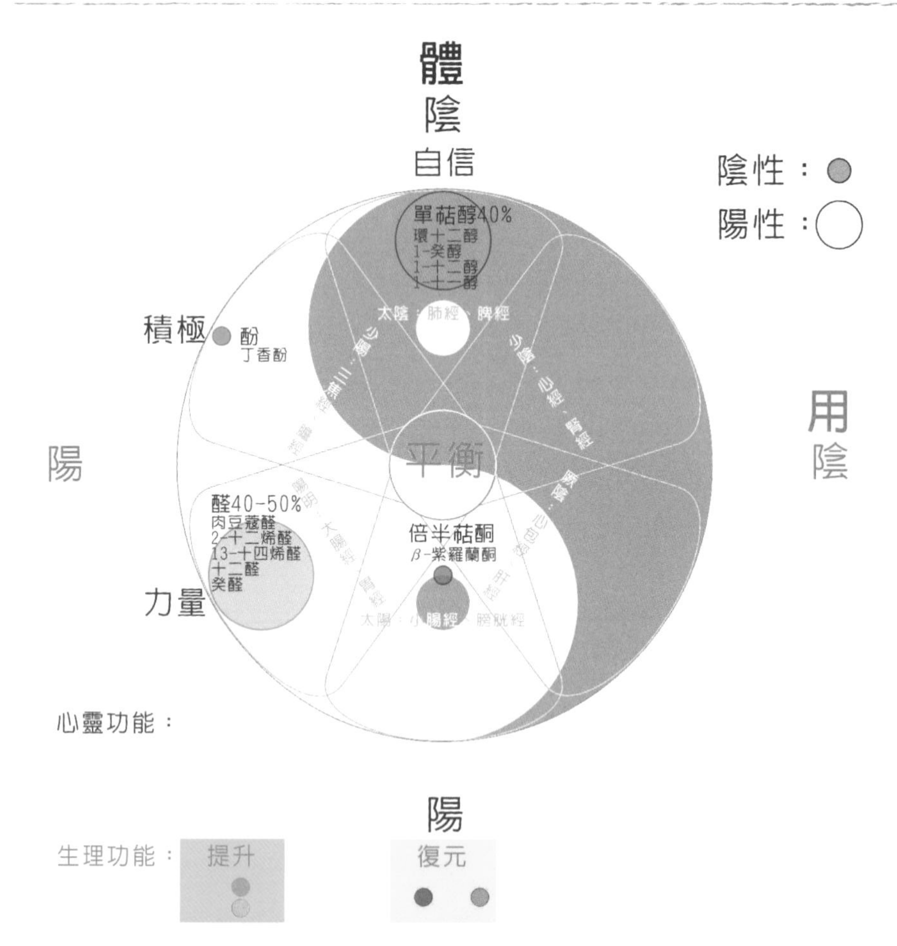

心靈功能：

陽

生理功能：提升　復元

緩解症狀

芫荽葉具有抗氧化、抗菌、抗真菌、保護皮膚、解毒劑之特性。

生理屬性

其生理功能有提升、復元作用。

心理作用

芫荽葉組成成分在褚氏太極上為心靈帶來力量及自信，可減輕焦慮及助眠。

中醫觀點

性味：辛、溫

歸經：肺、脾、胃經

主治：發汗透疹／感冒無汗

1. 健脾消脹
2. 外感

運用經脈之功能

1. **脾、胃、大腸經：**芫荽葉作用於脾、胃、大腸經，促進身體解毒及排毒功能。它抗氧化效果比芫荽更好，有助於清除體內的自由基、重金屬。尤其是幫助排出肝、腎中較難清除的毒素。
   ☑**適用病症：**可用於幫助消化、消除脹氣、食慾不振等。
2. **肺經：**芫荽葉入肺經，可用於「透發風疹」，幫助麻疹時讓紅疹順利透發。
   ☑**適用病症：**可用於寒性之流感或感冒。

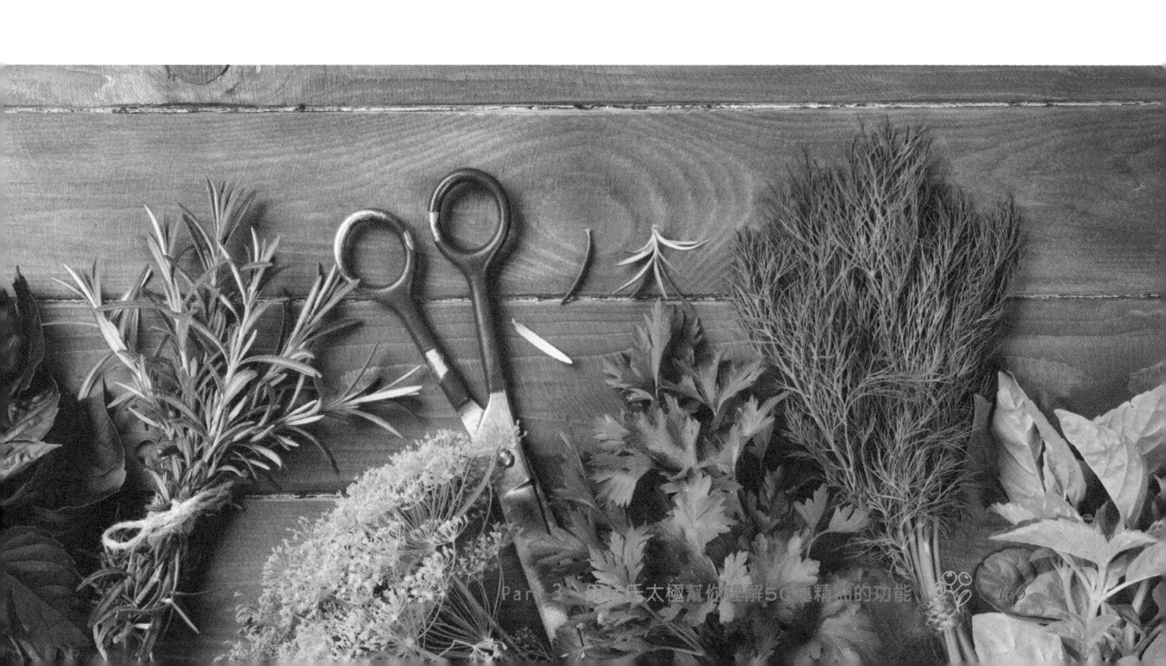

29 桂皮（Cassia）

Cinnamomum cassia

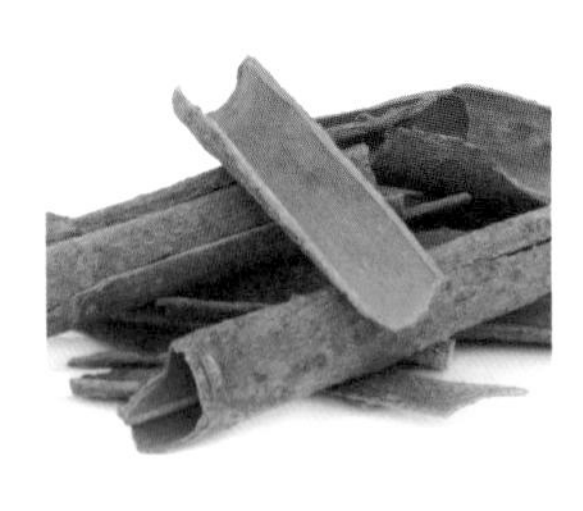

薰香／稀釋塗抹／內服

(辛)● | (甘)● | (熱)●

又稱為「中國肉桂」，桂皮萃取自樹皮，常用於烹飪。其組成成分有 85%為肉桂醛類，對於皮膚較為刺激，通常會混合其他精油少量使用。桂皮是一種溫暖感的精油，可以促進血液循環及維持健康的免疫功能。作用於消化系統，可減少噁心感。

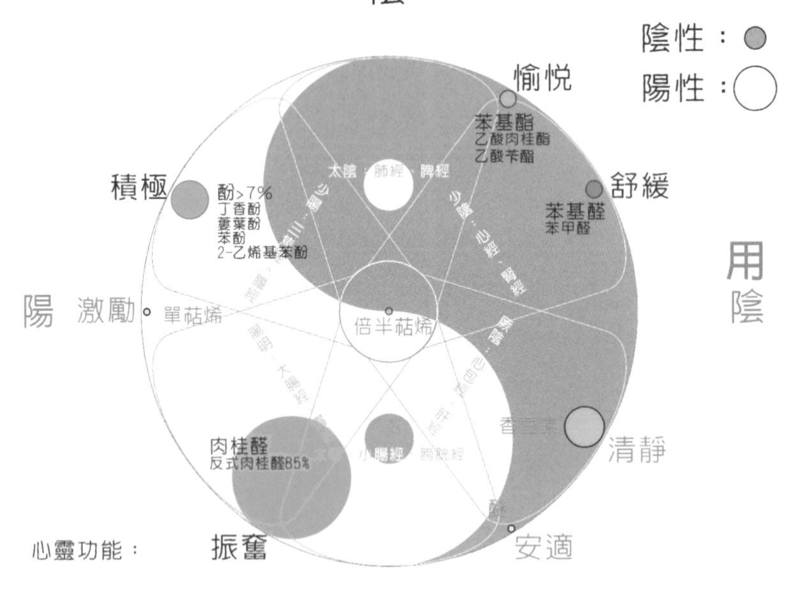

陽

生理功能：

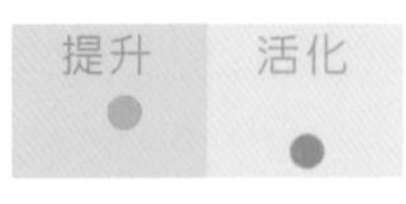

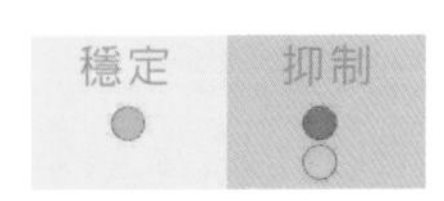

緩解症狀

桂皮具有抗菌、抗真菌、消毒。

生理屬性

其生理功能有活化、提升、穩定（少）、抑制（少）作用。

心理作用

在褚氏太極上為心靈帶來強大之振奮作用，其他之心靈功能尚有積極、清靜（少）等。

中醫觀點

性味：辛、甘、熱

歸經：腎、脾、心、肝經

主治：補火助陽／引火歸源／散寒止痛／活血通經／溫經止痛／暖脾祛寒

1. 陽痿、宮寒、閉經、痛經
2. 腰膝冷痛、腎虛作喘、陽虛
3. 心腹冷痛、虛寒吐瀉

運用經脈之功能

1. **脾、胃、大腸、小腸經：**桂皮入脾經，作用於腸胃系統，可平衡體內血糖、血脂之代謝。

   ☑**適用病症：**可用於溫胃、止嘔、腹瀉、消化不良等。
2. **腎經：**桂皮入腎、膀胱經，溫腎助陽。

   ☑**適用病症：**可用於提升性功能如陽痿，女性寒凝氣滯引起的痛經或提早停經，腎病，腰背冷痛、四肢冰冷、風濕性關節炎。
3. **心經：**桂皮入心經，可暖身、提升血液循環，改善循環不良。

   ☑**適用病症：**用於心臟衰弱；可鎮靜神經，改善抑鬱症等。

30 肉桂（Cinnamon）

Cinnamomum zeylanicum

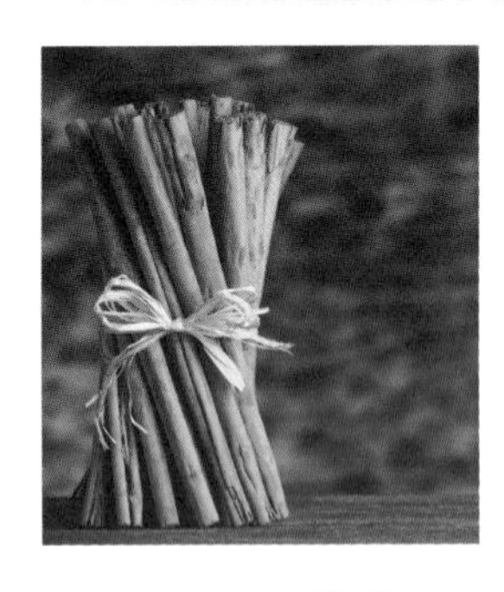

薰香／稀釋塗抹／內服

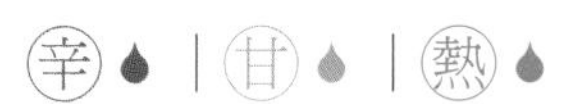

又稱為「錫蘭肉桂」，肉桂一般偏愛萃取自樹葉的肉桂精油，肉桂醛類較低，避免嚴重的皮膚過敏，會加入柑橘類精油調合降低刺激性。主要作用於免疫系統，可升高體溫，有效減輕流行性感冒的症狀。

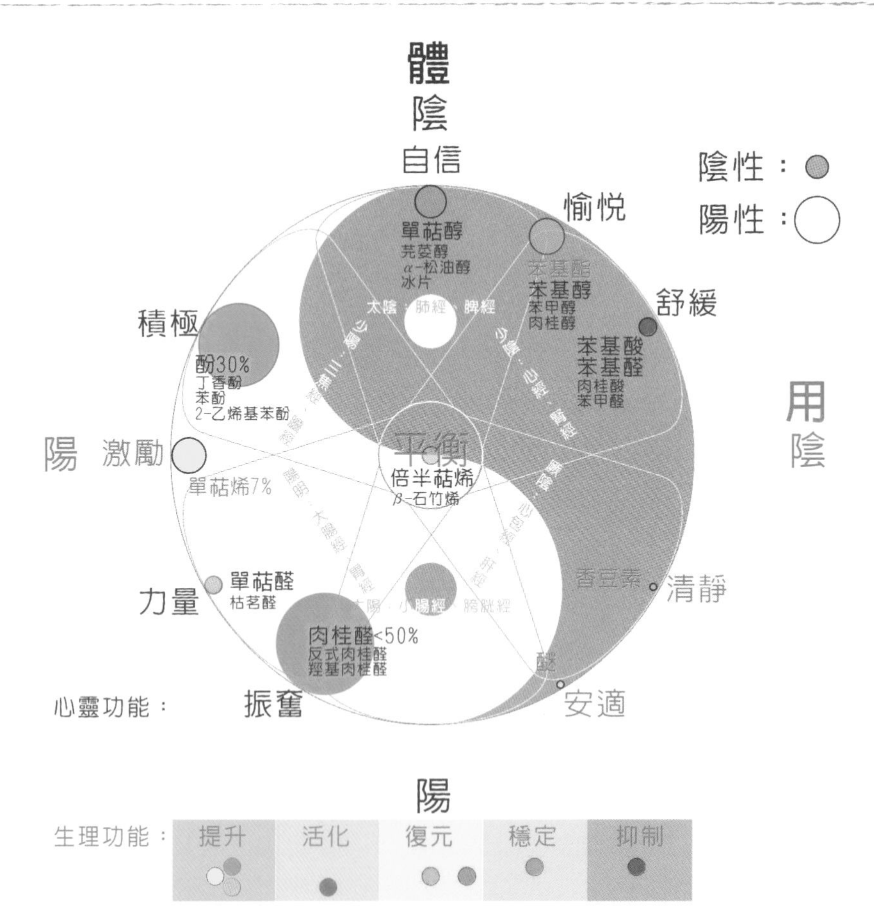

緩解症狀

肉桂具有抗菌、抗真菌、抗病毒、抗發炎、抗感染、抗痙攣、刺激免疫系統、增強其他精油之活性。

生理屬性

生理功能有極佳的活化、提升功能及少量的復元、穩定、抑制功能。

心理作用

肉桂之組成成分在褚氏太極上對心靈具有極佳的振奮功能，心靈功能尚有積極、激勵、少量的愉悅、自信等功能。

中醫觀點

性味：辛、甘、熱

歸經：心、脾、肺、腎經

主治：補陽除寒／暖脾胃／通血脈

1. 治命門火衰[5]，肢冷脈微
2. 腹痛泄瀉，寒疝，腰膝冷痛
3. 月經失調，暖子宮，上熱下寒

運用經脈之功能

1. **脾、胃、大腸、小腸經：**肉桂入脾經，具有抗痙攣作用，可舒緩腸胃道痙攣；保護胰腺，調節血糖。
   ☑**適用病症：**如腹痛腹瀉、脹氣、反胃、嘔吐。
2. **腎經：**肉桂入腎、膀胱經，溫腎助陽，暖子宮，減輕痛經，調節過少的月經流量；具刺激性慾、催情作用。
   ☑**適用病症：**可用於改善性冷感、陽痿等症狀。
3. **心經：**肉桂入心經，可補心氣，用於心臟衰弱；可鎮靜神經，改善抑鬱症；可暖身、提升血液循環。
   ☑**適用病症：**改善身體循環不良、肌肉痠痛、風濕性關節炎等。
4. **肺經：**肉桂入肺經，為強抗菌劑，可解表裡之寒症，提升免疫系統。
   ☑**適用病症：**減輕感冒、發燒、咳嗽之症狀。

❺ 命門火衰是一種病證名，即指腎陽衰微的病理現象。腎陰和腎陽相互依存，故命火衰多由元氣虛弱或腎精耗傷所致。

31 丁香（Clove）

Eugenia caryophyllata

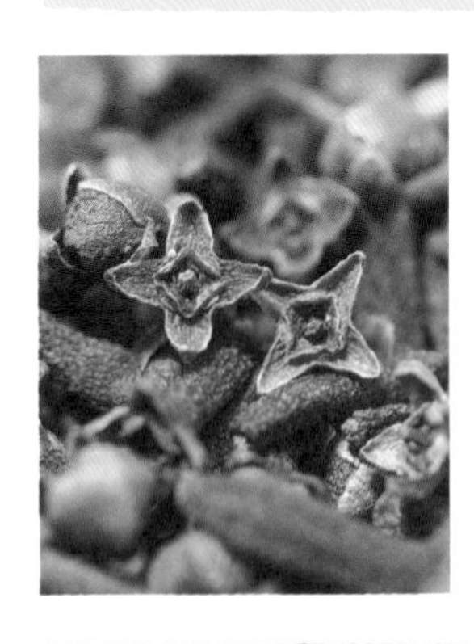

薰香／稀釋塗抹／內服

(辛) | (溫)

丁香之組成成分有 85%為酚類，在褚氏太極上對心靈具有極佳的積極功能；主要作用於心血管、消化、免疫、呼吸系統。丁香是極佳之止痛劑，用於牙痛、麻醉、神經痛、風濕痛、關節痛、緊張型頭痛等。

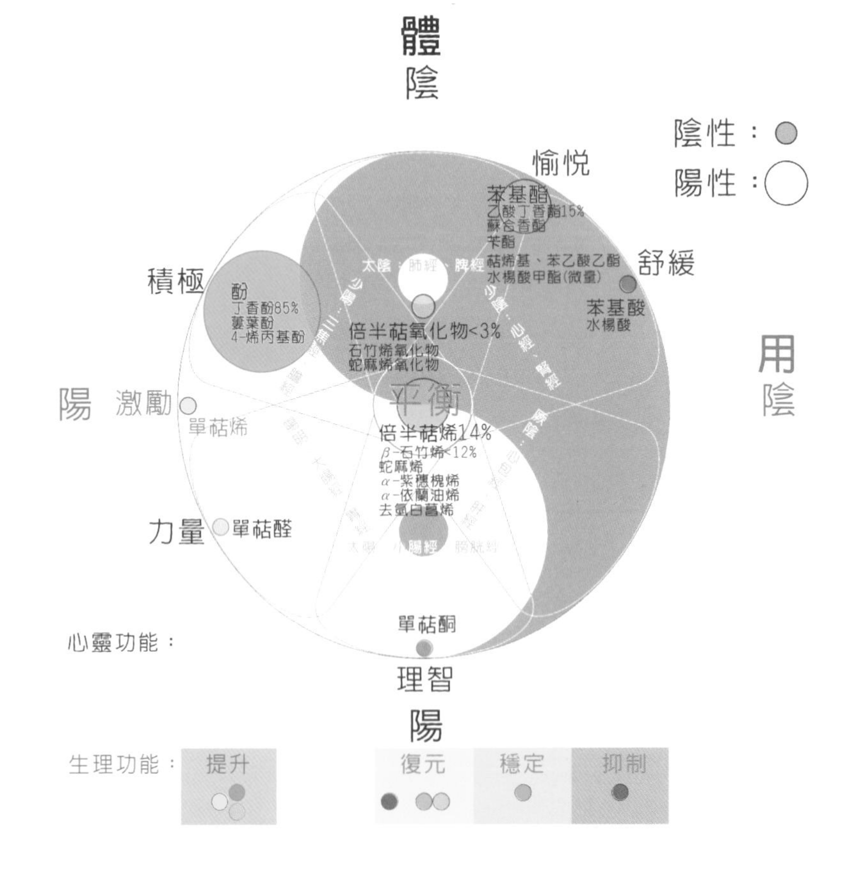

緩解症狀

丁香具有止痛、抗菌、抗真菌、抗病毒、抗氧化、抗發炎、抗感染、抗寄生蟲、消毒，刺激免疫系統、驅蟲、降低吸菸成癮性等。

生理屬性

生理功能有極佳的提升功能及少量的復元、穩定、抑制功能。

心理作用

丁香之組成成分在褚氏太極上對心靈具有極佳的積極功能，可改善記憶力、使情緒積極向上，心靈功能尚有平衡、愉悅、舒緩（少）等功能。

中醫觀點

性味：辛、溫

歸經：脾、胃、腎、肺經

主治：降氣止呃／溫中散寒止痛／溫腎助陽

1. 治胃寒呃逆、脘腹痛、嘔吐、反胃。
2. 痢疾、心腹冷痛、疝氣、癬症。
3. 牙痛。

運用經脈之功能

1. **脾、胃、大腸經：**丁香入脾、胃、大腸經，作用於消化系統，具有抗痙攣作用。

   ☑**適用病症：**用於胃脹打嗝、腹瀉、腸痙攣、噁心嘔吐、口臭、疝氣、腹痛等。
2. **肺經：**丁香入肺經，具有強抗感染力；亦可用於皮膚之抗菌（真菌、病毒、念珠菌、細菌）。

   ☑**適用病症：**用於預防呼吸道感染、發燒、氣喘、支氣管炎、瘟疫、霍亂、大腸炎、淨化空氣等；瘡、病毒疣、單純性疱疹、雞眼、潰瘍、蚊蟲叮咬、脂肪瘤、疥癬、蕁痲疹等。
3. **腎經：**丁香入腎經，可平衡激素及代謝，可用於甲狀腺功能低下及甲狀腺腫。

   ☑**適用病症：**用於腎陽不足造成的陽痿、腰膝無力、性冷感以及女性的寒濕白帶。

32 牛至（Oregano）

Origanum vulgare

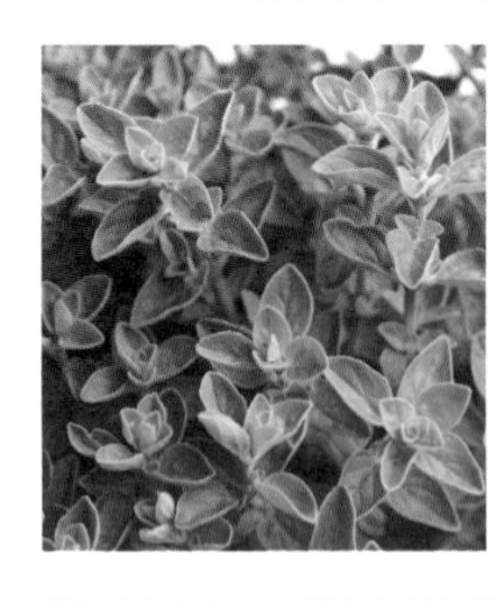

薰香／稀釋塗抹／內服

(辛) | (溫)

牛至之組成成分有 80%為酚類，在褚氏太極上對心靈具有極佳的積極功能。牛至有益於肌肉骨骼系統，可暖身，促進血液循環，緩解肌肉疼痛、關節痛、肌腱炎、腕隧道症候群、痛經等。

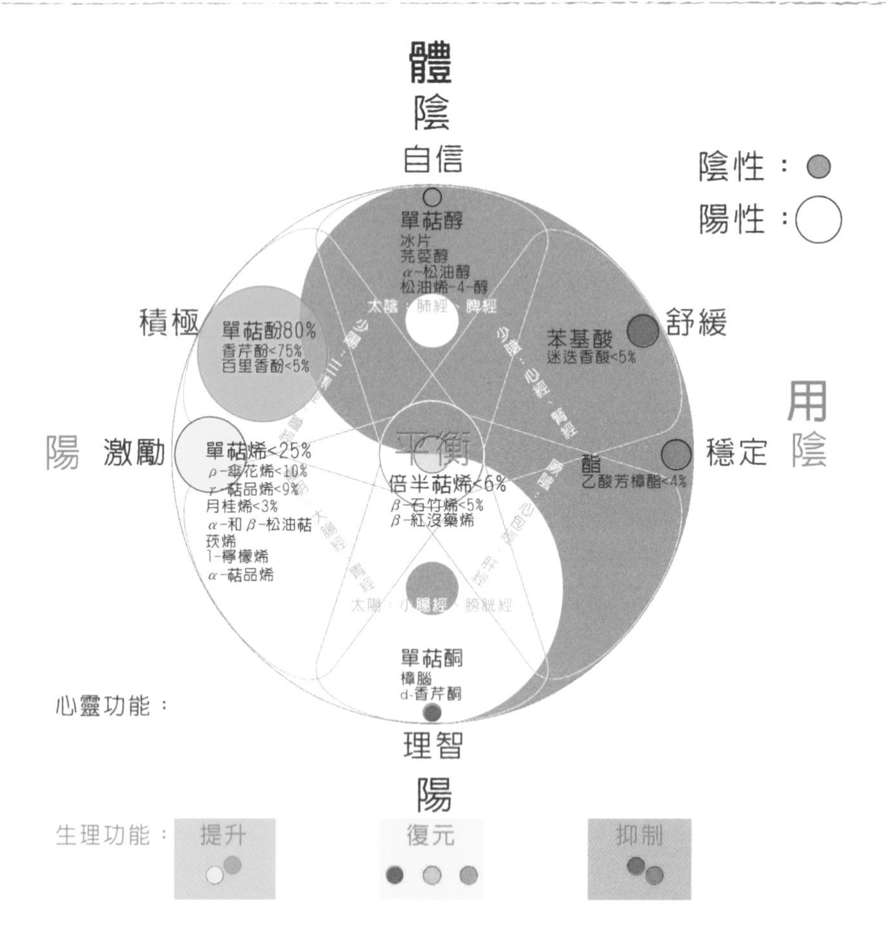

緩解症狀

牛至具有止痛、抗菌、抗真菌、抗病毒、抗氧化、抗發炎、抗感染、抗寄生蟲、消毒，刺激免疫系統、發汗、利尿等。

生理屬性

有極佳的提升功能及少量的復元、抑制功能；主要作用於免疫、呼吸系統、肌肉及骨骼系統。

心理作用

牛至在褚氏太極上對心靈具有極佳的積極功能，心靈功能尚有激勵、平衡、舒緩（少量）、穩定（少量）等功能。

中醫觀點

性味：辛、溫

歸經：脾、肺、膽經

主治：發汗解表／消暑化濕

1. 中暑
2. 感冒
3. 急性腸胃炎、腹痛

運用經脈之功能

1. **肺經：**牛至入肺經，是一種廣譜之強抗菌劑，用於對抗各種病毒、細菌、黴菌、念珠菌之感染；亦用於肺部感染。

   ☑**適用病症：**治療香港腳、雞眼、疣、陰道炎，或感冒、流感、肺炎、支氣管炎等。
2. **肺經：**牛至之作用如同抗組織胺，可減輕鼻黏膜腫脹；它可以提升免疫系統，增強免疫力。

   ☑**適用病症：**緩解鼻過敏、鼻息肉。
3. **脾、大腸、胃經：**牛至入脾、大腸、胃經，用於消化不良、噁心反胃。

   ☑**適用病症：**脹氣、腹痛、腹瀉。
4. **膽經：**牛至入膽經，保肝利膽。

   ☑**適用病症：**可用於黃疸、耳聾、耳鳴、耳痛、偏頭痛等。

33 佛手柑（Bergamot）

Citrus bergamia

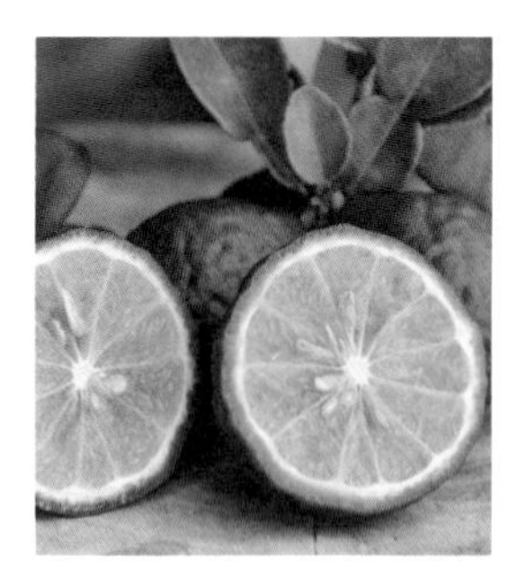

薰香／敏感肌膚需稀釋塗抹／內服｜光敏性精油

辛｜苦｜溫

佛手柑之組成成分以單萜烯和酯類主，能激勵、穩定心神；主要作用於消化系統、情緒、皮膚。佛手柑可對抗泌尿道系統發炎如尿道炎、膀胱炎、陰道炎等。

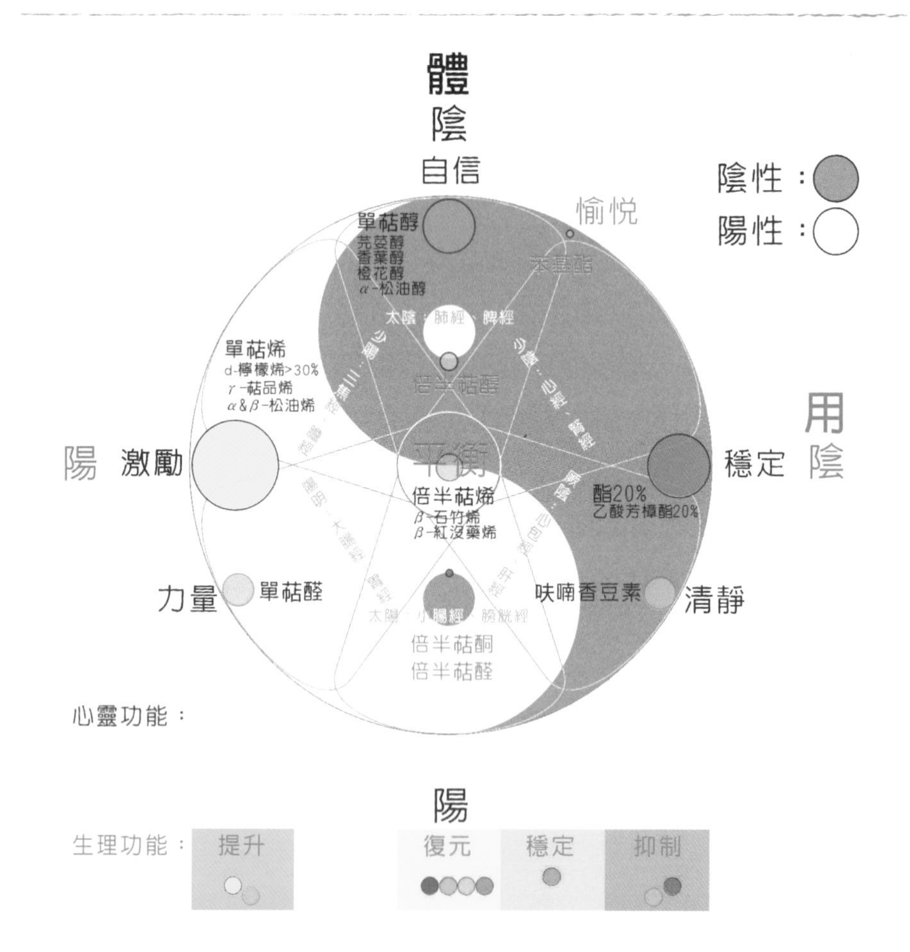

緩解症狀

佛手柑具有止痛、抗菌（鏈球菌和葡萄球菌感染）、抗真菌、抗病毒、抗發炎、抗感染、抗寄生蟲、抗痙攣、鎮靜等。

生理屬性

生理功能有極佳的提升、復元功能，其他尚有抑制功能。

心理作用

佛手柑之組成成分在褚氏太極上具有極佳的激勵及穩定功能，心靈功能尚有自信、清靜、平衡等功能，可用於緩解緊張、壓力、焦慮、憂鬱。

中醫觀點

性味：辛、苦、溫

歸經：肝、脾、肺經

主治：舒肝理氣／和胃止痛

1. 用於肝胃氣滯，胸脇脹痛
2. 胃脘痞滿
3. 食少嘔吐

運用經脈之功能

1. **肺經：**佛手柑入肺經，有化痰作用。
   ☑**適用病症：**用於發燒時退熱、咳嗽、支氣管炎、呼吸困難等。
2. **肺經：**佛手柑對唇疱疹病毒有抑制作用，對皮膚有抗菌作用。
   ☑**適用病症：**用於痤瘡、粉刺、濕疹、乾癬、脂漏性皮膚炎、癰疽、傷口等。
3. **脾經：**佛手柑入脾經，用於調整食慾、消脹氣。
   ☑**適用病症：**腹痛、食慾不振、嘔吐。
4. **肝經：**佛手柑入肝經，能舒肝理氣，安撫焦慮緊張、提振精神。
   ☑**適用病症：**用於經前緊張症候群、更年期症狀、失眠、膽結石、各種壓力等。

34 檸檬（Lemon）

Citrus limon

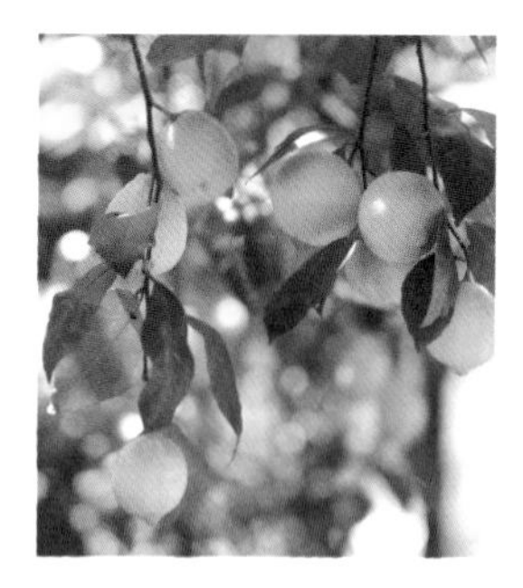

薰香／直接塗抹／內服｜光敏性精油

㊔苦 | ㊔溫

檸檬之組成成分有 90％為單萜烯類，在褚氏太極上對心靈具有極佳的激勵功能，能為身體提供防護，激勵全身系統，被視為抑制疾病傳染的萬靈丹，主要作用於消化、免疫、呼吸系統。

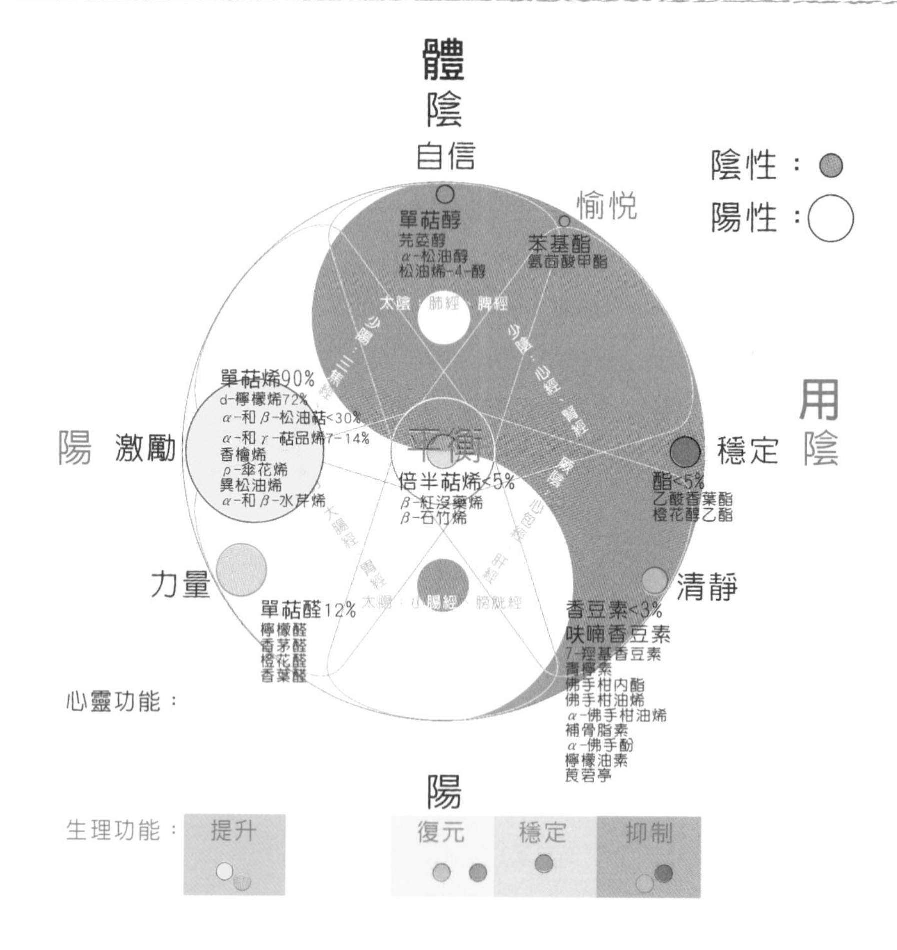

緩解症狀

檸檬具有抗癌、抗抑鬱、抗菌、抗真菌、抗氧化、抗病毒、提神、利尿等。

生理屬性

生理功能有極佳的提升功能，以及少量的復元、抑制、穩定功能。

心理作用

檸檬的單萜烯成分讓這支精油充滿陽性的特質，激勵心靈的功效非常好，心靈功能尚有力量、平衡、穩定、清靜等功能，能提升能量、使精神充沛，抗抑鬱。

中醫觀點

性味：苦、溫

歸經：肺、脾、胃、肝經

主治：疏滯／和胃／止痛／利尿／行氣化痰

1. 脾胃氣滯
2. 脘腹脹痛
3. 食慾不振

運用經脈之功能

1. **脾、胃、大腸經：**檸檬作用於脾、胃、大腸經，能促進消化，中和胃酸；亦可促進胰島素分泌，有利於控制血糖，並溶解脂肪團塊；具利尿作用，消除水腫。
   ☑**適用病症：**緩解胃食道逆流、火燒心、便秘等症狀，調節血糖。
2. **脾胃經：**檸檬能提升白血球功能，增強免疫力，對抗外傷及感染；並能止血，減少微血管破裂。
   ☑**適用病症：**用於貧血及壞血症。
3. **肝經：**檸檬入肝經，可淨化血液，增加毒素及痰濁之排除；能增加血液循環，可調節血壓，避免動脈粥狀硬化，並緩解靜脈曲張。
   ☑**適用病症：**用於肝病及兒童肝功能不足。
4. **肺經：**檸檬入肺經，具強抗菌性；可用於淨化美白皮膚，保護指甲，用於雞眼、疣、瘤等，亦可廣泛用於居家清潔殺菌。
   ☑**適用病症：**感冒、呼吸道感染、咳嗽、發燒、泌尿道感染。

35 萊姆（Lime）

Citrus aurantifolia

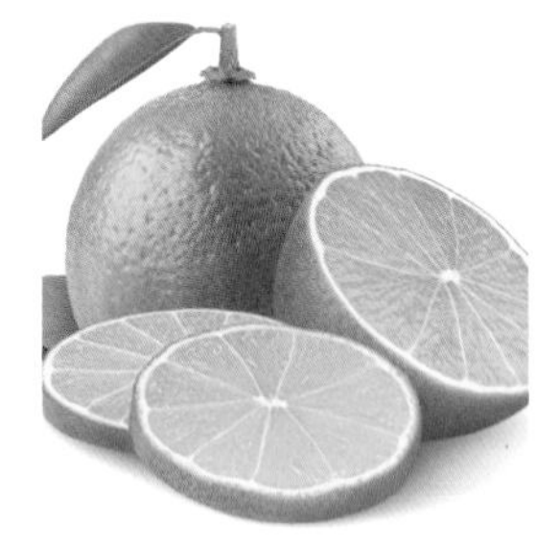

薰香／敏感肌膚需稀釋塗抹／內服｜光敏性精油

苦 ｜ 溫

萊姆之組成成分有 80％為單萜烯類，陽性特質居多，萊姆具有極佳之淨化功能，可用於酒精中毒及風濕痛，亦能廣泛應用於水、木材汙漬、口香糖、油脂之淨化。主要作用於消化、免疫、呼吸系統。

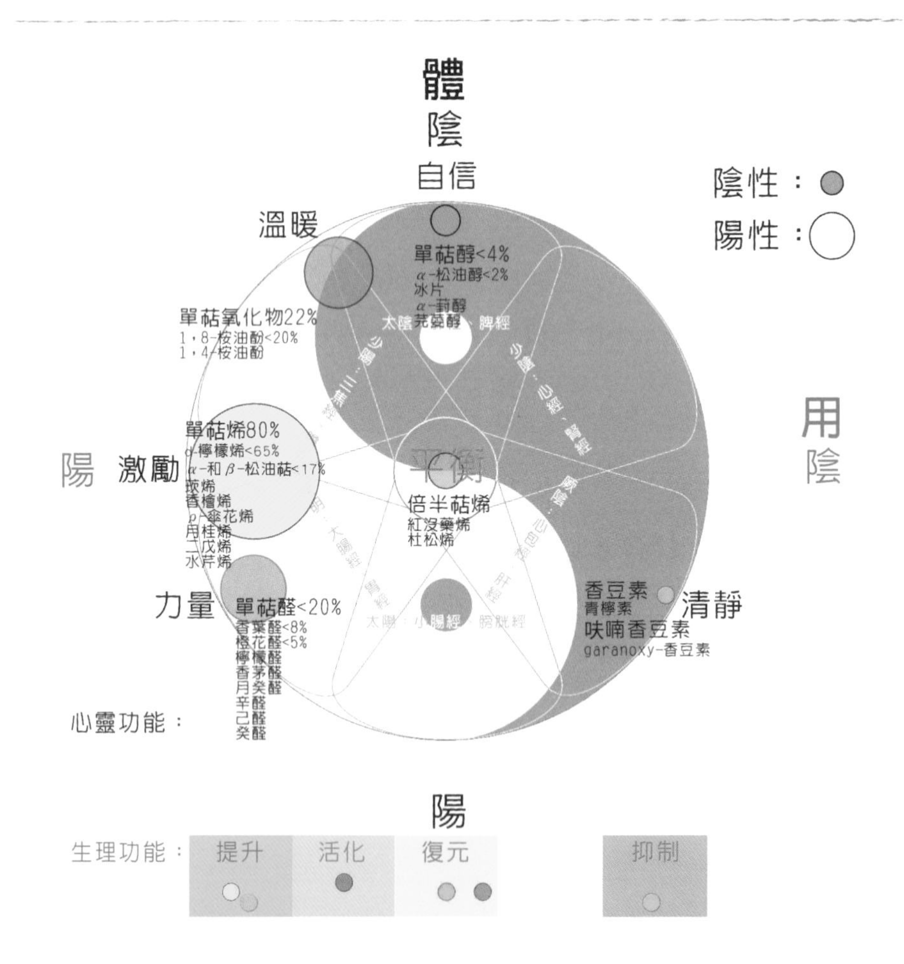

緩解症狀

萊姆具有抗癌、抗菌、抗病毒、抗氧化、消毒、淨化、烹飪之調味、恢復能量之功能。

生理屬性

生理功能有極佳之提升作用，以及活化、復元、抑制（少量）作用。

心理作用

萊姆在褚氏太極上對心靈具有極佳的激勵功能，心靈功能尚有力量、溫暖、平衡、自信等功能。

中醫觀點

性味：苦、溫

歸經：肺、脾、胃經

主治：

1. 清肺熱、外感解表
2. 化濕利水

運用經脈之功能

1. **肺經：**萊姆入肺經，可快速提升免疫力，縮短感冒之病程，並降低感染病毒、細菌之機率；對淋巴有促進排毒之作用，對皮膚有收斂、緊緻調理、保養指甲之功能。
   ☑**適用病症：**可用於發燒、咽喉痛、咳嗽、化痰、鼻竇炎等。
2. **脾、胃、大腸經：**萊姆作用於脾、胃、大腸經；緩解皮下微血管破裂，用於壞血病、貧血；能溶解脂肪團塊。
   ☑**適用病症：**可用於消化不良、刺激消化液的分泌，調節食慾、便秘。

36 野橘（Wild Orange）

Citrus sinensis

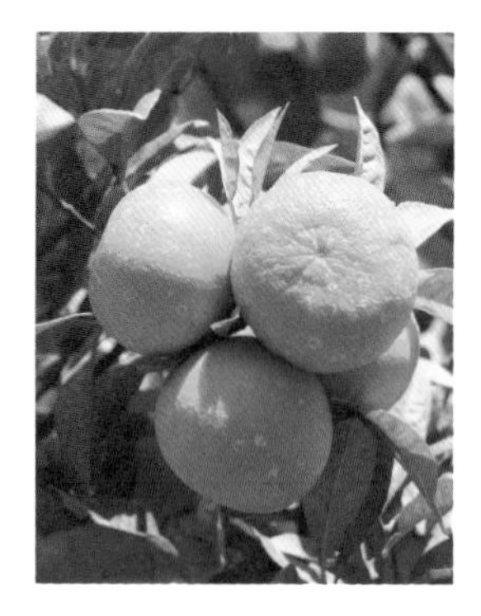

薰香／直接塗抹／內服｜光敏性精油

辛｜苦｜溫

野橘組成成分有95％為單萜烯類，主要作用於消化、免疫、情緒平衡、皮膚。野橘能鎮定緊張的情緒與改善失眠。尤於野橘精華萃取自果皮的精質，因此，要注意光敏性問題，塗抹在肌膚後，12小時內要避免陽光直曬。

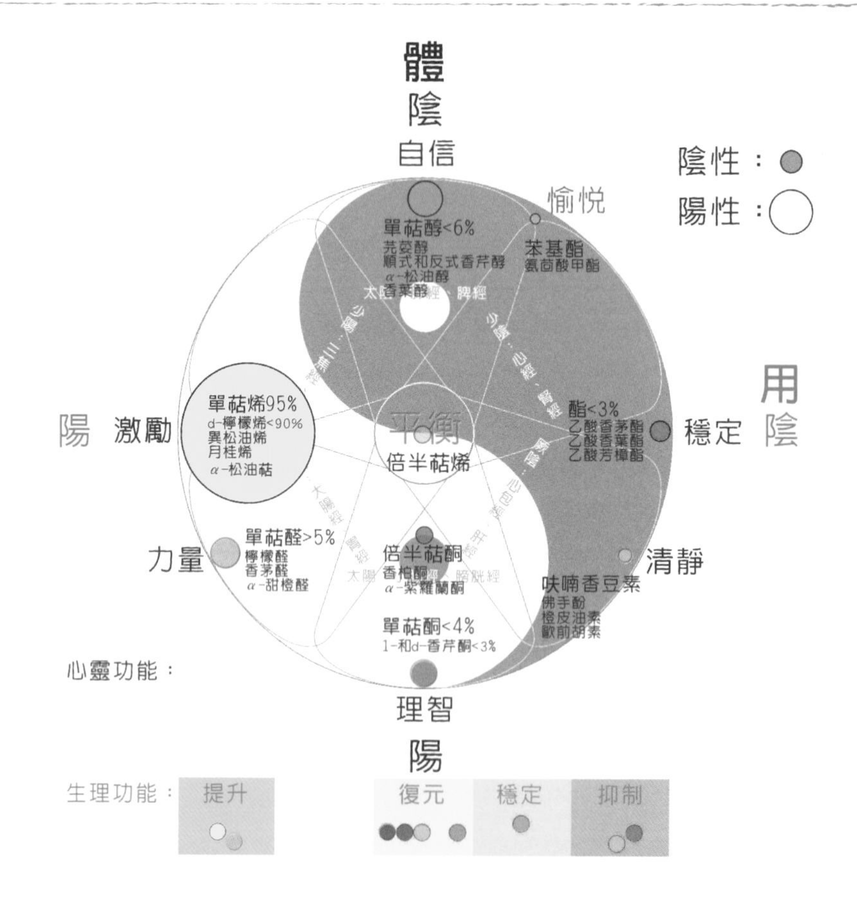

緩解症狀

野橘具有抗癌、消毒、抗憂鬱、抗痙攣、鎮靜、滋補之功能。

生理屬性

生理功能有極佳之提升作用，以及復元、抑制、穩定（少量）作用。

心理作用

在褚氏太極上對心靈具有極佳的激勵功能，心靈功能尚有平衡、力量、穩定（少量）等功能，有助於對抗憂鬱症、消除緊張，提升正面能量。

中醫觀點

性味：辛、苦、溫

歸經：肺、脾、心、肝經

主治：理氣健脾／燥濕化痰

1. 胸脘脹滿
2. 食少吐瀉
3. 咳嗽痰多

運用經脈之功能

1. **心經：**野橘入心經，能提神並鎮靜緊張的情緒。
   ☑**適用病症：**緩解因緊張造成的心悸、胸悶、心區疼痛、心臟痙攣、肋間神經痛、失眠、恐懼、戒毒癮等。
2. **肺經：**野橘入肺經，能清肺化痰；對皮膚組織有修復、抗皺之功能。
   ☑**適用病症：**用於發燒、感冒、咳嗽、咽喉炎、支氣管炎等。
3. **脾、胃、大腸、小腸經：**野橘作用於脾、胃、大腸、小腸經，能健胃、抗腸胃道痙攣；具燥濕化痰、利尿功能。
   ☑**適用病症：**能緩解因緊張造成的腹痛、腹瀉、腸躁症、胃酸逆流；用於降膽固醇、肥胖症、水腫等。
4. **肝膽經：**野橘入肝膽經，可促進肝膽功能；亦可改善子宮脫垂、脫肛、痔瘡便血等。
   ☑**適用病症：**黃疸、壞血病。

37 葡萄柚（Grapefruit）

Citrusxparadisi

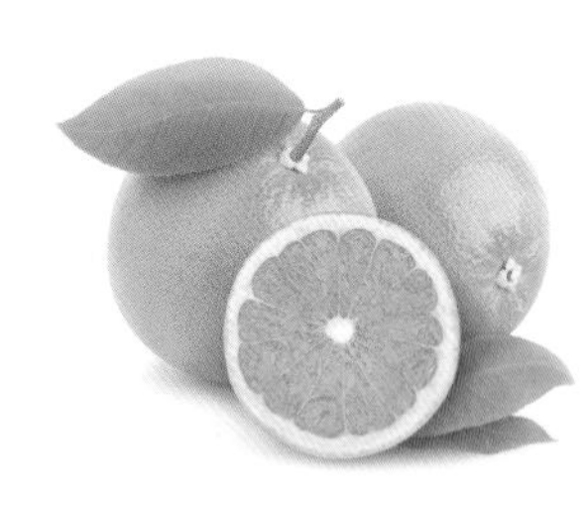

薰香／直接塗抹／內服｜光敏性精油

(辛)｜(甘)｜(溫)

葡萄柚含 95%之單萜烯類，為柑橘類精油中含量最高者。主要作用於心血管系統。使用過後 24 小時內，避免暴露在強烈的陽光下，可能會造成皮膚刺激。

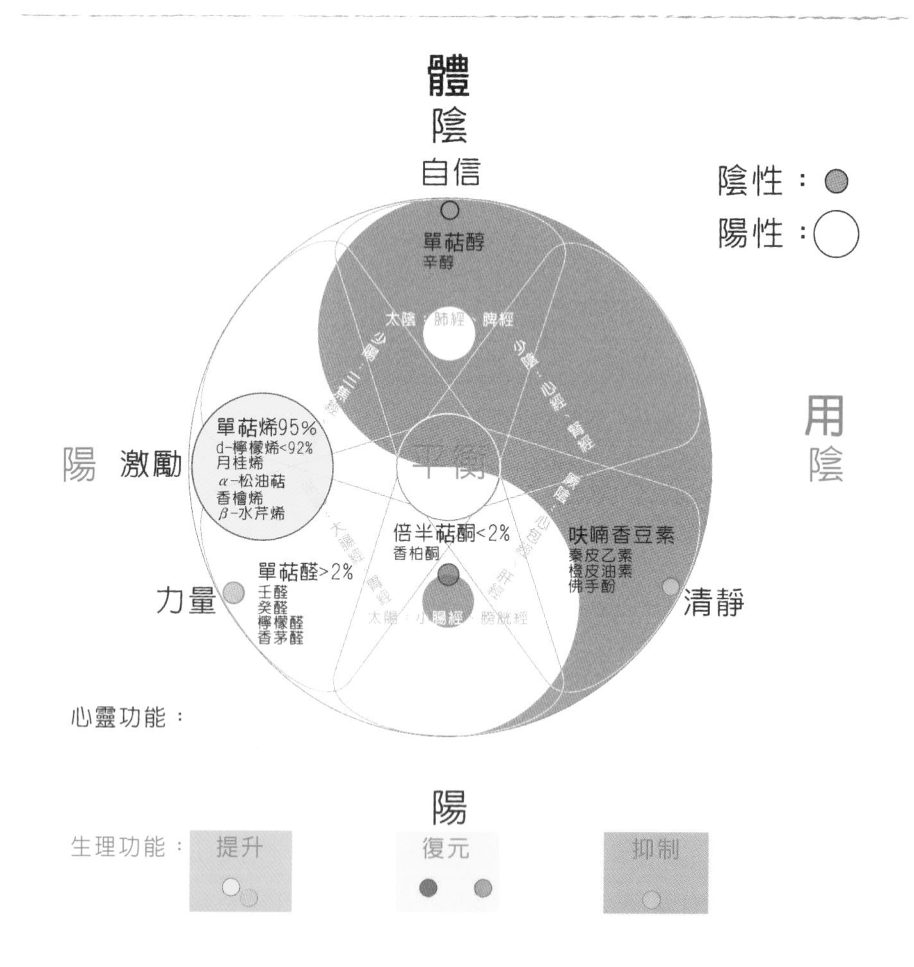

緩解症狀

葡萄柚有抗憂鬱、殺菌、消毒、化痰、利尿、滋補等特性。

生理屬性

生理功能有全面提升之作用，以及少量的復元、抑制作用。

心理作用

在褚氏太極上表現對生理及心靈帶來強大之激勵作用，心靈功能尚有少量的力量、清靜、理智及自信。

中醫觀點

性味：辛、甘、溫

歸經：脾、三焦、心包、膽經

主治：

1. 化痰利濕、消脂
2. 健脾

運用經脈之功能

1. **心包經：**葡萄柚入心包經，可在身心承受各種壓力下使用，能穩定中樞神經，消除緊張，降低沮喪感。

   ☑**適用病症：**對抗憂鬱症、幫助戒除藥癮，並緩解時差造成之不適。

2. **三焦經：**葡萄柚入三焦經，具利尿及解毒功能，可在身體組織中行氣，並發揮它利濕化痰的功效，推動淋巴液，讓身體組織中滯留之體液以及脂肪能流通代謝，可溶解脂肪團塊。葡萄柚之淨化功能，能加速腎臟、血液、淋巴系統之排毒。

   ☑**適用病症：**常用於代謝異常如肥胖症、水腫等症；或針對排除肌肉乳酸堆積、蜂窩性組織炎等。

3. **脾經：**葡萄柚入脾經，能調節食慾，讓過盛之食慾下降，同時讓食慾不振者提升食慾；葡萄柚非常適合懷孕期婦女使用，可消除水腫、控制體重以及緩解懷孕時期的焦慮等。

   ☑**適用病症：**消水腫、控制體重、緩解焦慮。

4. **膽經：**葡萄柚入膽經，能刺激膽汁分泌，消解膽結石，同時能利肝。

   ☑**適用病症：**膽結石。

38 尤加利（Eucalyptus）

Eucalyptus radiata

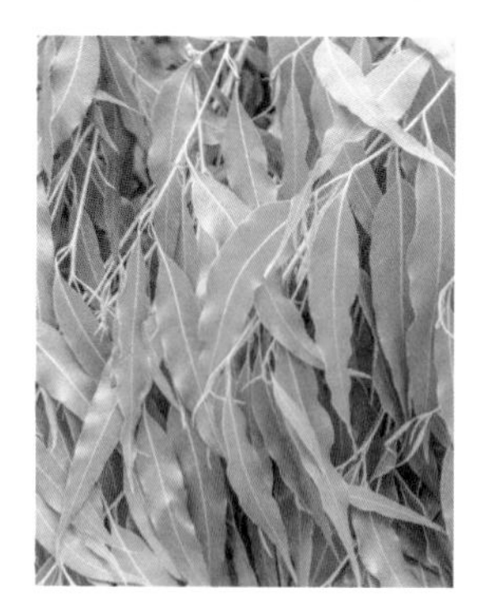

薰香／敏感肌膚需稀釋塗抹

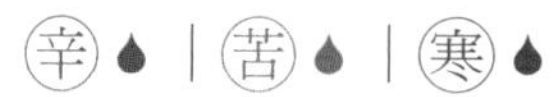

尤加利能改善血液循環，減輕局部充血，緩解肌肉疲勞、關節炎、肌腱炎等。主要作用於呼吸系統及皮膚。史密斯尤加利是最適合幼童使用的尤加利精油，可以在流感盛行時嗅吸使用，能夠強化人體免疫系統。

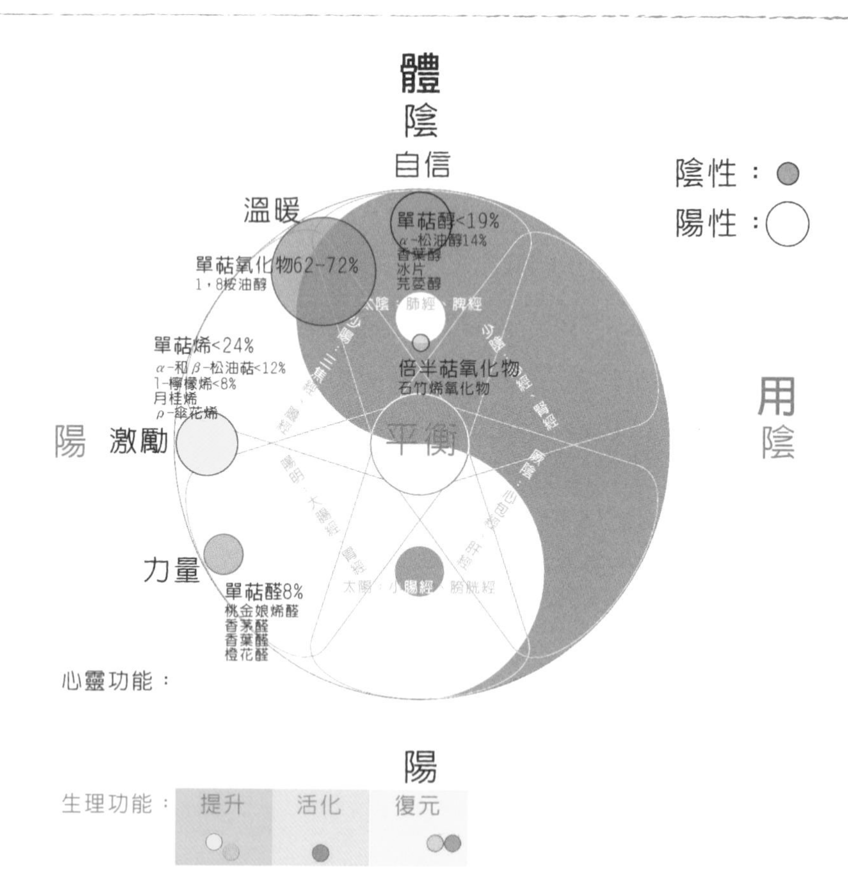

緩解症狀

尤加利具有止痛、抗菌、驅蟲、抗感染、抗發炎、抗病毒、祛痰之功能。

生理屬性

生理功能有極佳的活化功能，以及提升、復元功能。

心理作用

尤加利在褚氏太極上對心靈具有極佳的溫暖功能，心靈功能尚有激勵、激勵、自信、力量等功能。

中醫觀點

性味：辛、苦、寒

歸經：肺經

主治：清熱解毒

1. 疏風解表、利尿
2. 去痰

運用經脈之功能

1. **肺經：**尤加利入肺經，具有極強的抗菌及抗病毒功能，可祛痰、消炎、止痛，清熱降溫，能廣泛地運用在呼吸道所有症狀。

   ☑**適用病症：**感冒發燒、頭痛、咳嗽、鼻炎、鼻塞、氣喘、花粉熱、過敏、中耳炎等。
2. **肺經：**尤加利具抗病毒作用，並有止痛效果。

   ☑**適用病症：**可用於治療單純性疱疹病毒引起的口唇疱疹和生殖器疱疹、以及帶狀疱疹引起的水泡及神經痛、痲疹、猩紅熱等。
3. **肺經：**尤加利是極佳的免疫刺激劑，適合經常感到疲倦、容易感冒的人使用；有殺菌及療傷功效。

   ☑**適用病症：**用於傷口發炎、潰瘍、燙傷等。
4. **三焦經：**尤加利具有利尿功能，可用於生殖泌尿感染。

   ☑**適用病症：**膀胱炎、腎臟炎、陰道炎等。

39 苦橙葉（Petitgrain）

Citrus aurantium

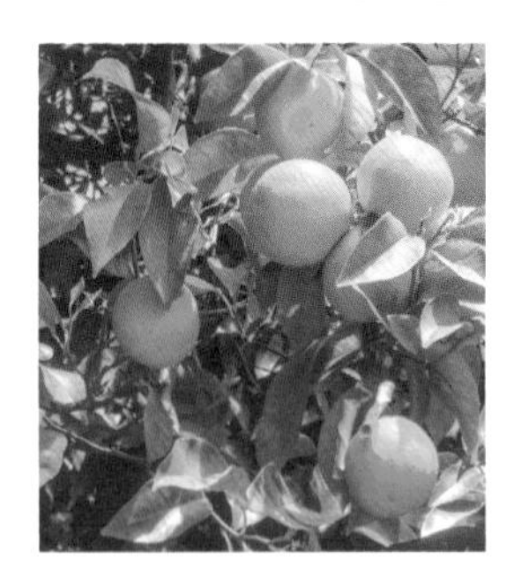

薰香／敏感肌膚需稀釋塗抹／內服

辛 | 甘 | 苦 | 溫

苦橙葉也能幫助重振精神，調整被情緒影響的身體節奏，主要作用於情緒平衡；而苦橙葉精油能夠降化血液，幫助降血壓；另外，苦橙葉針對痤瘡（青春痘）也有非常好的治療效果。

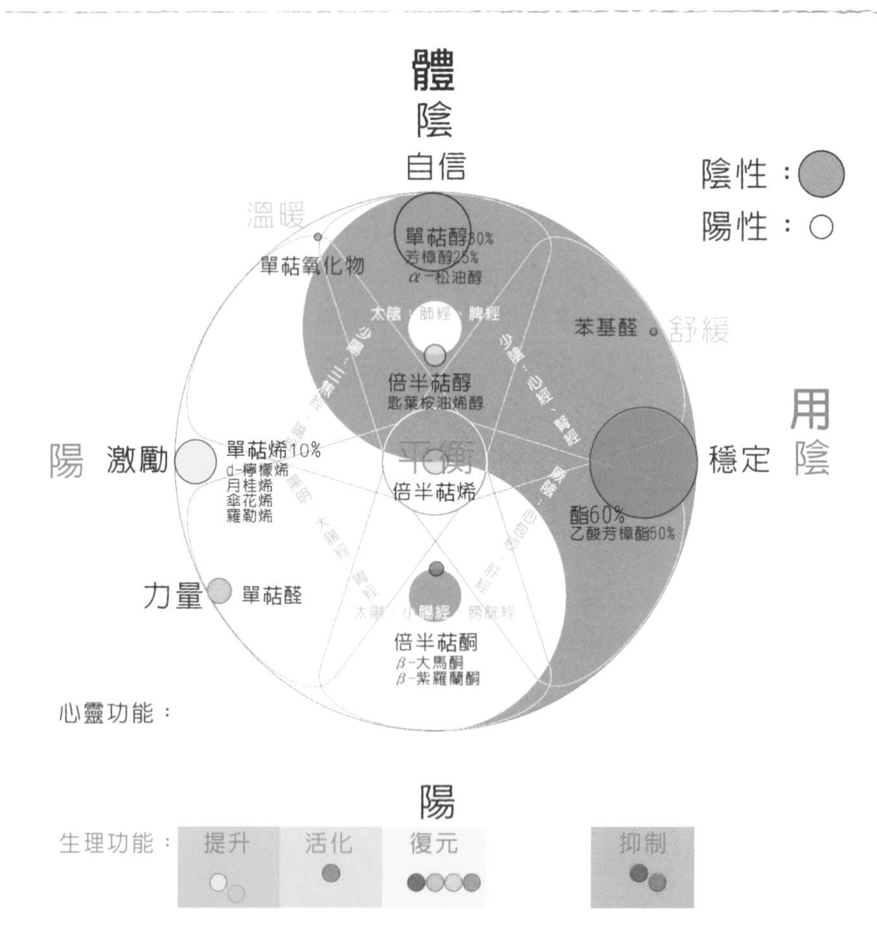

緩解症狀

苦橙葉有抗菌、消毒、抗感染、抗發炎、抗氧化、抗痙攣、除臭等特性。

生理屬性

生理功能有極佳的抑制、復元功能，以及提升及少量的活化功能。

心理作用

苦橙葉之組成成分在褚氏太極中表現極佳之穩定功能，同時具有自信、平衡、激勵及少量的力量功能。

中醫觀點

性味：苦、辛、甘、溫
歸經：心、脾、肺經
主治：

1. 鎮靜安神
2. 健脾舒肝

運用經脈之功能

1. **心經：**苦橙葉入心經，可平衡情緒，有助於刺激心智，提升注意力，幫助記憶，令人心情開朗，為神經系統帶來激勵及鎮靜之雙重作用；能安神助眠，緩和快速的心跳，調理呼吸節律。
   ☑**適用病症：**安撫憤怒、恐慌、憂鬱的情緒。
2. **心經：**苦橙葉具化瘀性，可淨化血液。
   ☑**適用病症：**幫助降血壓。
3. **肺經：**苦橙葉入肺經，其擁有令人愉悅之香氣，常廣泛使用於香水及化妝品中。
   ☑**適用病症：**可用於呼吸困難、祛痰、粉刺、痤瘡、雀斑、油性肌膚及頭皮。
4. **脾、胃、大腸經：**苦橙葉作用於脾、胃、大腸經。
   ☑**適用病症：**用於胃痛、噁心、消化不良、腸胃脹氣、膽結石、脾腫大、腹瀉、調節食慾等。
5. **腎經：**苦橙葉可影響生殖系統，其活血化瘀性。
   ☑**適用病症：**可用於通經、月經排出不暢、月經過多等。

40 冬青（Wintergreen）

Gaultheria fragrantissima / procumbens

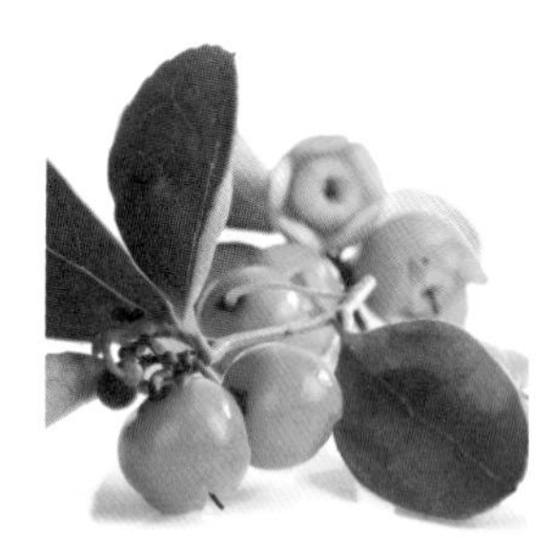

薰香／敏感肌膚需稀釋塗抹

苦 ｜ 澀 ｜ 涼

冬青之組成成分＞90％為水楊酸甲酯，主要作用於肌肉和骨骼系統。冬青表現極顯著之止痛及抗發炎作用，其作用類似可體松（Cortisone），可緩解發炎現象（紅、腫、熱、痛），有消炎鎮痛作用。

體
陰

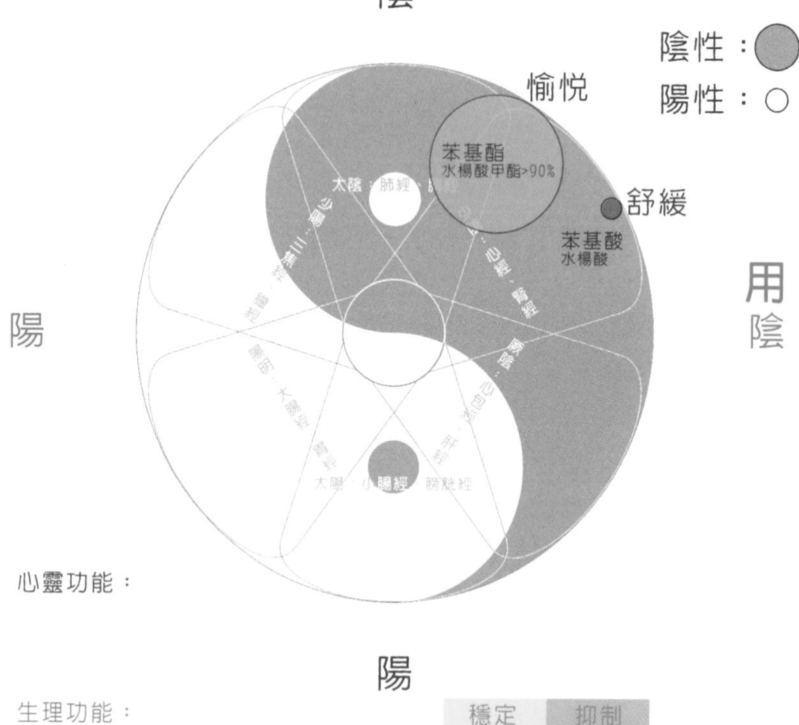

生理功能：

穩定	抑制
●	●

緩解症狀

冬青有止痛、抗發炎、抗風濕、抗痙攣、防腐、利尿、消毒、提升血液循環等特性。

生理屬性

生理功能有極佳的穩定及少量的抑制功能。

心理作用

在褚氏太極上對心靈具有極佳的愉悅及少量的舒緩功能。

中醫觀點

性味：苦、澀、涼

歸經：腎經

主治：祛風活絡／消腫止痛

1. 跌打損傷、接骨
2. 去瘀

運用經脈之功能

1. **腎經：**冬青入腎經，有極佳之行氣止痛、活血通絡特性，主要作用於肌肉骨骼系統。

   ☑**適用病症：**用於風濕、肌肉急慢性疼痛、關節炎、肌腱炎、抽筋、骨骼疼痛、骨質疏鬆等。
2. **膀胱經：**冬青作用於膀胱經，有抗發炎及利尿化濕之特性。

   ☑**適用病症：**用於膀胱感染、尿道炎、水腫、濕疹、痛風、肥胖、腎結石、促進淋巴系統引流及排毒等。
3. **肺經：**冬青能更改善肌膚問題，可用於粉刺、皮膚癢、橘皮組織及頭皮屑等。

   ☑**適用病症：**粉刺、皮膚癢、橘皮組織及頭皮屑等。

41 茶樹（Melaleuca）

Melaleuca alternifolia

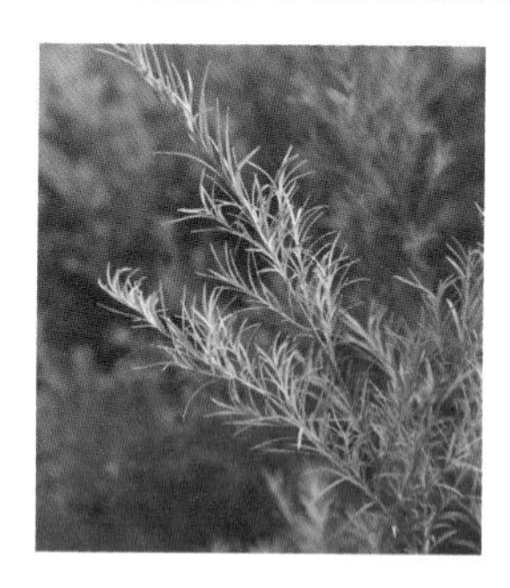

薰香／直接塗抹／內服

苦 ♦ ｜ 涼 ♦

茶樹最著名的就是抗菌的特質，是非常強效的抗病毒精油，幫助被感染的部位抵抗外來病菌；主要作用於免疫、呼吸、皮膚系統。也可以用來塗抹在蚊蟲叮咬處。

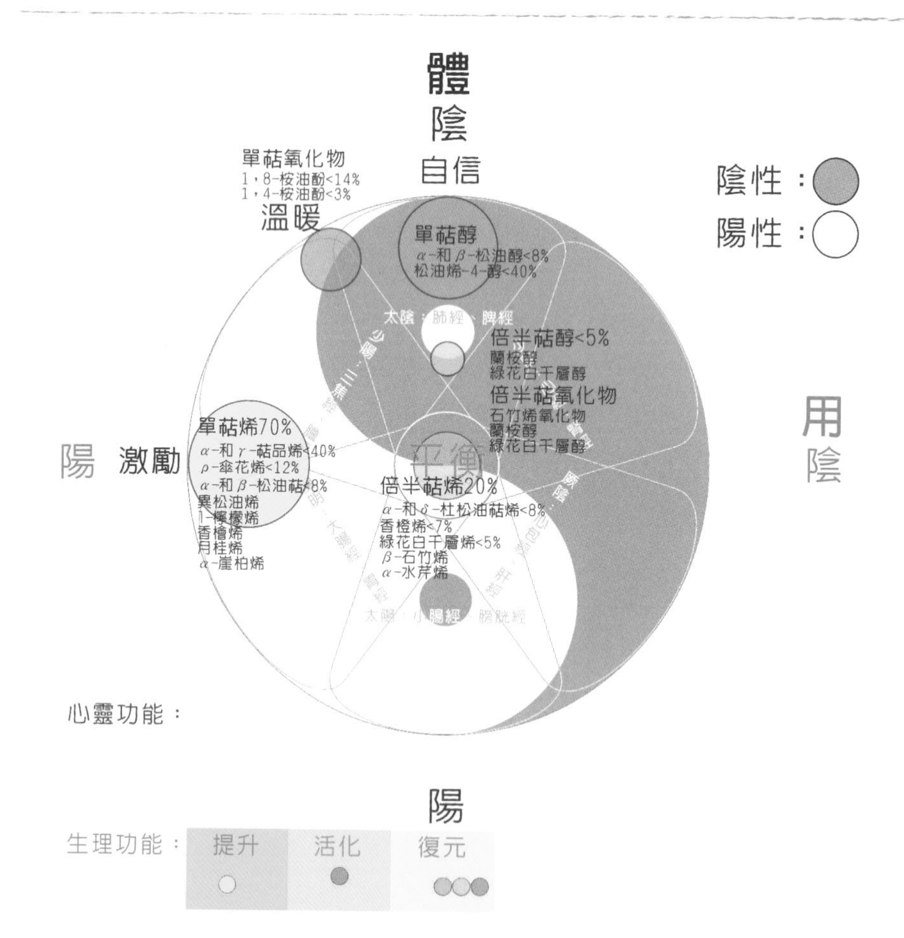

緩解症狀

茶樹有止痛、抗菌、抗真菌、抗病毒、抗發炎、抗氧化、抗寄生蟲、強力消毒、刺激免疫系統、祛痰、組織再生等功能。

生理屬性

生理功能有極佳的提升、復元功能，以及少量活化功能。

心理作用

茶樹之組成成分在褚氏太極上對心靈具有極佳的激勵、自信功能，其他之心靈功能尚有平衡、溫暖功能。

中醫觀點

性味：苦、涼

歸經：肺、脾經

主治：

1. 清熱解毒
2. 解表、止咳化痰
3. 皮膚癰瘡、腫毒

運用經脈之功能

1. **肺經：**茶樹入肺經，對抗細菌、黴菌、病毒、念珠菌之感染，可廣泛運用於皮膚症狀。

   ☑**適用病症：**痤瘡、粉刺、皮膚過敏、單純性疱疹、濕疹、皮癬、蕁麻疹、香港腳、外傷、燙傷、鵝口瘡、唇疱疹、汗疱疹、口角炎、疥瘡、疣、陰道炎、泌尿道感染等。
2. **肺經：**茶樹能激勵免疫系統之功能，當身體受到病原菌感染時，它可提升白血球之活性，增強身體之抵抗力。

   ☑**適用病症：**感冒、發燒、感染。
3. **肺經：**茶樹能促進發汗，用排汗的方式將病原體及毒素排出體外，因此可用於外感初期之退燒；也可用於呼吸道感染，有化痰功能。

   ☑**適用病症：**流感、咳嗽、支氣管炎、咽喉痛、鼻竇炎等症狀。

42 檀香（Sandalwood）

Santalum album

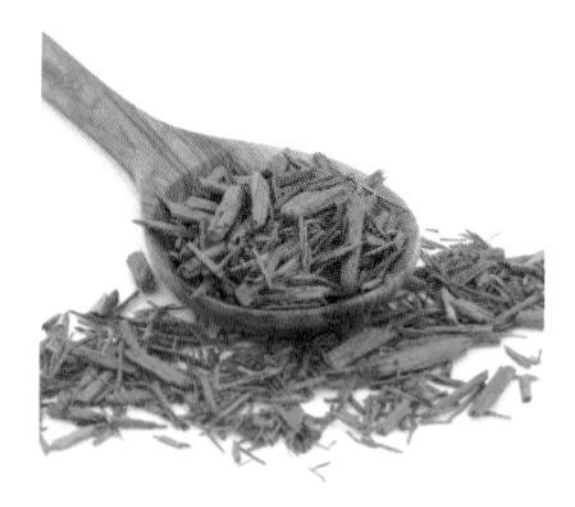

薰香／直接塗抹／內服

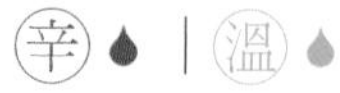

檀香之組成成分在褚氏太極上有心理平衡和生理復元的特質；是一種舒緩放鬆的精油。主要作用於情緒平衡、肌肉和骨骼、神經系統、皮膚。

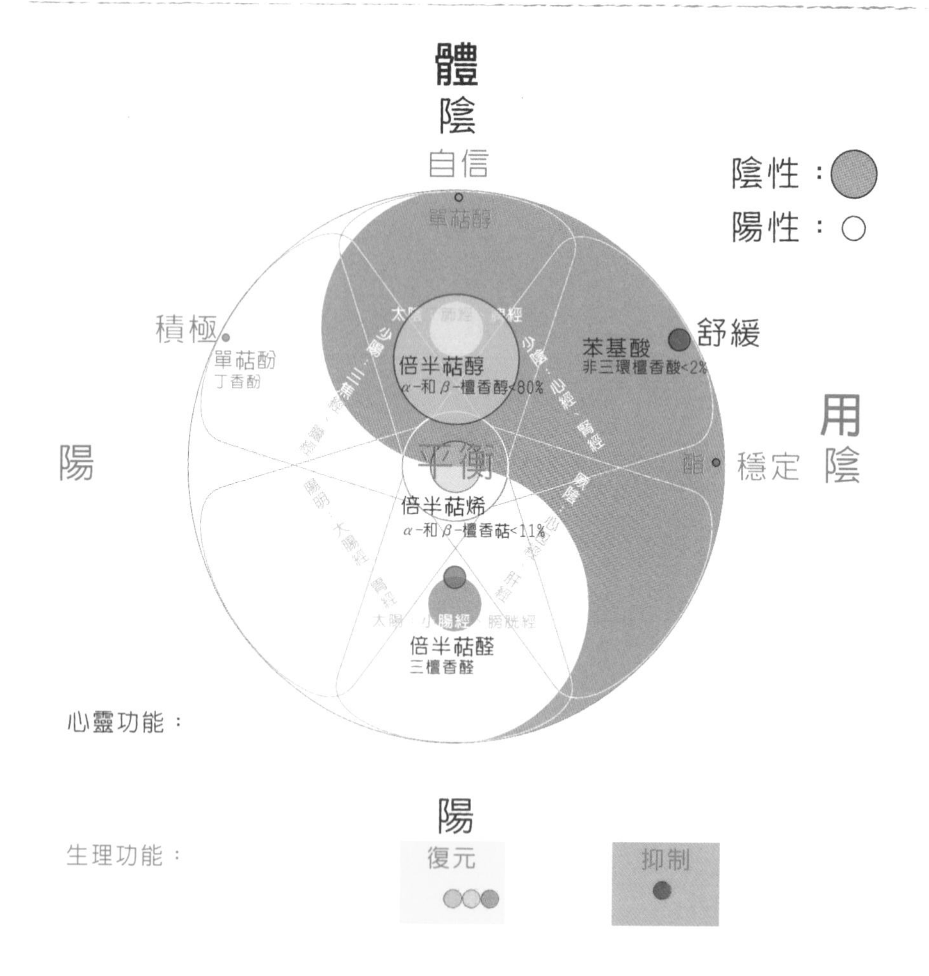

緩解症狀

檀香有抗抑鬱、消毒、抗腫瘤、鎮靜、寧神、催情、緊緻皮膚等功能。

生理屬性

生理功能有極佳的復元以及少量抑制功能。

心理作用

檀香之組成成分在褚氏太極上對心靈具有極佳的平衡及少量的舒緩功能。

中醫觀點

性味：辛、溫

歸經：心、脾、腎、肺經

主治：調膈上諸氣／暢脾肺、利胸膈／行氣溫中

1. 開胃止痛
2. 治寒凝氣滯之胸腹冷痛
3. 胸痺絞痛

運用經脈之功能

1. **心經：**檀香入心經，能保護心血管系統，提升中樞神經系統之供氧量，使情緒平衡、寧神，有助於冥想、靜坐。
   ☑**適用病症：**可用於緩解阿茲海默症、憂鬱症、精神混亂、恐懼等。
2. **脾經：**檀香入脾經，促進腸胃消化。
   ☑**適用病症：**可緩解由緊張引起之胸膈疼痛、打嗝、肋間神經痛、腸痙攣、胸痺疼痛等。
3. **肺經：**檀香入肺經，是極佳的肺部殺菌劑；用於緩解皮膚過敏症狀。
   ☑**適用病症：**適用於呼吸道之乾咳、久咳、慢性支氣管炎、喉嚨乾燥等症狀，以及乾性濕疹、皮膚乾燥、皮膚老化、皺紋、乾燥發癢、粉刺、痤瘡、白斑症等。
4. **腎經：**檀香入腎經，有益於生殖泌尿道系統，為催情壯陽劑；可增加血液循環，促進軟骨再生。
   ☑**適用病症：**能改善性冷感，調經，緩解膀胱炎等；用於腰背痛、坐骨神經痛、多發性硬化症等。

43 夏威夷檀香（Hawaiian Sandalwood）

Santalum paniculatum

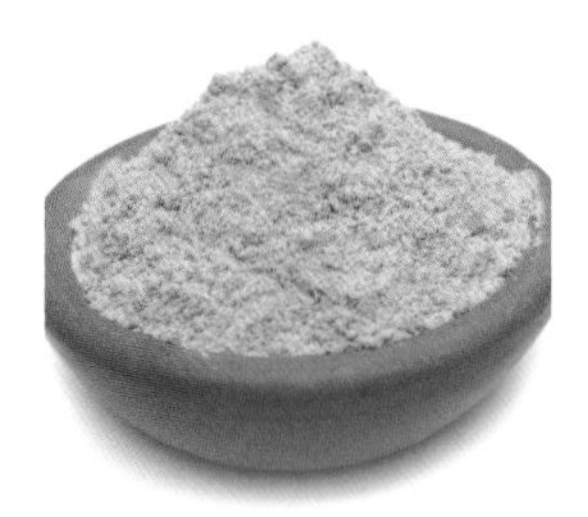

薰香／直接塗抹／內服

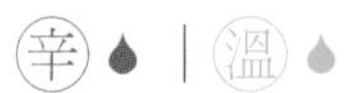

夏威夷檀香之組成成分與檀香類似，唯其倍半萜醇的含量（98%）高於檀香（80%），主要作用於情緒平衡、肌肉和骨骼、神經系統、皮膚。

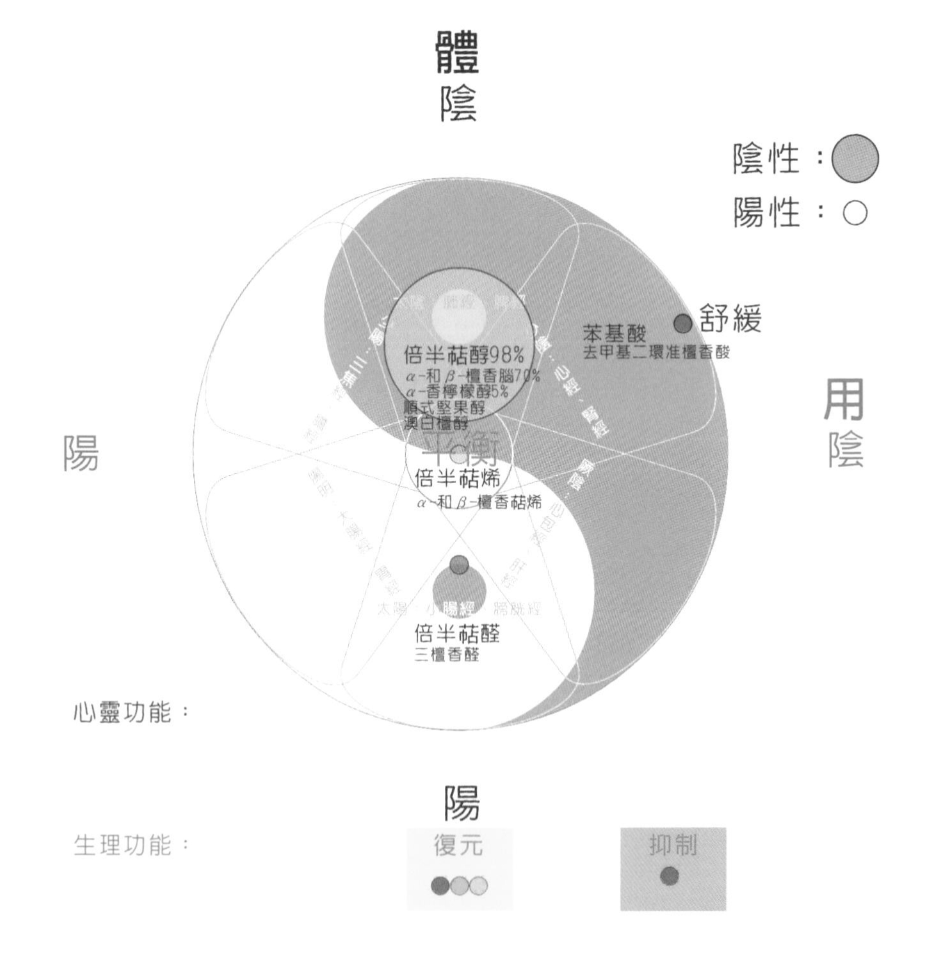

緩解症狀

夏威夷檀香有抗抑鬱、消毒、抗腫瘤、鎮靜、寧神、催情、緊緻皮膚、驅蟲等功能。

生理屬性

生理功能有極佳的復元以及少量抑制功能。

心理作用

在褚氏太極上對心靈具有極佳的平衡及少量的舒緩功能。

中醫觀點

性味：辛、溫

歸經：心、脾、腎、肺經

主治：調膈上諸氣／暢脾肺、利胸膈／行氣溫中

1. 開胃止痛
2. 治寒凝氣滯之胸腹冷痛
3. 胸痺絞痛

運用經脈之功能

1. **心經：**夏威夷檀香入心經，能保護心血管系統，提升中樞神經系統之供氧量，使情緒平衡、寧神，有助於冥想、靜坐。
   ☑**適用病症：**可用於緩解阿茲海默症、憂鬱症、精神混亂、恐懼等。
2. **脾經：**夏威夷檀香入脾經，促進腸胃消化。
   ☑**適用病症：**可緩解由緊張引起之胸膈疼痛、打嗝、肋間神經痛、腸痙攣、胸痺疼痛等。
3. **肺經：**夏威夷檀香入肺經，是極佳的肺部殺菌劑，適用於呼吸道之乾咳、久咳、慢性支氣管炎、喉嚨乾燥等症狀；用於緩解皮膚過敏症狀。
   ☑**適用病症：**乾性濕疹、皮膚乾燥、皺紋、皮膚老化、乾燥發癢、頭皮屑、粉刺、痤瘡、白斑症。
4. **腎經：**夏威夷檀香入腎經，有益於生殖泌尿道系統，為催情壯陽劑，能改善性冷感，調經，緩解膀胱炎等；可增加血液循環，促進軟骨再生。
   ☑**適用病症：**用於腰背痛、坐骨神經痛、多發性硬化症等。

44 杜松（Juniper Berry）

Juniperus communis

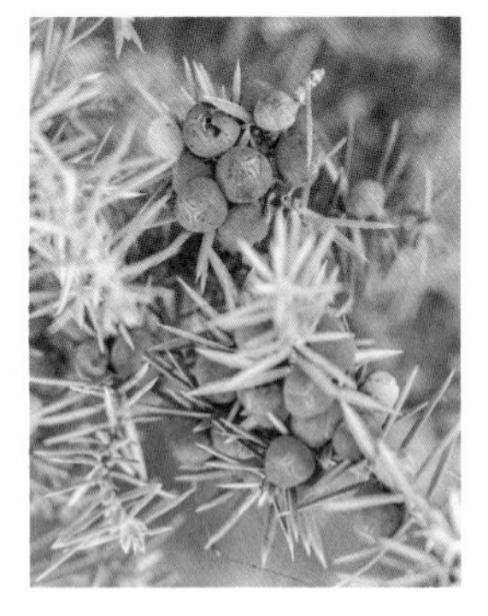

薰香／直接塗抹／內服

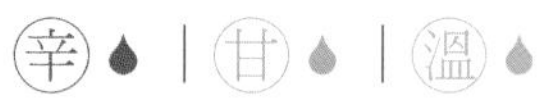

杜松能幫助體內排出累積之毒素，可減輕皮膚炎、濕疹、粉刺、蜂窩性組織炎；清除尿酸，緩解痛風、關節炎、坐骨神經痛；能作為止血收斂劑，用於痔瘡的外用。主要作用於神經系統、泌尿系統和皮膚。

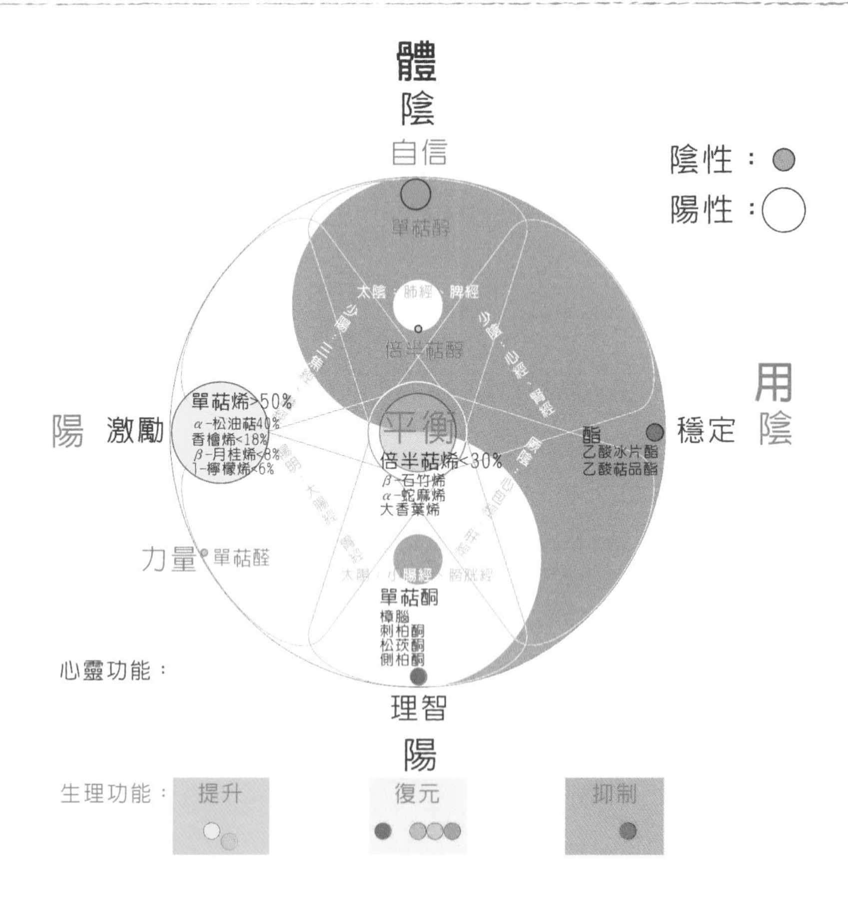

緩解症狀

杜松有消毒、抗痙攣、利尿、排毒、解毒、防腐、緊緻皮膚等功能。

生理屬性

生理功能有極佳的提升及復元功能，以及少量的抑制功能。

心理作用

杜松之組成成分在褚氏太極上對心靈具有極佳的激勵及平衡功能，其他尚有少量的自信、穩定等功能，能激發能量，舒緩疲憊的心靈。

中醫觀點

性味：辛、甘、溫

歸經：肺、腎、膀胱經

主治：祛風／鎮痛／除濕／利尿

1. 風濕性關節炎、痛風
2. 腎炎
3. 泌尿道發炎、血尿、水腫

運用經脈之功能

1. **腎、膀胱經：**杜松入腎、膀胱經，是很強的淨化劑，同時能夠淨化心靈及身體，能解毒及排毒，為強利尿劑，增加腎臟及泌尿道血液循環，排出代謝廢物。

   ☑**適用病症：**可用於水腫、體液滯留、排尿無力、攝護腺腫大、腎結石、耳鳴、肝病等。

2. **腎、膀胱經：**杜松可作為生殖泌尿道之抗菌劑。

   ☑**適用病症：**用於尿道炎、膀胱炎、腎炎、陰道炎、白帶。

3. **肺經：**杜松入肺經，有收斂、殺菌之特性；亦可用於皮膚過敏。

   ☑**適用病症：**很適合用於痤瘡、粉刺、濕疹、汗疱疹、皮膚炎、牛皮癬等。

45 冷杉（White Fir）

Abies alba

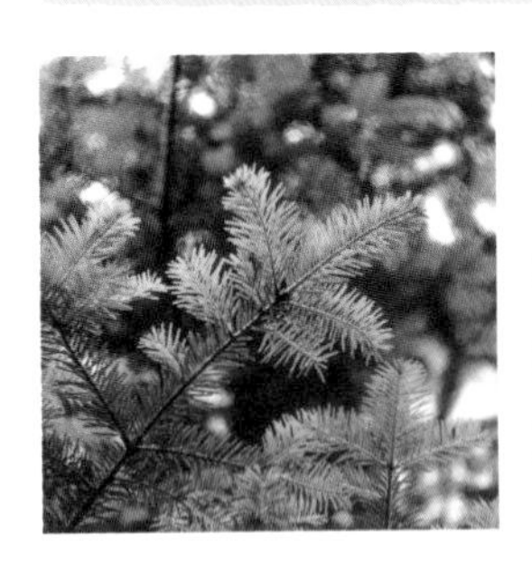

薰香／直接塗抹／內服

苦 | 澀 | 溫

冷杉之組成成分 75-95％為單萜烯類；主要於呼吸系統。適合身心都處於高壓狀態的人，能夠激勵免疫系統。

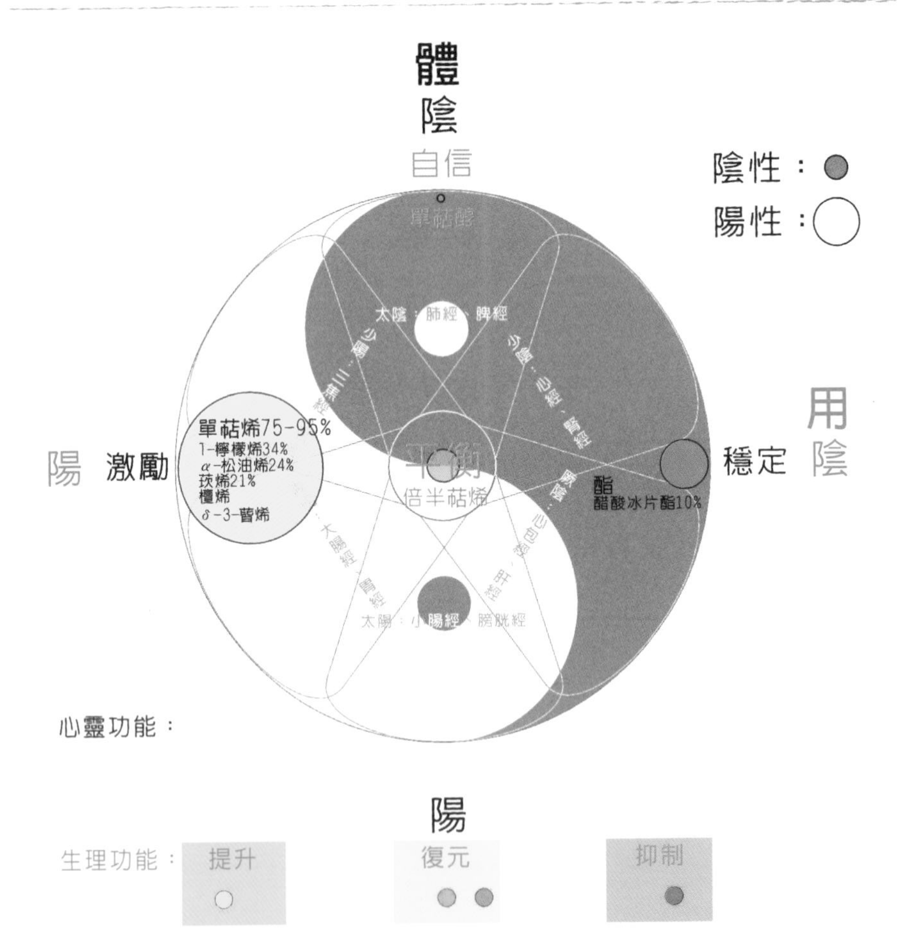

緩解症狀

冷杉有止痛、抗風濕、抗黏膜炎、祛痰、消毒等特性。

生理屬性

生理功能有極佳的提升功能，以及抑制及少量的復元功能。

心理作用

在褚氏太極上對心靈具有極佳的激勵功能，其他尚穩定、平衡功能，能激發能量，舒緩疲憊的心靈。

中醫觀點

性味：苦、澀、溫

歸經：肺、腎經

主治：祛風活血／明目／安神／解毒／止癢

1. 流行性感冒
2. 風濕關節痛
3. 神經衰弱

運用經脈之功能

1. **肺經：**冷杉入肺經，有補氣作用，其形狀就像一把傘，高聳的杉樹，象徵大地的保護者，從宇宙中吸取能量以滋養萬物，為心靈帶來安全感，令人充滿能量。
   ☑**適用病症：**壓力大。
2. **肺經：**冷杉有化痰功能，能清除支氣管中之黏液、膿痰。
   ☑**適用病症：**可用於呼吸道感染，如流感、流感引起的全身痠痛、鼻塞、支氣管阻塞、咳嗽、支氣管炎、鼻竇炎、氣喘等症狀。
3. **腎經：**冷杉入腎經，作用於肌肉骨骼系統，具有行氣止痛、通經絡之功效。
   ☑**適用病症：**可用於肌肉疲勞、僵直性脊椎炎、風濕關節炎、肌肉痠痛、扭傷、轉骨等。

46 白樺（White Birch）

Betula lenta

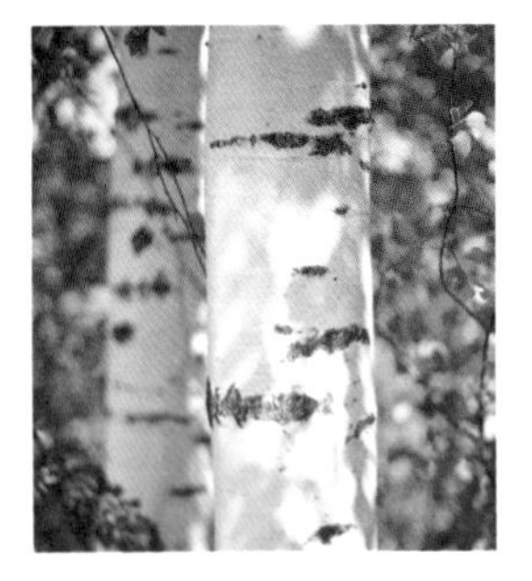

薰香／稀釋塗抹｜敏感性精油

(苦) ｜ (平)

白樺之組成成分 99%為水楊酸甲酯，白樺表現極顯著之止痛及抗發炎作用，其作用類似可體松（Cortisone），可緩解發炎現象（紅、腫、熱、痛）。主要作用於肌肉和骨骼系統。

體
陰

陰性：
陽性：

愉悅

苯基酯99%
水楊酸甲酯

太陰：肺經、脾經
少陰：心經、腎經
厥陰：心包經、肝經
太陽：小腸經、膀胱經
陽明：大腸經、胃經
少陽：三焦經、膽經

陽

用
陰

心靈功能：

陽

生理功能：

穩定

緩解症狀

白樺有止痛、抗發炎、抗風濕、抗痙攣、利尿、消毒、提升血液循環等特性。

生理屬性

生理功能有極佳的穩定功能。

心理作用

在褚氏太極上對心靈具有極佳的愉悅功能。

中醫觀點

性味：苦、平

歸經：腎經、膀胱經

主治：

1. 行氣通經絡
2. 化瘀、止痛

運用經脈之功能

1. **腎經：**白樺入腎經，具有濃烈的香氣，與冬青之作用相似，也常被誤認為冬青。有極佳之行氣止痛、化瘀特性。
   ☑**適用病症：**用於風濕、肌肉急慢性疼痛、關節炎、肌腱炎、抽筋、骨骼疼痛、軟骨損傷等。
2. **膀胱經：**白樺作用於膀胱經，有抗發炎及利尿化濕之特性。
3. ☑**適用病症：**用於膀胱感染、尿道炎、水腫、濕疹、痛風、肥胖、腎結石、促進淋巴系統引流及排毒等。

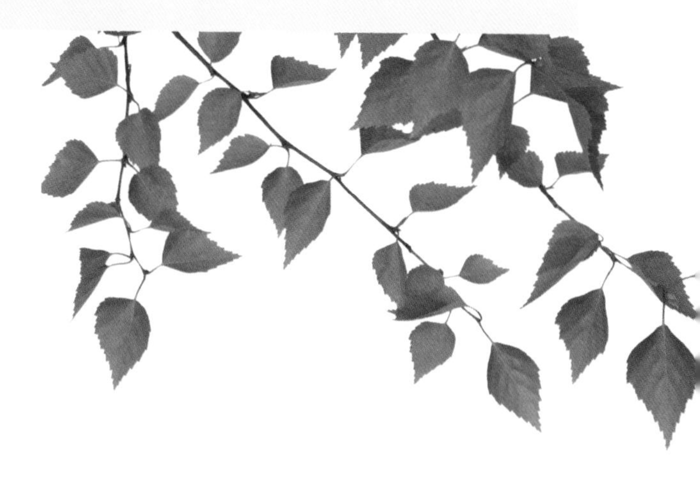

47 絲柏（Cypress）
Cupressus sempervirens

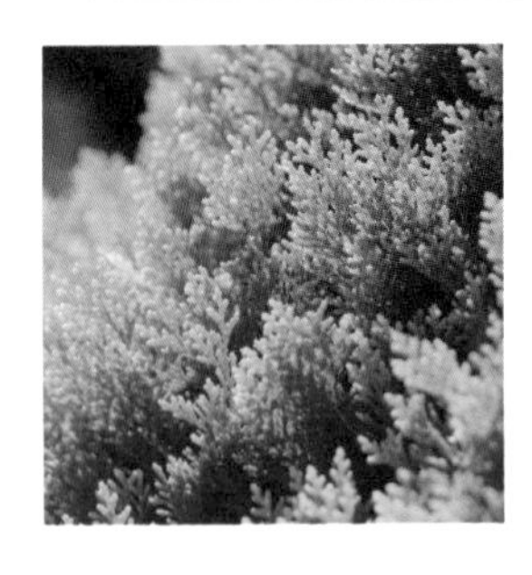

薰香／直接塗抹

苦 | 寒

絲柏具利尿功能，使淋巴液循環，去除體液滯留，減少脂肪團塊。亦有收斂約束的功能，主要作用於心血管系統、肌肉和骨骼、泌尿系統。

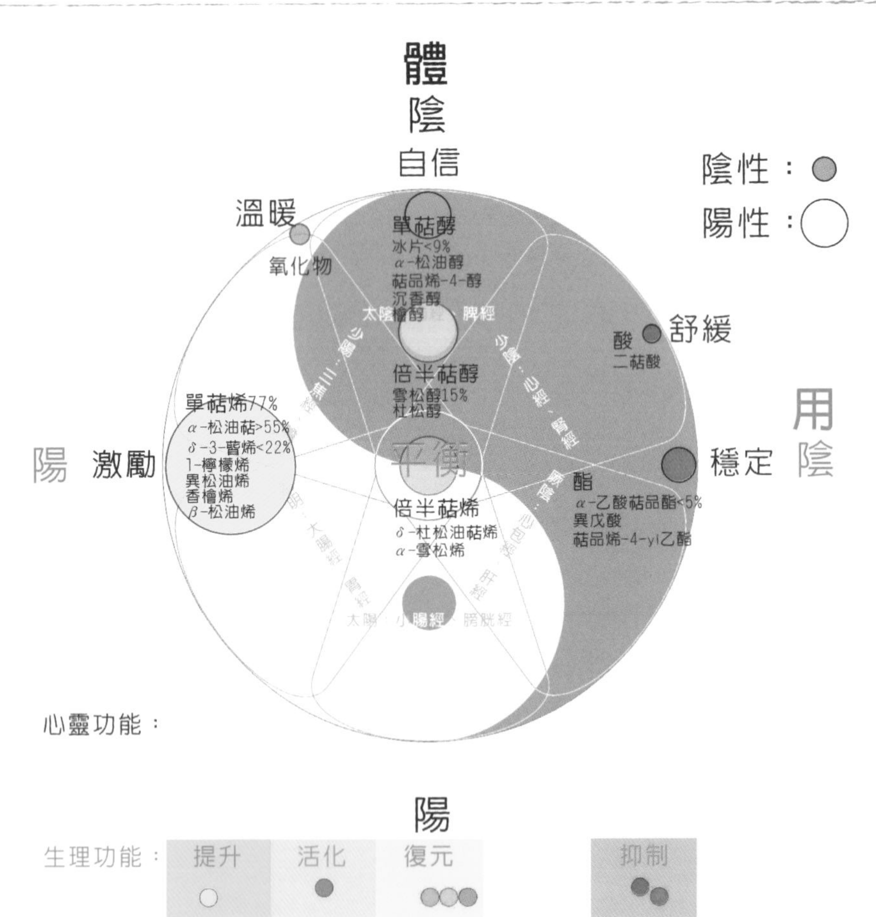

緩解症狀

絲柏有抗菌、抗感染、利尿、溶解黏液、消毒、淋巴循環、血管收縮等功能。

生理屬性

對生理有極佳的提升、復元功能，以及抑制及少量的活化功能。

心理作用

絲柏之組成成分在褚氏太極上對心靈具有極佳的激勵功能，其他尚有平衡、自信、穩定、舒緩（少）的功能。

中醫觀點

性味：苦、寒

歸經：肺、肝、脾、腎經

主治：祛風利濕／清熱

1. 涼血止血
2. 瀉火解毒

運用經脈之功能

1. **脾經：**絲柏入脾經，有極佳的收斂功能，凡是體內的液體過多，如體液、汗液、血液、經血等，都可以用絲柏收澀。

   ☑**適用病症：**出汗過多、腹瀉、經血過多、出血、流鼻血、小便失禁、水腫、腳臭等。
2. **脾經：**絲柏具收縮靜脈血管、增強微血管壁之功能，可改善血液循環。

   ☑**適用病症：**用於動脈瘤、靜脈曲張、痔瘡、疝氣等症狀；亦可減輕肌肉之緊繃痙攣、風濕痛、類風濕性關節炎等。
3. **肺經：**絲柏入肺經，具抗痙攣功能。

   ☑**適用病症：**可緩解支氣管之痙攣，用於咳嗽、氣喘、慢性支氣管炎。
4. **腎經：**絲柏入腎經，可調整月經週期；具清熱功能。

   ☑**適用病症：**用於閉經、痛經、不正常出血、子宮內膜異位症、卵巢囊腫等；緩解更年期症狀，如陰虛造成之潮熱、盜汗、情緒不穩、異常出血等症狀；亦可用於男性之前列腺腫大。
5. **肝經：**絲柏入肝經，具護肝功能。

   ☑**適用病症：**可用於眼睛之發炎腫痛。

48 維吉尼亞雪松（Cedarwood）

Juniperus virginiana

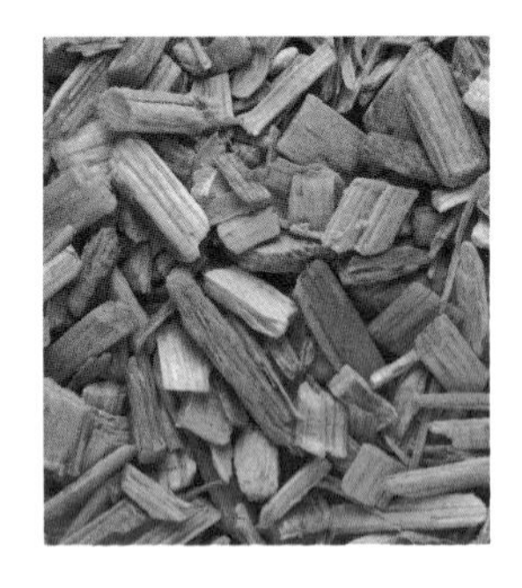

薰香／敏感肌膚需稀釋塗抹

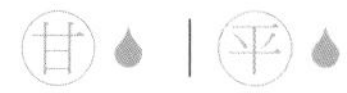

維吉尼亞雪松，相較於急性症狀的處理，雪松更適合用於慢性病症。屬陰陽平衡之用。它是內分泌與神經系統的調節劑，具有極佳的平衡功效。其主要化學成分為倍半萜烯和倍半萜醇含量高。

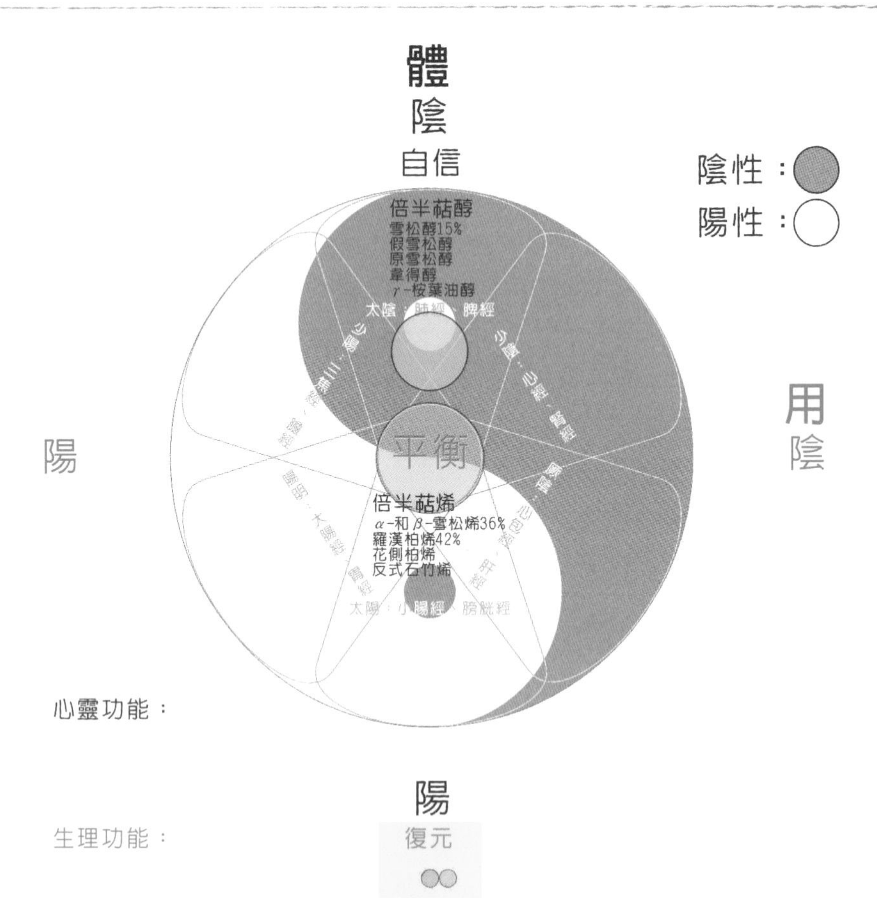

緩解症狀

維吉尼亞雪松有抗真菌、抗感染、消毒、鎮靜、利尿、化痰、驅蟲、緊緻皮膚等功能。

生理屬性

對生理有極佳的復元功能；作用於神經和呼吸系統。

心理作用

維吉尼亞雪松之組成成分在褚氏太極上對心靈表現極佳之平衡功能，神經緊張和焦慮時可用維吉尼亞雪松來寧神、鬆弛緊張，常用於瑜珈及沉思冥想時。

中醫觀點

性味：甘、平

歸經：肺、膀胱經

主治：

1. 利濕化痰、止咳
2. 清利下焦痰濕

運用經脈之功能

1. **肺經：**維吉尼亞雪松入肺經，是有效的消毒劑，具有利濕化痰、止咳功能。

   ☑**適用病症：**用於慢性支氣管炎、黏膜炎、流鼻水、鼻竇炎、肺結核等。

2. **肺經：**維吉尼亞雪松具抗菌功能，可收斂毛孔；維吉尼亞雪松具有男性化的香氣，適合用於男性的痤瘡或作為刮鬍後的柔軟水用。

   ☑**適用病症：**改善油性皮膚、痤瘡、粉刺，消除濕疹、乾癬、瘡、膿、脂漏性皮膚炎、頭皮屑、禿髮等。

3. **膀胱經：**維吉尼亞雪松入膀胱經，其消毒功能用於對抗泌尿系統發炎。

   ☑**適用病症：**膀胱炎、尿道炎、陰道炎、性病等；具利尿功能，可改善水腫。

49 側柏（Arborvitae）

Thuja plicata

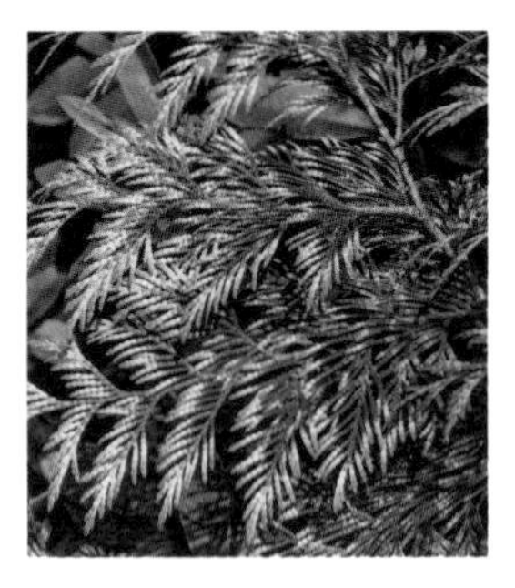

薰香／稀釋塗抹

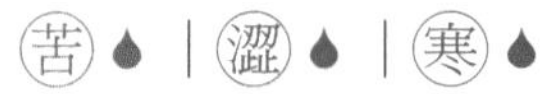

側柏萃取來自美國西部紅維吉尼亞雪松，樹齡超過數百年的「生命之樹」，取用木心材部位萃取，它能夠補肺氣。側柏之氣味適合作為男性之古龍水用，也可作為家中木製家具之驅蟲及保養之用。

體

陰

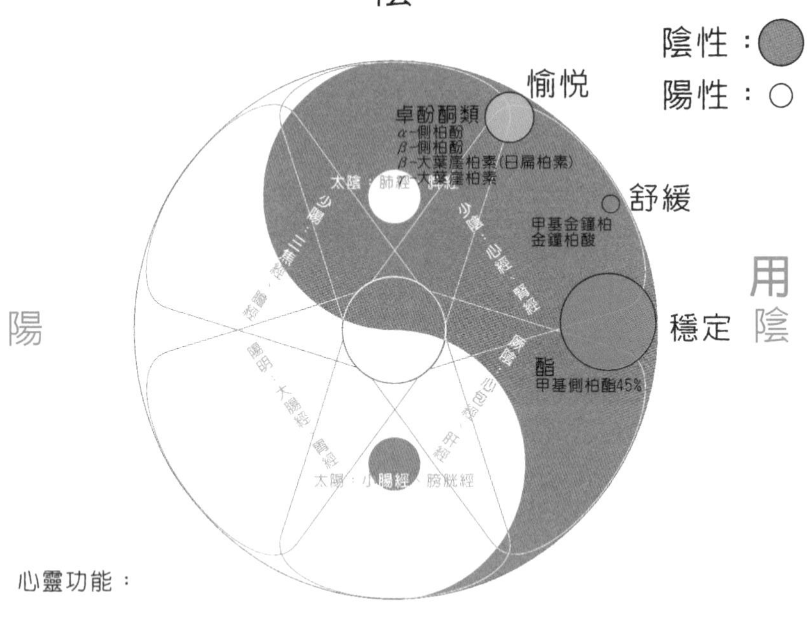

陽

生理功能：

穩定	抑制

緩解症狀

側柏有抗菌、抗真菌、抗病毒、抗念珠菌、抗癌、抗腫瘤、消毒、驅蟲、緊緻皮膚、寧神等功能。

生理屬性

對生理有極佳的抑制及少量的穩定功能；作用於情緒平衡、呼吸系統及皮膚。

心理作用

側柏之組成成分在褚氏太極上對心靈表現極佳之穩定功能，以及愉悅及少量的舒緩功能。

中醫觀點

性味：苦、澀、微寒

歸經：肺、肝經

主治：

1. 補肺氣
2. 寧神
3. 益肝腎

注意：側柏酮可能會引發流產，對兒童及孕婦都不宜使用！出現於側柏葉中，由側柏心材中萃取之側柏精油並不含此成分，反而富含對人體有益的甲基側柏酯與卓酚酮，使用上也是安全的。

運用經脈之功能

1. **肺經：**側柏入肺經，它能夠補肺氣，提供芬多精，提升血氧量，加強免疫力，對抗季節變化產生的外感症狀。

   ☑**適用病症：**感冒、病毒性感染、過敏性鼻炎等。
2. **肺經：**側柏具有極佳之抗細菌、真菌之特性，對於脫髮有極佳之療效。

   ☑**適用病症：**可用於濕疹、牛皮癬、疣、潤膚緊緻、防曬、抑制黑斑、傷口、鵝口瘡等
3. **肝經：**側柏入肝經；許多研究顯示側柏具有抗腫瘤作用。

   ☑**適用病症：**可用於抑制 B、C 型肝炎。
4. 本書所言之側柏精油專指由側柏心材中所萃取者。甲基側柏酯含量達 45%（葉子萃取的只含 1%）。此成份可抑制 B 型肝炎，對濕疹、牛皮癬也有相當的療效。

50 穗甘松（Spikenard）

Nardostachys jatamansi

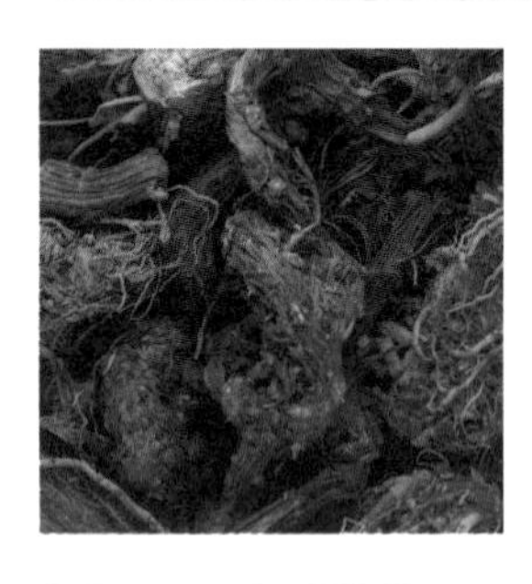

薰香／直接塗抹

穗甘松其組成成分含 65%之倍半萜烯類及 20%其他倍半萜類之成分，在褚氏太極上對心靈表現極佳之平衡功能；作用於情緒和皮膚系統。

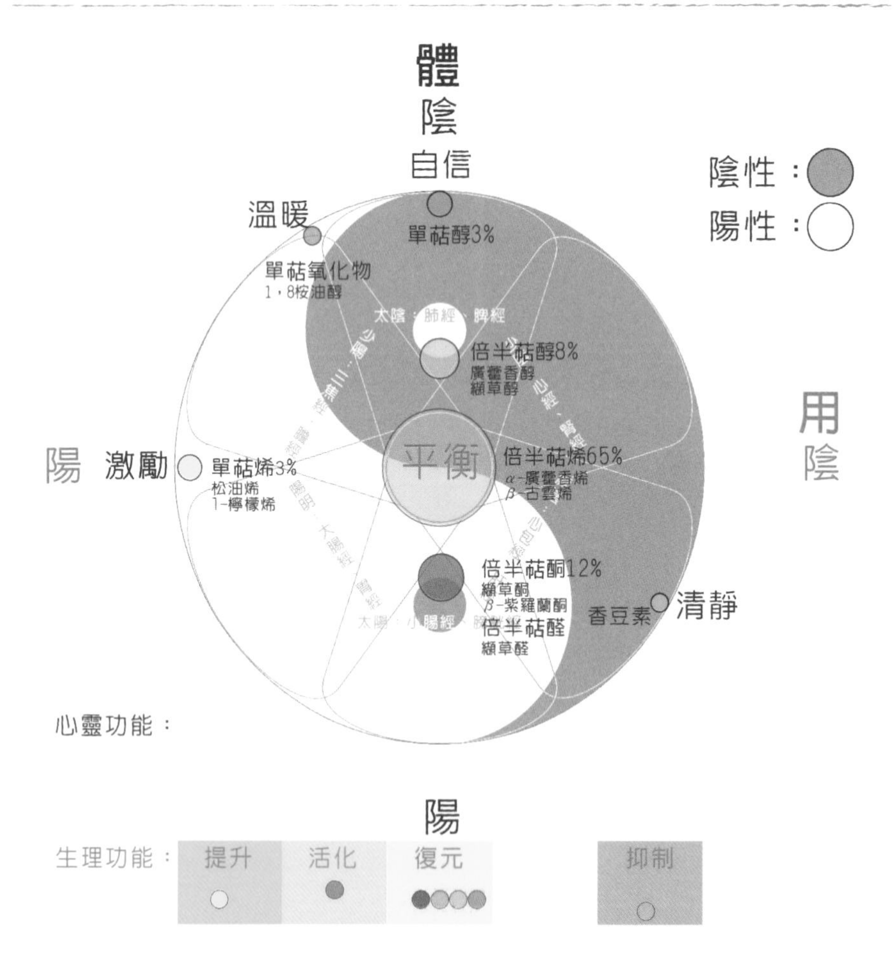

緩解症狀

穗甘松具有抗菌、抗念珠菌、抗真菌、抗發炎、抗氧化、除臭、利尿、放鬆、潤膚之功能。

生理屬性

對生理有極佳的復元功能，及少量的提升、活化及抑制功能。

心理作用

穗甘松在褚氏太極上對心靈表現極佳之平衡功能，其他尚有少量的自信、激勵、溫暖、清靜等功能，常於冥想及瑜珈時使用。

中醫觀點

性味：苦、辛、甘、溫

歸經：肺、脾、心、膀胱經

主治：

1. 咳嗽、風疹
2. 安神鎮靜
3. 利尿解毒

運用經脈之功能

1. **肺經：**穗甘松入肺經，具抗過敏之功能，有助於改善皮膚出現的過敏反應及消除各種疹子。

   ☑**適用病症：**可促進皮膚再生、抗皺紋、滋養頭髮，皮膚潰瘍、傷口、蜂窩性組織炎等；亦可用於咳嗽、支氣管炎等。
2. **心經：**穗甘松入心經，與纈草在褚氏太極上的歸經性很接近。

   ☑**適用病症：**有助於改善失眠、焦慮、偏頭痛、心悸、心跳過快、心律不整、腦部疾病、降血壓等。
3. **脾經：**穗甘松入脾經，有助於改善消化不良。

   ☑**適用病症：**腸胃脹氣、噁心、便秘等。
4. **膀胱經：**穗甘松入膀胱經，具利尿及解毒功能，可提升腎臟及肝臟排毒、解毒功能，排除體內累積之毒素。

   ☑**適用病症：**可用於月經失調、經血過多、白帶、緩解產痛。

Part 4

相同症狀卻使用不同精油！

一切和你的體質有關

「中醫現代精油療法」以精油分子與人體之交互作用為其發揮療效之依據，要發揮最佳療效，除了精油「協同作用」最佳化外，個人體質狀態絕對不可忽略。因為對某種體質狀態有最佳療效的複方未必適用於另一種體質狀態，調配精油複方應該依照個人體質狀態對證下處方才能發揮最佳療效。更重要的是，每個人的體質狀態並非恆定不變！透過中醫之八綱、氣血津液、十二經脈、五臟理論辨證後，方能正確地掌握個人體質狀態。

所以，接下來將介紹如何從中醫觀點掌握你的個人體質現狀，並能夠測驗出自己屬於哪一種體質。再參考 Part3 的「褚氏太極」選擇適合之精油，可依其所影響之部位及經脈來做經絡穴位塗抹，亦可使用內服法或是嗅吸之途徑來改善症狀。

再次強調——因應個人體質狀態，巧妙地運用精油「協同作用」之效果，正是「中醫現代精油療法」的核心價值。

精油可以快速緩解多種不適症狀，其效果是一般草藥的 70 倍！但精油只能用於快速緩解不適症狀嗎？精油能不能調整重建身體的內部環境，徹底排除病因？精油可以治本嗎？對於養生，精油有幫助嗎？精油可以抗老嗎？

如果能夠在人體經脈太極的正確位置上，正確地標註上自己健康的問題，然後正確地對照「褚氏太極」，找出適當的精油，然後正確地使用，精油將不只能快速緩解不適症狀，也能調整重建身體的內部環境，排除病因！得到治本的效果！用精油確實幫助養生及抗老！

但，問題是要如何才能在人體經脈太極上、正確地標註上自己健康的問題？如何才能正確地對照「褚氏太極」？如何才能正確地使用精油？

為了要靈活運用「褚氏太極」、充分發揮精油療法的效益，中醫運用陰陽、表裡、寒熱、虛實八綱辨證的理論將可幫助我們解決上述問題！幫助我們對病證進行分析、歸納，為精油治療提供依據。

01 一表快速讀懂「八綱」

八綱	分析病證	陰陽的特性
陰	裡、寒、虛，屬陰。	**・陰陽互相對立：** 例如：熱為陽，寒為陰；天為陽，地為陰，這種特性並非絕對，而是相對的。 **・陰陽相互依靠、轉化、消長：** 陰中有陽，陽中有陰，因彼此的消長，陰陽可以變化出許多不同的現象。 **・人體不同的部位都可劃分為陰陽兩類：** 例如：背為陽、腹為陰；外為陽，內為陰；上為陽，下為陰；動為陽，靜為陰；流動性佳為陽，流動性差為陰；氣、力與精神為陽；血、體液與溫度為陰。
陽	表、熱、實，屬陽。	
表	辨別病位的淺深。	
裡		
寒	辨別病證的性質，陰陽偏盛偏衰的具體表現。	
熱		
虛	辨別邪正的盛衰。	
實		

02 你的體質是屬陰或陽？

體質	陰證	陽證
八綱辨證	裡證、寒證、虛證	表證、熱證、實證
特質	屬於慢性的、虛弱的、靜態的、抑制的、功能低下的、代謝減退的、退化性的、向內（裡）的證候，都屬於陰證。	屬急性的、亢盛的、動態的、強實的、代謝旺盛的、進行性的、興奮的證候都屬陽證。

體質	陰證	陽證
症狀	☑ 正氣虛弱 ☑ 面色蒼白或暗沉 ☑ 身體沉重 ☑ 常臥床 ☑ 四肢冷 ☑ 精神倦怠 ☑ 聲音低微 ☑ 靜而少言 ☑ 呼吸弱 ☑ 氣短 ☑ 食慾差 ☑ 口淡無味 ☑ 喜熱飲 ☑ 大便乾燥 ☑ 小便清長或短少 ☑ 腹痛喜按 ☑ 皮膚瘡瘍：屬於皮色黯淡，不紅不腫，不熱，不硬不痛，流出稀膿水者	☑ 身熱惡寒 ☑ 心煩 ☑ 聲高氣粗 ☑ 面紅目赤 ☑ 頭痛 ☑ 躁動不安甚或發狂 ☑ 口唇乾裂 ☑ 口渴喜冷飲 ☑ 心煩不寐 ☑ 咳嗽聲重 ☑ 大便不通 ☑ 小便短赤 ☑ 腹痛拒按 ☑ 瘡瘍紅腫痛熱等
易患疾病	慢性病、虛勞證、貧血、肥胖症等	急性發炎、外感發熱、癲狂、蜂窩性組織炎等
治療方法	補法（補氣、補血、補陰、補陽） 和法（和解少陽、和解腸胃、和解肝脾） 溫法（溫中祛寒、溫陽利水）	清法（清熱解毒、清熱涼血） 消法（消食化滯、軟堅散結） 汗法（辛溫發汗、辛涼發汗） 吐法、瀉法（潤腸通便）

03 你的症狀屬於表證或裡證？

病位深淺	表證	裡證
病因	表證主要見於外感疾病初期階段。臨床上表證一般具有發病急，病情較輕，病程較短，有感受外邪等特點。由於表證病位淺而病情輕，病性一般屬實，故一般能較快治癒；若外邪不解，則可進一步內傳，而成為半表半裡證或裡證。	裡證形成的原因有三種情況：一是外邪侵襲表面，表證無法痊癒後，病邪就傳到身體裡面，形成裡證；二是外邪直接進入身體裡面，侵犯臟腑等部位；三是情志內傷、飲食勞倦等因素，直接損傷臟腑。
部位	表證病位存在體表，是六淫（風寒暑濕燥火）之外邪、傳染病、蟲毒等邪氣經皮毛、口鼻侵入身體，衛氣（抵抗力）對抗外邪所表現的種種症狀。	裡證泛指病變部位在內，如臟腑、氣血、骨髓等失調。
症狀	怕冷、發熱、頭痛、身痛、鼻塞、無汗或有汗、脈浮等。	臟腑的氣機失調，氣血津精虧虛而出現的種種症狀。

04 你的體質屬寒或熱？

性質	寒	熱
病因	來自感受寒邪，或陽虛陰盛而生寒證。寒證有外寒和內寒之分。	熱證主要指人體受到溫熱的外邪，例如暑氣或寒邪化熱而引起的熱性症狀。

性質	寒		熱	
症狀	外寒為由外界寒邪侵襲所引起的，外寒可侵襲肌膚表面，也可直接進入臟腑；臨床表現為惡寒、發熱、頭痛、身痛、無汗、鼻塞、咳嗽、喘息、脘腹脹痛、四肢冰冷、嘔吐、腹瀉等症狀。	內寒證的表現有怕冷喜暖、面色蒼白、四肢冰冷、口淡不渴、脘腹等部位冷痛、痰、口水及鼻涕清稀，小便清長，大便稀便等。	發生的症狀有身熱汗多、臉紅、煩躁、口渴喜冷飲、神昏譫語、便秘或大便熱臭、腹瀉、小便少，小便熱、顏色偏紅等。	
治法	寒者熱之。寒證之治法以溫寒為主。建議使用屬性偏溫、熱性之精油。		熱者寒之。熱證之治法以清熱為主。建議使用屬性偏寒、涼性之精油。	
適用精油	溫 乳香、荳蔻、檸檬草、茴香、牛至等	熱 黑胡椒、肉桂等	涼 薄荷、薰衣草、茶樹等	寒 永久花、尤加利等

05 你的體質屬虛或實？

邪正的盛衰	虛	實
病因	虛證是指氣血津液在疾病的某個階段出現虧虛不足的狀況	實證是指體內病理產物堆積而產生的各種臨床表現。實證的病因有兩個：一是外邪侵入人體，二是臟腑功能失調導致痰飲、水濕、瘀血等病理產物堆積在體內所致。隨著外邪性質的差異，致病之病理產物的不同，而有各自不同的症狀表現。

邪正的盛衰	虛	實
症狀	☑ 面色不華 ☑ 精神倦怠 ☑ 氣短、說話無力 ☑ 自汗盜汗 ☑ 頭暈 ☑ 心悸 ☑ 失眠 ☑ 食慾差	☑ 發熱 ☑ 腹脹痛拒按 ☑ 胸悶 ☑ 煩躁 ☑ 神昏譫語 ☑ 呼吸氣粗 ☑ 痰涎多 ☑ 便秘或腹瀉、腹痛 ☑ 有便意但大便不暢 ☑ 小便不順 ☑ 尿道灼熱疼痛 ☑ 瘀血
影響	氣虛包括心氣不足、肺氣不足、脾氣虧虛、腎氣不足，氣虛導致的肝氣瘀滯，或者營衛氣虛、宗氣不足等。 氣為血之帥，血為氣之母，氣血津液是相互依存的，任何一個不足，都會影響到其他部分的運作。氣不足，血則無力運行；血不足，氣無所依託，得不到滋養。	外邪侵入人體，會表現外感之發燒、咽喉腫痛、咳嗽、痰黃痰多等。 臟腑功能失調導致痰飲、水濕、瘀血、宿便等，造成氣血津液的阻塞，若日久形成組織病變，容易堆積成瘤，如脂肪瘤、子宮肌瘤、癌變等。
適合精油	虛證之治法以補虛為主。詳見各種虛證之建議精油。	實證之治法需判斷屬於何種病理產物，以攻為主，例如瘀血證就選擇活血化瘀類精油；水濕就選擇利水化濕類精油，各種功能之精油使用可詳見各章節。

06 常見體質：你有陰虛或陽虛嗎？

體質	陰虛	陽虛
病因	多由熱病之後或久病傷耗陰液，或因作息不正常、晚睡或日夜顛倒、房勞過度、過食溫燥甜膩等病因造成，陰虛多產生虛熱，累積後產生虛火之症狀。	常吃寒涼的食物、冰品飲料、過度的性生活、虛勞、過度用腦心神消耗、寒冷之環境等引起。
症狀	陰虛指陰液不足，不能滋潤，身體會產生虛熱現象： ☑ 常見面紅 ☑ 手足心熱 ☑ 午後潮熱 ☑ 盜汗 ☑ 口燥咽乾 ☑ 心煩失眠 ☑ 頭暈耳鳴 ☑ 體質虛衰 ☑ 心悸氣短 ☑ 頭暈眼花 ☑ 精神狀態差 ☑ 皮膚乾燥、無光澤 ☑ 心煩胸悶、失眠 ☑ 形體消瘦 ☑ 口瘡 ☑ 便祕	陽虛指陽氣不足，機能衰退的證候。多見寒症： ☑ 畏寒怕冷 ☑ 四肢冰冷 ☑ 精神倦怠、易累 ☑ 消化不良（食穀不化） ☑ 大便軟或腹瀉 ☑ 小便清長 ☑ 容易出汗 ☑ 水腫 ☑ 舌胖大 ☑ 頻尿、夜尿多 ☑ 性慾減退 ☑ 腰腿痠痛
體現臟腑	肺、心、胃、脾、肝、腎	胃、脾、腎
易患疾病	乾燥症、皮膚色斑、月經提前、高血脂、高血壓、糖尿病、更年期障礙	水腫、性功能低下、痛經、不孕症、月經不調、風濕痹症、掉髮
治療方法	滋陰清熱	溫陽散寒

體質	陰虛	陽虛
適用精油	天竺葵、玫瑰、洋甘菊、伊蘭伊蘭、岩蘭草、快樂鼠尾草、薰衣草	肉桂、生薑、甜茴香、杜松、維吉尼亞雪松、迷迭香、黑胡椒、百里香、茉莉

07 感冒也分寒熱症

表證	表寒證	表熱證
症狀	☑ 怕冷畏寒 ☑ 發熱 ☑ 無汗 ☑ 鼻塞或流清鼻涕 ☑ 口不渴	☑ 發熱 ☑ 怕寒 ☑ 有汗或無汗 ☑ 口渴 ☑ 咽紅或咽喉腫痛 ☑ 舌尖紅
治法	辛溫解表	辛涼解表
適合精油	肉桂、生薑、芫荽、紫蘇葉、百里香、迷迭香、羅文沙葉	薄荷、茶樹、洋甘菊、薰衣草、絲柏、尤加利
使用方式	1. 上述精油 1-3 種，以基底油稀釋至 5-10%，塗抹於胸口、後背、腳底。 2. 上述精油 1-3 種，各 3 滴以薰香器薰香嗅吸。	
小叮嚀	一般芳香療法中的感冒配方，多是解決表熱證的處方。由此表提供的症狀，你能夠區辨自己的感冒屬於表寒證或表熱證，正確了解病證，才能有效解決身體的不適。	

Lesson

2 了解氣血津液辨證，運用現代精油

氣、血、津液是構成人體和維持人體生命活動的基本元素。氣是體內維持運行、無形可見的極細微元素；血，是紅色的液態成分；津液是人體內的正常水液的總稱。氣、血、津液，既是臟腑經絡及組織器官生理活動的產物，又是維持生理活動的物質基礎，與生理和病理有著密切關係。

01 氣

氣有流動特性，為體內構成生命的「能量」或「動力」，這能量會流遍全身，以維持人體的生命活動。中醫認為氣是構成人體及生理活動最重要的物質，推動人體臟腑及經絡之生理功能，若是「氣虛」或「氣鬱」將產生許多症狀，其治法及對應適用之精油如下：

體質	氣虛	氣鬱
症狀	☑ 容易累 ☑ 氣短、呼吸輕淺、多汗 ☑ 面色萎黃、身體瘦弱或虛胖 ☑ 脾胃消化差、容易腹脹	☑ 疼痛—胸口悶痛 ☑ 月經前乳房脹痛、少腹脹痛、月經不規則、痛經 ☑ 咽喉異物感、痰阻感 ☑ 胃痛、打嗝、肋間神經痛 ☑ 大便不暢 ☑ 頭痛眩暈
易患疾病	常感冒、代謝型疾病如肥胖、高血脂、內臟下垂、疼痛	憂鬱症、失眠、慢性咽喉炎、慢性腸胃炎、內分泌失調，如甲狀腺機能異常
治法	補氣精油—提升能量、強化	疏肝理氣、行氣類精油—促進氣的推動、抗痙攣
適用精油	迷迭香、伊蘭伊蘭、薰衣草、岩蘭草、冷杉、乳香、檀香木、夏威夷檀香木、維吉尼亞雪松、馬鬱蘭、香蜂草等	薄荷、迷迭香、玫瑰、佛手柑、檸檬草、檀香、野橘、洋甘菊、快樂鼠尾草、冬青等
使用方式	1. 上述精油 1-3 種，以基底油稀釋至 5-10%，塗抹於胸口、後背、腳底。 2. 上述精油 1-3 種，各 3 滴以薰香器薰香嗅吸。	

02 血

血由水穀精微所化生，通過臟腑的氣化作用變化而成，並在血管中循環運行的紅色體液。它是構成人體、維持生命活動的基本成分之一，具有營養和滋潤的作用。血與氣不可分離，其生成和循行與氣、精、津液等成分及臟腑功能相關。血液充盈脈中，周流適度，則身體內外都能得到濡養，人體即保持健康的狀態，血液虧虛則臟腑功能下降，會出現血虛、血瘀等病理變化。

體質	血虛	血瘀
症狀	☑ 燥證 ☑ 面色蒼白憔悴、掉髮、白髮 ☑ 心悸頭暈、健忘失眠 ☑ 手足麻木 ☑ 視力減退	☑ 偏頭痛、神經痛、靜脈曲張 ☑ 頭髮乾燥、掉髮 ☑ 黃褐斑 ☑ 皮膚乾燥搔癢 ☑ 眼睛紅血絲 ☑ 口唇舌色暗，甚至發紫，舌下靜脈曲張 ☑ 月經血塊多
易患疾病	皮膚搔癢、皮屑症、陽痿、月經量少或崩漏、貧血	冠心病、中風、肥胖併發症、痛經、憂鬱症、肝硬化、腫瘤、癌症
治法	補血	活血化瘀+行氣（氣行則血行）
適用精油	岩蘭草、薰衣草、馬鬱蘭、天竺葵、迷迭香、乳香等	乳香、沒藥、馬鬱蘭、佛手柑、牛膝草、快樂鼠尾草、羅勒、永久花、茉莉等
使用方式	1. 上述精油 1-3 種，以基底油稀釋至 5-10%，塗抹於胸口、後背、腳底。 2. 上述精油 1-3 種，各 3 滴以薰香器薰香嗅吸。	

03 津液

津液是體內一切正常水液的總稱，包括各臟腑、器官的內在液體及其正常的分泌物，如胃液、腸液、唾液、關節液等，亦包括代謝產物中的尿、汗、淚等。津液以水分為主體，含有大量的營養物質，津液是構成人體和維持生命活動的基本物質之一。津液不足又稱津虧、津傷；津液代謝失常，津液在體內的流動緩慢，津液停滯於體內某一局部，以致濕從內生，形成痰或水腫等症狀。

體質	津液少	水腫
症狀	☑ 口渴咽乾、鼻唇乾燥而裂、皮膚乾枯無澤 ☑ 乾咳失音、目澀少淚 ☑ 大便乾燥、小便短少	☑ 津液在體內的流動緩慢停滯於局部，水泛為水腫 ☑ 水停氣阻指水液停滯，導致氣機阻滯的病理狀態
易患疾病	炎夏汗多，高熱時的身熱口渴。 氣候乾燥季節中常見的口、鼻、皮膚乾燥。 發燒後期或久病精血不足等、舌質光紅無苔、形體消瘦等。	水飲阻肺，則見胸滿咳嗽、喘促不能平臥。 水氣凌心，則見心悸、心慌，胸悶心痛等。 水飲停滯脾胃則見頭昏困倦，胃脹腹脹滿，甚則噁心嘔吐、腹脹腹瀉等症。 水飲阻滯於經脈則見肢體沉重等症。
治法	滋補陰液	利濕化痰
適用精油	乳香、檀香、洋甘菊、檸檬、野橘、天竺葵、玫瑰、岩蘭草、洋甘菊、伊蘭伊蘭、檀香木、薰衣草等	清肺痰濕：尤加利、絲柏、荳蔻、茶樹、野橘、維吉尼亞雪松、百里香等 去脾胃痰濕：葡萄柚、檸檬、野橘、生薑、廣藿香、羅勒、檸檬草、荳蔻等 清下焦痰濕：絲柏、肉桂、杜松、生薑、維吉尼亞雪松、側柏等
使用方式	1. 上述精油 1-3 種，以基底油稀釋至 5-10%，塗抹於胸口、後背、腳底。 2. 上述精油 1-3 種，各 3 滴以薰香器薰香嗅吸。	

Lesson

3 十二經絡之功能

01 經絡的主要功能

一、**聯絡臟腑、溝通全身各處**：經絡中之經脈、經別與奇經八脈、十五絡脈，縱橫交錯、入裡出表、通上達下，聯繫人體各臟腑組織；經筋、皮部聯繫了肢體筋肉皮膚，加上細小的絡脈形成一個整體。

二、**運行氣血、濡養全身**：經絡是人體氣血運行通道，能將營養物質輸送到全身組織內臟，協調五臟六腑的生理功能。

三、**抵禦外邪、保衛人體**：經絡能「行氣血而營陰陽」，使營衛之氣密佈全身；「衛氣」保衛體表，即所謂「抵抗力」；「營氣」行走在血管中，負責輸送營養物質到達全身。

02 十二經脈之表裡關係與運行順序

十二經脈在體內與臟腑相連繫，其中陰經屬臟主裡、陽經屬腑主表，一臟配一腑，一陰配一陽，形成了臟腑陰陽表裡屬絡關係：太陰與陽明互為表裡；少陰與太陽互為表裡；厥陰與少陽互為表裡。**互為表裡的經脈**在生理上密切聯繫，氣血運行的時間也相互交錯，**病變時相互影響**，在太極中雖不相鄰，但**在治療時相互為用**。

氣血之運行，陰陽二經表裏相貫，自裡而外行，行表之經盡，覆回於裡：寅時（**清晨** 3:00～5:00）起於手太陰肺經，而後至手陽明大腸經、足陽明胃經、足太陰脾經、手少陰心經、手太陽小腸經、足太陽膀胱經、足少陰腎經、手厥陰心包經、手少陽三焦經、足少陽膽經、足厥陰肝經。

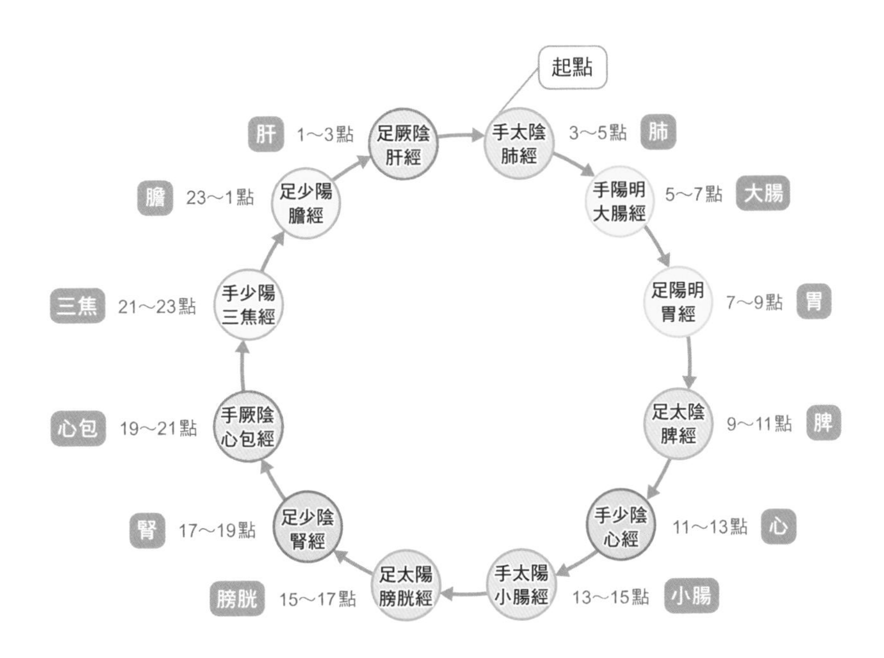

03 十二經脈之表裡關係與運行時間

裡			表			表裡關係
太陰	手太陰肺經	清晨 3:00～5:00（寅時）	陽明	手陽明大腸經	早上 5:00～7:00（卯時）	肺經＆大腸經
	足太陰脾經	早上 9:00～11:00（巳時）		足陽明胃經	早上 7:00～9:00（辰時）	脾經＆胃經
少陰	手少陰心經	中午 11:00～下午 1:00（午時）	太陽	手太陽小腸經	下午 1:00～3:00（未時）	心經＆小腸經
	足少陰腎經	下午 5:00～7:00（酉時）		足太陽膀胱經	下午 3:00～5:00（申時）	腎經＆膀胱經
厥陰	手厥陰心包經	晚上 7:00～9:00（戌時）	少陽	手少陽三焦經	晚上 9:00～11:00（亥時）	心包經＆三焦經
	足厥陰肝經	凌晨 1:00～3:00（丑時）		足少陽膽經	深夜 11:00～1:00（子時）	肝經＆膽經

04 十二經脈功能介紹

身體的疾病來自內傷七情、外感六淫之影響，中醫的「七情」指喜、怒、憂、思、悲、恐、驚七種心靈活動；所謂的「六淫」或「六邪，屬外在病因，包括風、寒、暑、濕、燥、火，本是自然界四季氣候的正常變化，合併了環境中的病原體如病毒、細菌、真菌……等，會對人體太極的生理功能產生影響。內傷七情、外感六淫都與臟腑經脈有著密切的關係。以下介紹十二經絡之循行時間、功能、經絡循行路線：

一、手太陰肺經 肺主氣

運行時間：清晨 3:00～5:00

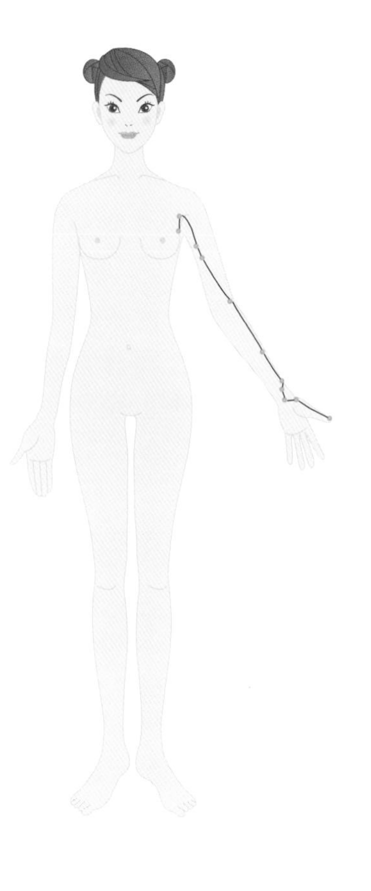

肺主呼吸，肺主皮毛，肺主通調水道，肺開竅於鼻，肺在液為涕，在志為悲，辛味入肺。

1. 手太陰肺經屬於陰經，肺經在凌晨 3:00-5:00 運行，所以呼吸道的不適症狀常在這個時段表現，例如咳嗽、鼻過敏、氣喘、慢性咳嗽等。
2. 肺經病變會導致與肺有關的水液失調及呼吸系統問題，例如胸悶脹滿、氣喘、咳嗽、呼吸困難等均可能顯示肺經出了問題；以及肺經循行部位的疼痛如肩背及臂內側前緣痛等。
3. 肺主皮毛，皮膚與肺的關係密切，皮膚白裡透着粉紅，有光澤、彈性代表肺的氣血充足；若皮膚乾燥沒光澤、發暗、發黃、發白、發青、發紅、長色斑都代表身體氣血不足。
4. 肺經的損傷情志為悲；易感外邪為燥邪。
5. 肺經的呼吸驅動了全身氧氣與二氧化碳的交換及水液的代謝；大腸經則處理水份的吸收與廢物的排除，若毒素聚積，容易由皮膚排毒，故對美容與抗老甚為重要。

二、手陽明大腸經

運行時間：早上 5:00～7:00

1. 手陽明大腸經屬於陽經，運行時間是早上 5:00-7:00，此時是排便的最佳時段，要規律排便減少大腸毒素堆積。

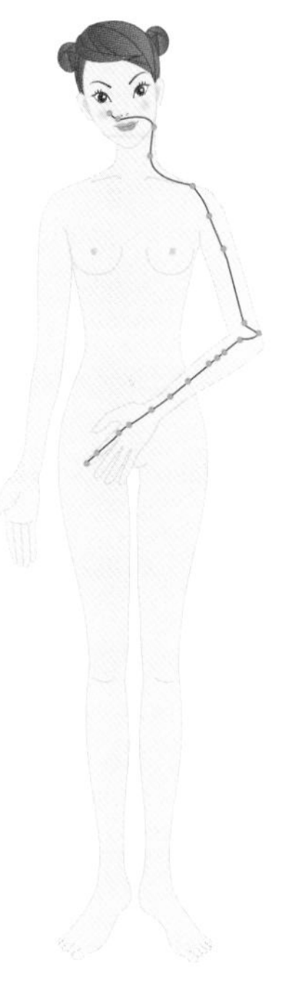

2. 大腸經的失調會引致與大腸功能有關的病症，如腹痛、泄瀉、便秘、腹脹氣、痢疾等；另外牙痛、流鼻涕、流鼻血、循經部位的疼痛或熱腫等病症都可能顯示大腸經出現問題。
3. 現代人飲食濕熱，常造成潰瘍性腸炎，因大腸壁發炎引起潰瘍，嚴重時會侵蝕腸壁發生出血或穿孔；由於緊張及焦慮引起腸痙攣，腸痙攣引起腹痛腹脹、腹瀉或噁心感。
4. 大腸累積大量毒素後，會造成皮膚的黑斑及過敏，膚色暗黃，乾燥易脫皮，因此美容保養的根本之道，須節制飲食、多喝水，並加強大腸毒素之排毒。

三、足陽明胃經

運行時間：早上 7:00～9:00

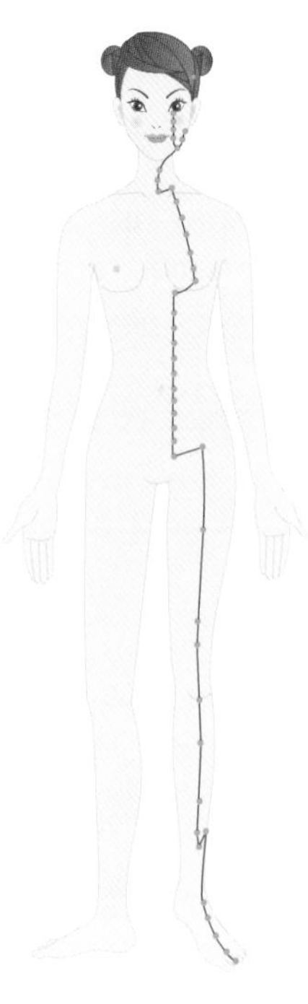

1. 足陽明胃經屬於陽經，運行時間是早上 7:00-9:00，血氣流注於胃，陽明經是多氣多血之經，此時人體的胃腸消化吸收最強，是營養能輸送到各器官滋養臟腑的最佳時刻，所以營養均衡的早餐是很重要的。
2. 胃經的病症包括胃痛、消化速度快、容易飢餓、嘔吐及口渴等。循經部位的失調會出現腹脹、水腫、咽喉腫痛、鼻血、胸、膝部疼痛等症狀。
3. 胃經與脾經互為表裡，脾經的損傷情志為思，所以思慮過度會影響食慾。
4. 胃經循行於足，多健走、慢跑…等下肢運動有利於胃經的健康。所有經脈皆是如此：循行於手的經脈受益於上肢運動；循行於足的經脈受益於下肢運動。一般運動時，上、下肢大多同時活絡，且提升心肺功能，故對全身經脈都有助益。

四、足太陰脾經 脾主運化

運行時間：早上 9:00～11:00

為後天之本；脾統血；脾開竅於口；思傷脾。

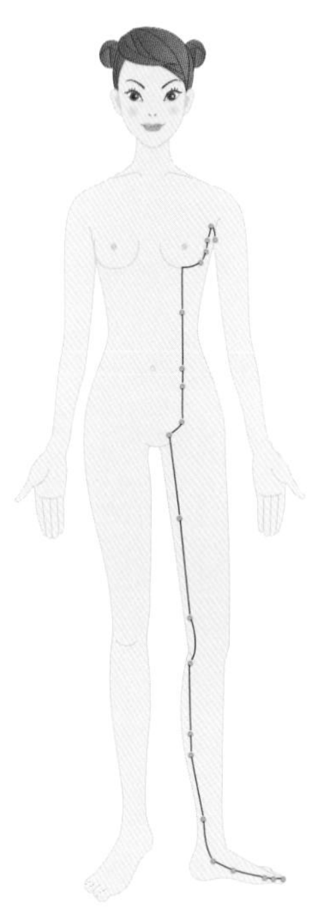

1. 足太陰脾經屬於陰經，運行時間是早上 9:00-11:00，血氣流注於脾臟，此時是人體氣血最旺時期，早餐進食後正是脾經運化營養物質的時候，此時不宜食用燥熱及辛辣刺激性的食物，以免損傷脾胃，反而造成脾胃的負擔。
2. 脾經失調主要與運化功能失調有關，脾負責消化功能，將食物化為氣血運轉所需。若脾經運作不良，會出現腹脹、便溏、下痢、胃脘痛、噯氣、身重無力、舌根強痛，下肢內側腫脹等症狀；循經部位的失調會出現胃病、婦科、前陰病等症狀。
3. 脾有統攝血液在經脈之中流行，防止逸出脈外的功能。脾虛則營氣化生不足，影響統攝血液的功能，容易引起各種出血疾患，例如經血過多、崩漏、便血等。
4. 脾經的損傷情志為思；易感外邪為濕邪。

五、手少陰心經 心主血脈

運行時間：中午 11:00～下午 1:00

心主神明；心開竅於舌；喜傷心。

1. 手少陰心經屬於陰經，運行時間是早上 11:00-下午 1:00，此時氣血流注於心經，這個時段應適度午睡休息。
2. 本經可主治胸、心、循環系統病症、神經精神系統病症以及經脈循行所過部位的病症。心經失常引起心區部位、心前區的疼痛、心悸、失眠、咽乾、口渴、癲狂等症狀；循經部位的失調會出現眼睛黃、胸脇疼痛，上臂、前臂內側後邊痛、手掌心熱等症狀。

3. 心經的損傷情志為喜；易感外邪為暑邪。俗話說：樂極生悲！過喜可能耗傷心氣；此外，正午之時也不宜長時曝曬於烈日之下，易對心血管造成負擔。

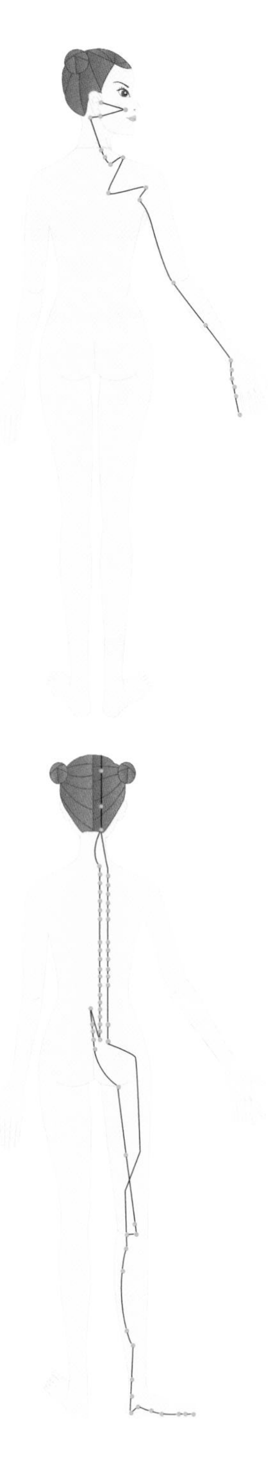

六、手太陽小腸經

運行時間：下午 1:00～3:00

1. 手太陽小腸經屬於陽經，運行時間是下午 1:00-3:00，血氣流注於小腸，此時是小腸經將營養吸收到體內，將濁物送到大腸消化及將糞便排除體外；此時辰過後腸胃開始休息，因此晚餐中脂肪、澱粉類食物要少量攝取，否則易在體內累積。
2. 小腸經失常會引起耳鳴、耳聾、目黃、牙齦及面頰腫、咽喉疼痛、肩胛部疼痛、上肢外後側疼痛；循經部位的失調會出現頭頸、五官症狀、發熱、精神疾病等症狀。

七、足太陽膀胱經

運行時間：下午 3:00～5:00

1. 足太陽膀胱經屬於陽經，運行時間是下午 3:00-5:00，此時血氣流注於膀胱。膀胱為腎之腑，兩者均屬水，因此這段時間要多補充水分，有助膀胱排除體內廢物，以促進泌尿系統的代謝。
2. 膀胱經失常會引起頭痛、頸痛、癲狂、眼睛痛、鼻塞流涕、鼻血、背痛、腰痛、小便量少、尿床等；循經部位的失調會出現頭頸痛、腰背疼痛、神志異常等症狀。

八、足少陰腎經 腎主水

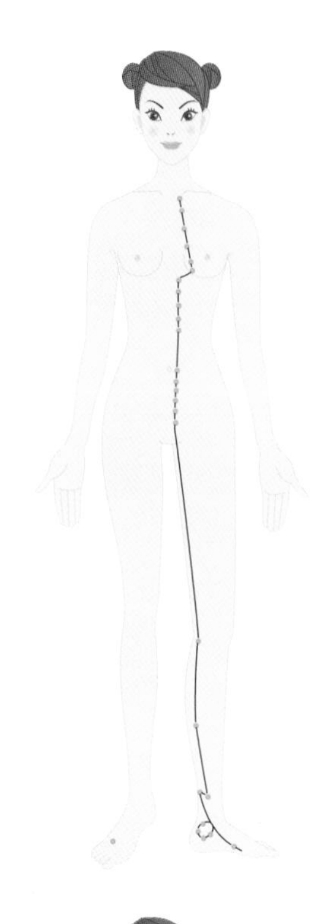

運行時間：下午 5:00～7:00

腎主骨；腎主納氣；腎開竅於耳；恐傷腎。

1. 足少陰腎經屬於陰經，運行時間是下午 5:00-7:00，此時血氣流注於腎經。腎經是人體協調陰陽能量的經脈，也是維持體內水液平衡的主要經絡，腎經時段應稍事休息，不宜過勞，尤其勿傷房勞及耗費心神。
2. 腎經的病症包括咳嗽、氣喘、水腫、便秘、腹瀉等症狀。循經部位的失調會出現腰背部疼痛、腹瀉、小便少、無尿、月經不調、性功能障礙、遺精、下肢冰冷、下肢內後側疼痛等症狀。
4. 腎經的損傷情志為恐、驚；易感外邪為寒邪。

九、手厥陰心包經

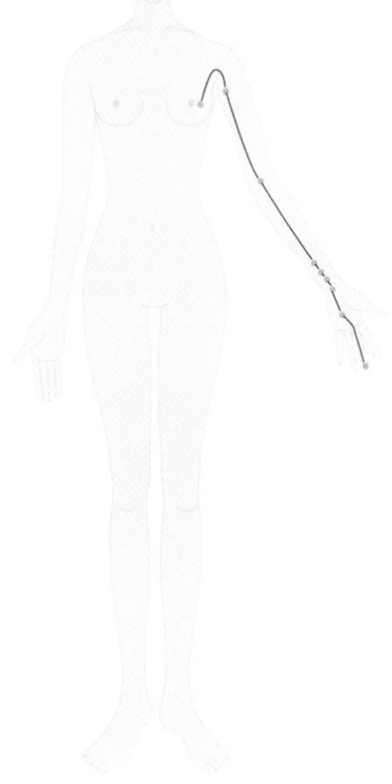

運行時間：晚上 7:00～9:00

1. 手厥陰心包經屬於陰經，運行時間是晚上 7:00-9:00，血氣流至心包經，在中醫來說心包經主瀉、主血，因此，晚餐吃得太飽，容易生濕熱而導致胸中煩悶、噁心、腹脹、胃酸逆流等症狀。所以，建議晚餐不宜過膩、過飽，並減少澱粉類食物之攝取，餐後要休息，運動以散步的方式最好。
2. 心主神，心包亦主神，與神志病証、心臟病有關。心包為火經，因此與熱性病有關，例如發高燒、癲狂、掌心發熱等症。心包經與多種血症亦有關，如咳血、鼻血、吐血等。
3. 心包之其他病症有心悸、陰虛盜汗、心前區疼痛、腋下腫脹、癲狂、胸滿悶感、上臂肘關節痙攣等。

十、手少陽三焦經

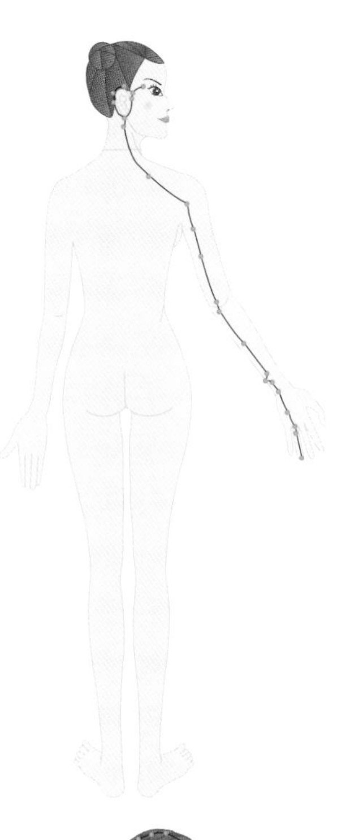

運行時間：晚上 9:00～11:00

1. 手少陽三焦經屬於陽經，運行時間是晚上 9:00-11:00，此時氣血流至三焦經。三焦經掌管人體所有之氣通往各臟腑，是人體氣血運行的通道，三焦亦與水液運行有關，三焦經之功能就如同電影的導演一樣，運作整部電影的編排及演繹方式。
2. 這個時段不宜多喝水，容易造成水液滯留，身體應該處於休息狀態，入睡時注意睡覺姿勢、枕頭高度，讓身體血液循環保持通暢。
3. 三焦經失調會造成腹脹、水腫、尿床、排尿不順、耳聾、耳鳴等；循經部位的失調會出現咽喉痛、眼睛痛、臉頰痛、耳後痛、肩臂肘部外側疼痛等症狀。

十一、足少陽膽經

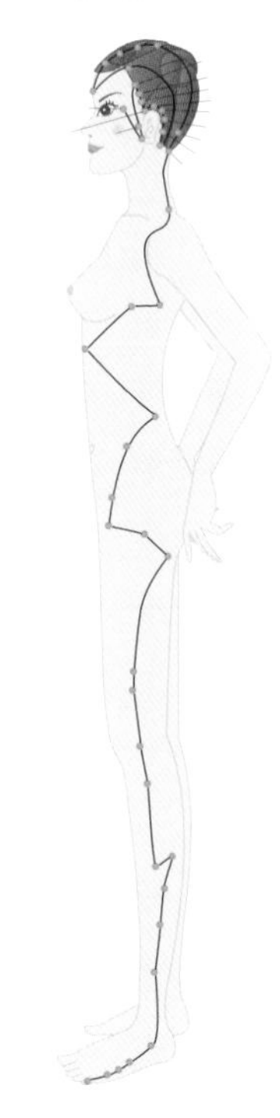

運行時間：深夜 11:00～1:00

1. 足少陽膽經屬於陽經，運行時間是晚上 11:00 到凌晨 1:00，氣血流至膽經，膽經失常的人，通常在這段時間不容易入睡。
2. 膽經失常會有消化系統的問題，例如食慾減退、腹脹、口苦等；會造成惡寒、發熱、下頷痛、眼外角痛、胸痛、肋間肌疼痛、顏面神經麻痺、腋下腫脹、腰疼痛等症狀。

十二、足厥陰肝經 肝藏血

運行時間：凌晨 1:00～3:00

肝開竅於目；肝主筋；其華在爪；怒傷肝。

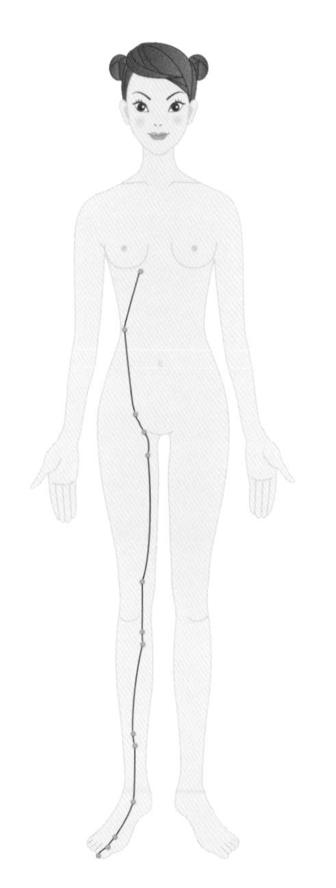

1. 足厥陰肝經是屬於陰經，運行時間是清晨 1:00-3:00，氣血流至肝經，所以這個時段如果熬夜，將阻礙肝經之運轉功能。
2. 肝經如果異常，全身的疏泄都會出現問題，主要會表現胸脇痛，肋間肌疼痛，乳房脹痛或腫瘤等；肝經影響血的運行，因此肝經有問題會引起月經不調、痛經、閉經、月經減少、頭暈或是手腳麻的現象。
3. 肝經失調會造成膝關節疼痛、腰痛、大腿內側疼痛、尿床或排尿不暢、下腹脹、疝氣、腹瀉、胸悶滿、嘔吐等。
4. 肝經的損傷情志為怒；易感外邪為風邪。

五臟之對應附屬器官、內傷、外邪

五臟	對應五官	對應形體	損傷情志	外感淫邪
肝	目	筋	怒	風
心	舌	脈	喜	暑
脾	口	肌肉	思	濕
肺	鼻	皮毛	悲	燥
腎	耳	骨	恐	寒

Lesson

4 辨別你的體質是哪一種類型

01 你是何種體質？

中醫的九大體質類型為請在以下勾選你的症狀，並在每一項統計勾選幾個症狀。每一個 ☑，都代表 1 分。

第 ❶ 類

你的體貌	常見症狀		個性
□體態適中 □面色、膚色潤澤 □頭髮稠密有光澤 □唇色紅潤	□嗅覺通利 □不易疲勞 □精力充沛 □耐受寒熱 □目光有神	□睡眠良好 □胃口好 □舌色淡紅 □苔薄白 □大小便正常	□性格平和開朗

評分：你有幾個 ☑＿＿＿＿＿＿＿（分）

第❷類

你的體貌	常見症狀		個性
□肌肉鬆軟 □毛髮不澤 □唇色少華	□氣短懶言 □精神不振 □疲勞易汗 □目光少神	□頭暈 □健忘 □大便正常 □小便正常或偏多	□性格內向 □情緒不穩定 □膽小

評分：你有幾個 ☑______________（分）

第❸類

你的體貌	常見症狀		個性
□肌肉鬆軟 □容易掉髮 □口唇色淡	□喜熱飲食 □精神不振 □總是怕冷 □手腳不溫 □水腫	□睡眠偏多 □易出汗 □大便稀軟不成形 □小便色淡量多	□性格內向 □希望安靜的環境 □少話

評分：你有幾個 ☑______________（分）

第❹類

你的體貌	常見症狀		個性
□形體瘦長 □皮膚偏乾 □唇紅微乾	□手足心熱 □口燥咽乾 □皮膚乾燥 □易生皺紋 □眩暈耳鳴	□容易失眠 □健忘 □大便燥結 □小便短赤	□性情急躁 □外向好動 □活潑

評分：你有幾個 ☑______________（分）

第 5 類

你的體貌	常見症狀		個性
□形體肥胖 □腹部肥滿鬆軟 □臉色黃暗	□容易出油 □多汗且黏 □浮腫 □容易睏倦	□大便正常 □小便不多 □平時痰多 □身重不爽	□性格溫和 □為人恭謙 □多善忍耐

評分：你有幾個 ☑ ＿＿＿＿＿＿＿＿（分）

第 6 類

你的體貌	常見症狀		個性
□形體偏胖 □形體蒼瘦 □面垢油光	□易生粉刺、痤瘡 □口苦口乾 □身重困倦	□小便短赤 □男易陰囊潮濕 □女易白帶量多 □大便燥結	□性格多急躁 □易怒 □沒耐心

評分：你有幾個 ☑ ＿＿＿＿＿＿＿＿（分）

第 7 類

你的體貌	常見症狀		個性
□瘦人居多 □面色晦黯 □易有瘀斑	□易患疼痛 □口唇黯淡 □黑眼圈重 □髮易脫落	□牙齦容易出血 □眼易有紅絲 □皮膚乾燥 □容易痛經、閉經	□容易煩躁 □健忘 □性情急躁

評分：你有幾個 ☑ ＿＿＿＿＿＿＿＿（分）

第 8 類

你的體貌	常見症狀		個性
□形體偏瘦 □神情憂鬱 □面色黯淡	□胸口煩悶不樂 □胸脇脹滿 □容易失眠 □無故嘆氣	□大便偏乾 □小便正常 □痰多 □健忘	□性格內向 □憂鬱脆弱 □敏感多疑

評分：你有幾個 ☑______________（分）

第 9 類

你的體貌	常見症狀		個性
□不一定 （不列入評分）	□哮喘 □鼻塞 □噴嚏 □皮膚乾癢	□蕁麻疹 □藥物過敏 □換季不適 □有遺傳疾病	□不一定 （不列入評分）

評分：你有幾個 ☑______________（分）

02 了解你的體質，改善身體

請按照前頁勾選的多寡來判斷你的體質屬於第 1～9 何種類型。

第 1～8 類型介於 10～14 分者，則代表你有這種體質，第 9 類型只要有 4 分以上就代表你有過敏體質。你的體質可能兼具 2 種以上的類型。

1 平和體質	**發病傾向：**平素患病較少。 **對外界環境適應能力：** 對自然環境和社會環境適應能力較強。 **適合精油類型：**所有類型的精油
2 氣虛體質	**發病傾向：**體質虛弱，易患感冒；或發病後因抗病能力弱而難以痊癒；易患內臟下垂。 **對外界環境適應能力：**不耐受寒邪、風邪、暑邪。 **適合精油類型：**補氣類精油（參見 P.219）
3 陽虛體質	**發病傾向：**發病多為寒證，易患腫脹、泄瀉、陽痿等。 **對外界環境適應能力：** 耐夏不耐冬，不耐受寒邪，易感濕邪。 **適合精油類型：**溫、熱
4 陰虛體質	**發病傾向：**易患咳嗽、糖尿病、閉經、發熱等。 **對外界環境適應能力：**耐冬不耐夏，易受燥邪。 **適合精油類型：**寒、涼

5 痰濕體質	**發病傾向：**易患糖尿病、消渴、中風、眩暈、咳喘、痛風、高血壓、高血脂、冠心病等。 **對外界環境適應能力：**不適應梅雨季節及潮濕環境。 **適合精油類型：**利濕化痰類精油（參見 P.221）
6 濕熱體質	**發病傾向：**易患瘡癤、黃疸、火熱等病證。 **對外界環境適應能力：**對濕熱交替的氣候較難適應。 **適合精油類型：**清熱利濕精油（參見 P.221）
7 血瘀體質	**發病傾向：**易患出血、中風、冠心病等。 **對外界環境適應能力：**不耐受風邪、寒邪。 **適合精油類型：**活血化瘀＋行氣類精油（參見 P.220）
8 氣鬱體質	**發病傾向：** 易患失眠、抑鬱症、神經官能症、不寐、驚恐等。 **對外界環境適應能力：**不喜歡陰雨天，不耐精神刺激。 **適合精油類型：**行氣類精油（參見 P.219）
9 過敏體質	**發病傾向：**過敏體質者易患哮喘、蕁麻疹、花粉症及藥物過敏等；遺傳性疾病如血友病、先天愚型等。 **對外界環境適應能力：**適應能力差，如過敏體質者對易致過敏季節適應能力差，易引發宿疾。 **適合精油類型：**抗敏性精油（參見 P.280）

MEMO

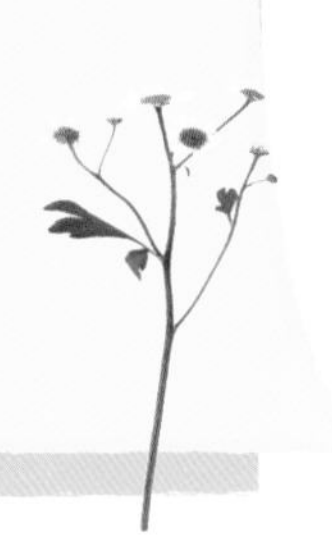

03 四季精油養生—預防六淫

四季各有其容易外感之邪淫，也有其相對應需要加強保養的經脈臟腑（如下圖）——**春重養肝、夏重調心、長夏養脾、秋重養肺、冬重養腎**。只要依照本章所述之各臟腑的證型，在各季節採用適用之精油對治保養，就能得到四季精油養生的效果。

五臟彼此間相互影響，相生相剋。人體的五行、陰陽要能運作正常，其關鍵都在平衡。各個節氣因其特有之外邪造成對應五臟易受侵擾，是故可因應調養，但在調養的同時不可忘了五臟五行相生相剋之道及平衡的重要性！

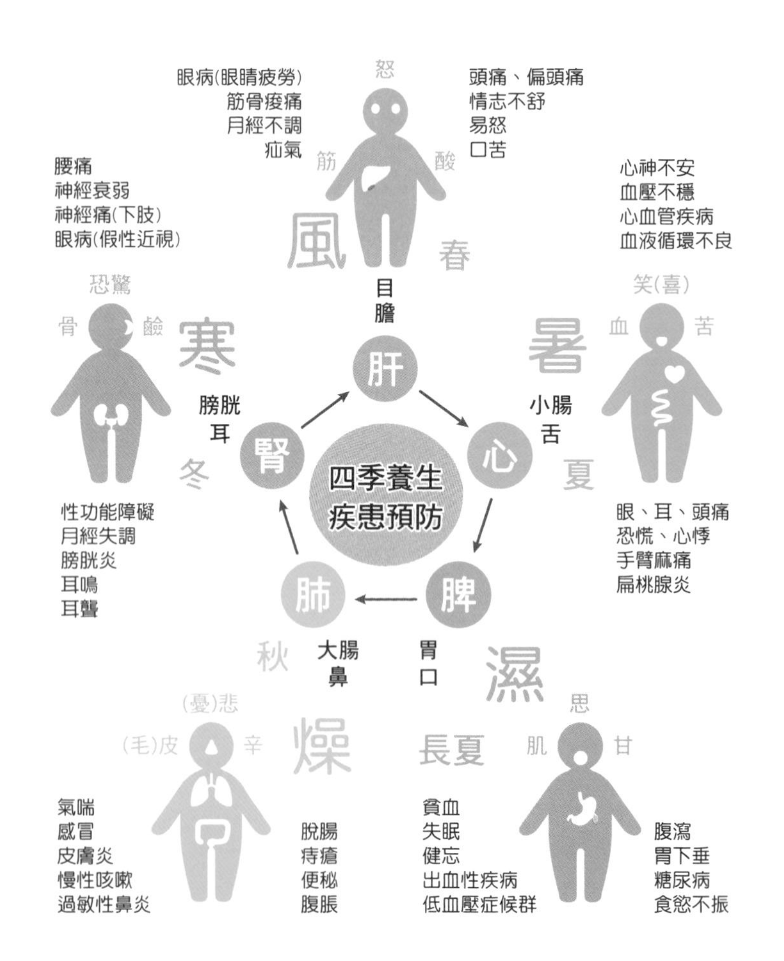

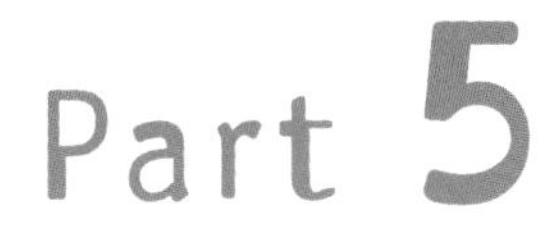

運用中醫觀念

來調配精油
才能精準下處方

Lesson

1 如何調配精油

藉由「褚氏太極」的導航，各種單方精油之特性將更為明確、更為有系統甚至能夠量化，讓選擇單方精油、調配複方精油時有所依據，同時能夠掌握各種精油之禁忌及避免排毒風險。

接觸過精油的人都聽過：「乳香是精油之王」、「玫瑰是花中之后」、「香蜂草是人間的仙丹妙藥」。藉由直覺的圖像，「褚氏太極」可具體呈現出乳香為何是精油之王？玫瑰如何成為精油界的花中之后？香蜂草對人體有哪些功效，讓它成為人間的仙丹妙藥？

在思考選擇適用的精油時，甚至可據以探索精油一些少為人知的特殊功能。

例如：茴香精油一般常用來處理腸胃問題，這可在「褚氏太極」中得到印證！但經過「褚氏太極」，我們可以進一步地了解：茴香有復元太陰脾經的功能，而經過對次要作用區域的反向調節，茴香還可以提升活化少陰腎經，這說明了茴香在婦科方面極有功效，於是我們可以將它用於通經、增加泌乳量、溫暖子宮、緩解痛經、更年期症狀、經前症候群等。

在調配複方精油時：假設我們想要調配一支協助改善不孕狀況或提升

性功能的複方精油，藉由「褚氏太極」的解析，可以採用肉桂來提升腎陽、採用茉莉來提升腎陰，而比例也可參考「褚氏太極」中之成分比例加以配伍，甚至於禁忌風險亦可得到警示而調整。

「褚氏太極」以中醫的陰陽理論、經脈表裡為基礎，為了要靈活運用「褚氏太極」、充分發揮精油療法的效益，對一些重要的中醫理論，須有基本的概念！本章將解說中醫理論中，對精油的選擇及調配較為重要的幾個觀念。

01 先辨證論治再來選擇精油

中醫治療疾病的特色是「辨證論治」，任何一種疾病的發生都有其病理變化，各種致病因素作用人體後，由於體質、氣候、地理環境等因素不同，會產生不同之病理反應，而形成不同的「證」。

本書所稱的「中醫現代精油療法」，即透過四診之望、聞、問、切得到的資料，根據中醫理論之陰陽五行、五臟、氣血津液等學說，分析出病患之體質、病因、病機後，再決定精油的選擇以及使用方法，因此同樣的病症常給予不同的精油治療。

02 以中醫整體治療觀來決定使用精油

中醫強調整體觀，在中醫包括兩方面，一是人體自身是一個整體，二是人和自然界保持著互動的整體關係。一個病症的發生常牽涉許多病因，例如久咳或氣喘，其病位雖然在肺，但日久影響脾及腎氣，因此治療上也會兼以健脾益腎，才能解除病因。此外，「肺與大腸相表裡」，肺氣會影響大腸的排泄作用，當肺受燥氣的影響之後，大腸也容易發生排便燥結的症狀。

03 中醫「扶正去邪」的治療原則、精油亦然

中醫以「扶正去邪」的治療原則：「扶正」是指增強人體抵抗力，「去邪」即消除致病因。因此，平日以精油維持身體平衡，增強抵抗力，即是「扶正」，並強調未病先防；而當病症出現時，即選擇對應的精油「去邪」，緩解不適症狀。因此中醫現代精油療法運用能更正確地針對病因及體質來調整身體，並提升使用精油之正確性及效能。

04 強調未病先防，用精油預防發生疾病

精油結合中醫臨床，不僅是治病，更重要的是要「治未病」。

唐朝名醫孫思邈提出：「上工治未病之病、中工治欲病之病、下工治已病之病」。「上工治未病」包括未病先防、已病防變、已變防漸，這就說明人們不但要治病，而且要防病；不但要防病，而且要注意阻擋疾病發生的趨勢，中醫現代精油療法完全體現了在預防疾病上的功能。

05 精油也有四氣五味

中醫治療疾病，除了必須對病人的病情作出正確的診斷以外，還必須熟練地掌握中草藥的藥性，才能開出正確有效的處方。中藥的藥性理論是中藥理論的核心，主要包括四氣、五味、歸經、升降浮沉等。精油同樣具有各自的藥性特色，因此了解精油之藥性也是重要的一環。「四氣五味」就是藥物的性味，代表藥物的藥性和滋味兩個方面。

（1）**四氣—**指是「寒、熱、溫、涼」四種藥性，另外有些藥物列為平性藥物。寒涼和溫熱是對立的兩種藥性。寒和涼、熱和溫之間，是程度上的不同，熱勝於溫，寒勝於涼。

四氣	作用於人體的主要療效	精油
溫	溫中、助陽、散寒	乳香、檀香、迷迭香、白荳蔻、野橘
熱		肉桂、丁香、生薑、茴香
寒、涼	清熱、瀉火、解毒	薄荷、尤加利、茶樹、薰衣草、玫瑰花、伊蘭伊蘭、檸檬草

（2）**五味—**就是「酸、苦、甘、辛、鹹」五種不同的滋味，它主要是由味覺分辨出來，或是根據臨床治療中反應出來的效果來判斷。

五味	影響五臟	作用於人體的主要療效
酸	肝	收斂、固澀、增強消化功能和保護肝臟
苦	心	瀉火、降逆、具有除濕和利尿的作用
甘	脾	補養氣血、健脾和胃、解痙攣、止痛等作用
辛	肺	發汗、調氣活血、疏通經絡的作用
鹹	腎	軟堅、散結、泄下、維持體內代謝功能

「四氣」與「五味」合併在一起就是植物的「性味」，例如薄荷性味辛涼，「辛」能行氣發汗，「涼」能清熱，因此薄荷能疏散風熱。

精油也可分為「寒、熱、溫、涼」，是根據精油作用於人體發生的反應歸納出來的，例如感受風寒、怕冷、發燒、鼻流清涕、全身痠痛、頭痛等症狀，這是屬於外寒型的感冒，這時用辛溫的生薑、廣藿香，可以使病人發汗，解除感冒症狀。而發熱、口渴、咽喉腫痛或咳嗽等熱性感冒症狀，這時可用辛涼的薄荷、尤加利來清熱解表，緩解感冒症狀。

06 調配精油之劑量與配伍——「君、臣、佐、使」

「是毒？是藥？由劑量決定！」中醫處方之劑量調配影響療效甚鉅，利用精油來養生保健亦然，如前述所言，精油有著「信使」的特質，應以少量且持續規律的使用為原則。少量也就是所謂的「低劑量」、「安全劑量」，是一個相對的概念，不同品質、不同品牌的精油有著不同的「安全劑量」！必須要謹慎的選擇精油。

原則上，在對某類精油還不熟悉時，建議應採取較保守的態度，從「安全劑量」開始使用起。所謂的「安全劑量」相對來說是安全且溫和的比例，也就是一個部位 1-2 滴精油加上 15-20 滴的基底油來稀釋；最高建議濃度是一個部位 3-5 滴精油加上 15-20 滴的基底油來稀釋；敏感及刺激性精油建議以「安全劑量」來使用。

內服精油則須先確認該精油品質是否為內服等級，不是所有的精油都適合內服，某些症狀選擇使用嗅吸及塗抹之效果更好。要使用內服法，最好對精油的安全性有相當之確認，並且經由合格芳療師指導後再使用。原則上內服一次 1-2 滴，且必須相隔 4-5 小時，直接內服需避開辛辣刺激之精油，或使用膠囊吞服。

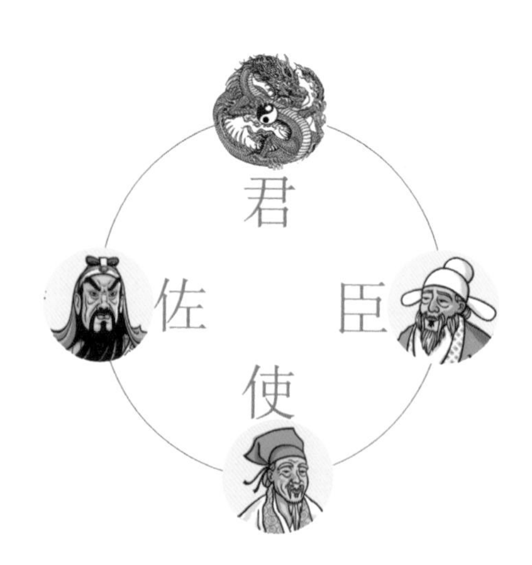

切記！「高劑量＝高療效」絕對是錯誤的觀念！

「**君**、**臣**、**佐**、**使**」是調配精油複方時的重要概念，意指參酌「各精油組成成分之特性」及「使用目的」而決定單方精油的「角色」，並依據各單方精油的「角色功能」及「禁忌」來安排劑量。

劑量原則上以「**君**」最多，「**臣**」、「**佐**」、「**使**」的劑量較少，但即便是「**佐**」、「**使**」，在配伍中仍有相當的重要性。

「**君**」是針對主病或主證起主要治療作用的藥物，其藥力為配方中最強，用量亦較多，君藥是首要不可缺少的。

「**臣**」有兩種功能：

1. 是輔助君藥，加強治療主病或主證的藥物。
2. 是針對兼病或兼證起治療作用的藥物。

「**佐**」有三種功能：

1. 佐助藥：協助君臣藥加強治療作用，或直接治療次要兼證。
2. 佐制藥：消除或減緩君臣藥的毒性和烈性。
3. 反佐藥：與君藥性味相反，又能在治療中起相成作用。

「**使**」有兩種功能：

1. 為引經藥，引配方中諸藥達到病處。
2. 為調和藥，調和諸藥的作用。

07 精油複方之功能是靠各種單方之「協同作用」下產生的

精油複方的功效並非僅是組成單方功效的總合，而是各種組成單方協同作用下之綜合結果。也就是說：精油複方藉由特定單方依其「君」、「臣」、「佐」、「使」之配伍比例來對人體太極產生調節陰陽的影響。當「君」、「臣」、「佐」、「使」所發揮之「協同作用」最佳化時，精油複方的功效方臻最佳化。

「協同作用」並不侷限於精油之組成成分之間，當調配精油時，不同精油之間、甚至與用來稀釋的基底油之間也會發生「協同作用」；當使用精油在人體經脈上按摩以及內服精油時，都會出現「協同作用」。

「君」是針對病因或是主要症狀進行治療，例如睡眠障礙，若病因為心血虛無法安神，可以選擇組成成分在「褚氏太極」中歸心經、心包經之精油；若失眠之病因在肝氣鬱，便可以選擇組成成分在「褚氏太極」中歸肝經之精油為「君」。另一種狀況是，若單純以止痛為主要目的，就以冬青或白樺作為「君」的精油。

「臣」要輔助「君」，加強治療主病或主證，以上述失眠為例，可以在安神精油為「君」的狀況下，佐以疏肝精油為「臣」。

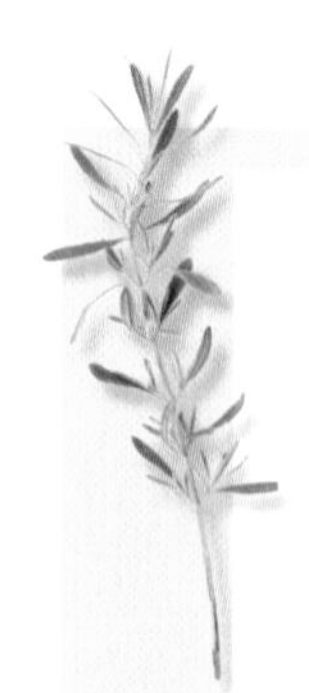

「加強代謝複方」為例，其配伍觀念如下

【精油配方】

君—葡萄柚、檸檬 各 5 滴

臣—生薑 2 滴

佐—肉桂 1 滴

使—薄荷 2 滴

【使用方法】

以 10ml 基底油稀釋[1]，塗抹於脂肪多及水腫部位。

【配方原理】

化痰利濕、消痰脂之葡萄柚及檸檬在體內要發揮功能，需要生薑來輔助溫陽化濕、幫助葡萄柚之去痰作用；並佐以肉桂溫通循環、助陽氣；薄荷擔任行氣、通經絡之「使」的角色。以上處方在體內共創溫通循環，化痰利濕，消水腫及減少脂肪團塊的功能。

❶ 注意事項：本書建議之使用劑量僅供參考，實際使用劑量因各精油廠牌而異，必須以安全為首要考量。

「佐」、「使」則是依所需狀況選擇不同歸經之精油。以常擔任「使」進行引經的薄荷為例，可以增強行氣之效；茴香也可作為導引精油效果進入子宮之「使」。通常「佐」、「使」精油之劑量較少。基底油並非精油，但常具有「佐」、「使」的功能。

精油常使用的基底油多為冷壓或浸泡所得之植物油，常見的有：椰子油、橄欖油、大麻籽油、南瓜籽油、月見草油、黑種草油、向日葵油、大豆油、芝麻油、山金車油、金盞菊油、荷荷芭油、甜杏仁油、榛果油……等，種類繁多、效果各異。在某些用途中，甚至可以扮演「君」、「臣」的角色。但整體而言，與精油搭配發揮協同作用效果較佳者為分餾椰子油。

微觀來看：每支單方在「褚氏太極」中所列之精油組成成分亦各有其**「君、臣、佐、使」**之角色。

Lesson

2 「中醫現代精油療法」的施行步驟

01 施行步驟

選擇精油跟決定中藥的配伍觀念一樣，需透過中醫理論辨證之後，再參考「褚氏太極」選擇適合之精油，可使用外用法或依其所影響之部位及經脈來做經絡穴位塗抹，亦可使用內服法或是嗅吸等途徑來改善症狀。

「中醫現代精油療法」中所運用的中醫辨證理論就是八綱辨證、氣血津液辨證及五臟辨證，在「中醫現代精油療法」中不會對理論中艱澀的部分著墨太多，而是就重要且實用的概念加以簡述，讀者讀完本書後，只要依著「中醫現代精油療法」的施行步驟，必能掌握精油療法的精要。

中醫現代精油療法施行步驟

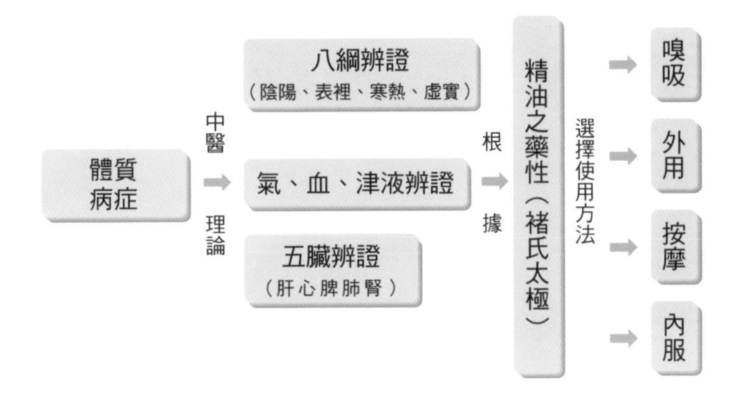

02 使用精油的途徑

精油具有去痰、止咳、平喘、驅風、健胃、解熱、鎮痛、抗菌消炎以及鎮靜等作用；精油使用方法有嗅吸法、按摩法、外用法、內服法。

嗅吸法是透過鼻黏膜內之嗅覺細胞，活化腦部之邊緣系統，影響情緒，同時作用在身體其他系統，較常用於自律神經系統或呼吸系統之病症。

外用法如同中醫外科之膏藥，多應用於皮膚及肌肉骨骼系統之病症，皮膚問題如褥瘡、濕疹、帶狀疱疹、乾癬、外傷傷口、跌打損傷、燙傷等；肌肉骨骼系統的問題如肌肉痠痛、肌腱炎、跌打損傷、各種疼痛等。相較於外用中藥，精油具有脂溶性、小分子特性，能快速地穿透細胞膜進入細胞內，達到治療的目的。

穴位按摩法則是依據中醫經絡系統以及反射點等理論，將精油抹在病症相對應之經絡或穴位上，運用按摩手法來達到疏通的作用，較常使用於各種疼痛、筋骨痠痛、經絡之氣滯血瘀等症狀。

內服法分為口服、舌下服或用於食物之調味，以及使用栓劑進入體內。內服法需確認其為食用等級、精純安全的精油；多用於消化系統、免疫系統之病症。

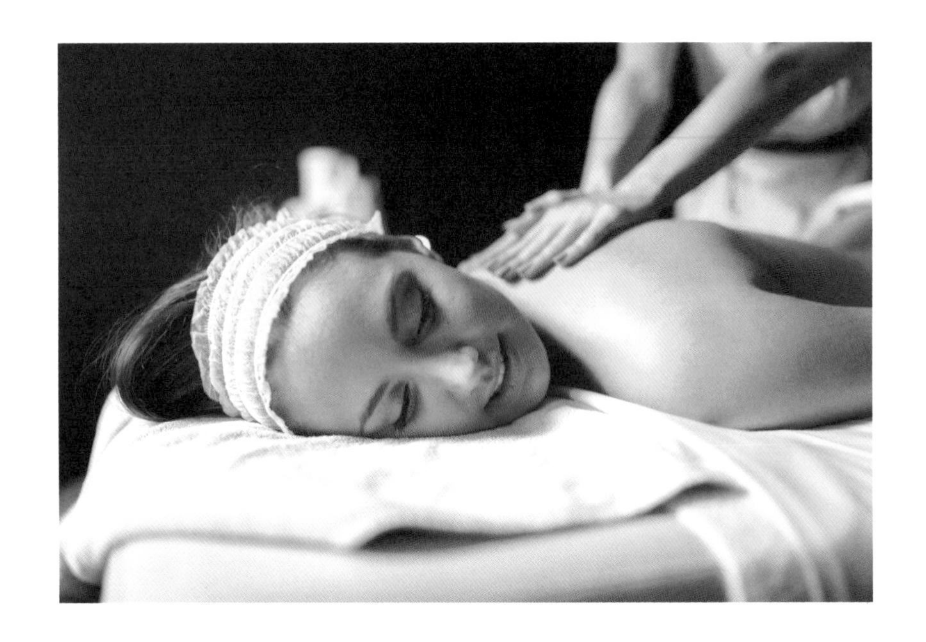

在下一節「精油之安全性和使用方法」中將會對這四種方法的吸收及代謝途徑、特性及使用方法做詳細的說明。

03 五臟各系統精油使用途徑順序

精油使用三個主要途徑：

1. 外用塗抹
2. 薰香&嗅吸
3. 內服

優先順序		一	二	三
五臟病症	肝經	外用塗抹	內服	薰香＆嗅吸
	心經	外用塗抹	薰香＆嗅吸	內服
	脾經	內服	外用塗抹	薰香＆嗅吸
	肺經	薰香＆嗅吸	外用塗抹	內服
	腎經	外用塗抹	內服	薰香＆嗅吸

註 經絡按摩：所有系統都可以運用該處對應之經絡施行按摩。

04 如何讓精油發揮最大效益？

如前所言，精油的療癒能力廣泛，且產生效果快速，但要如何使用才能讓精油發揮最大效益呢？如何能快速簡易地入手？又如何才能進階使用精油呢？要讓精油發揮最大效益建議遵循下列三大原則：

少量且持續規律的使用

新手：低劑量

進階使用者：適當劑量

精油藉由「信使」的角色來調整體內的生理機轉，在一定的閾值內可發揮最佳之療癒功能。劑量過高除了有安全性之顧慮外，亦無益於提升細胞的運作，反而造成身體之負擔，想像一下：你的老闆不斷地派工作給你，你的工作效率會提升還是受到干擾？而且精油在體內代謝的速度很快，唯有持續規律的使用才能確保精油能持續穩定地提供細胞「信使」訊息。進階使用者可依本書之概念及臨床經驗適當調整劑量。

總而言之：關鍵在於使用頻率，一天數次絕對較一天一次有效！

不建議偶爾卻大量地使用精油！

不同品質的精油其安全使用劑量是不同的！精油的安全性將在下一小節「01 精油組成成分之安全性」中詳細說明。

合理的調配精油

新手：一次使用 3 種以內的單方精油或一種複方精油

進階使用者：依「君、臣、佐、使」的概念調配複方

精油藉由「信使」的角色來調整體內的生理機轉，固然較一般藥物來得安全穩定，但若指令訊息過多甚至互相衝突，便會造成內部環境的混亂。想像一下：一個國家有好幾個君王會造成什麼結果？進階使用者可參考中「君、臣、佐、使」的概念調配複方，可完全使用單方調配，或採用一種複方再以適當的單方加強調整也是安全且有效的方式。

如何處理身體的眾多症狀？

新手：一次處理一種問題

進階使用者：依「辨證論治」的概念，系統性解決問題

中醫講求「急則治其標，緩則治其本」，尤其是當食物積滯在腸胃道、大便不通、小便不暢時，一定要先處理這些症狀；感冒也應優先處理。身體沒有外感症狀或腸胃道通暢後，平日依自己的體質需求選擇精油保健。

精油確實可同時處理多種症狀，但要判斷是來自同類病因或同類特質的系統性問題，例如氣虛導致頭部缺氧，會出現頭暈、頭痛、肩頸僵硬、失眠、胸悶等一系列症狀，屬於同一病因，就可以一併處理。

除非對醫療有一定的臨床經驗，不建議同時處理多種複雜問題！亂槍打鳥反而會造成身體的紊亂。進階使用者可參考本章前述，依中醫理論中對病因辨證分析的重要觀念系統性解決問題。

以外用塗抹處理症狀時，若能搭配輕柔的按摩或熱敷將有助於局部血液循環，加強精油的吸收與運送，提升精油的效益。

Lesson

3 精油之安全性和使用方法

01 精油組成成分之安全性

食品安全問題是目前極受重視的課題、藥物更需審慎注意其副作用及毒性，在使用精油之前必須對精油之安全性有所了解。

⑴ 精油組成成分代謝速度快，在人體無生物積聚性

精油組成成分進入人體及代謝之速度快，使用精油 15～20 分鐘即發揮功效，可在尿液中可偵測出，2 小時左右大部分的精油已作用並代謝，4 小時後體內幾乎無殘存。所以精油在發揮功能後不會滯留於人體中，也就沒有毒性累積的問題。

⑵ 萬物皆有毒性，關鍵在於使用劑量

陽光和水可說是生命之源，但過度曝曬太陽或飲水過度皆會產生危害。鹽和糖是人類維持生命所必須的物質，鹽的半數致死量（LD50）為

3g/kg，糖類對人體亦有相當的危害，糖類攝入過多造成的肥胖症、糖尿病、心臟病和肝病等疾病在全球的高發生率，每年間接導致全球約 3500 萬人死亡。按世界衛生組織建議：每日攝入糖總量大約為 30-40 克，一罐 335 毫升的可樂約含糖 37 克，糖的數量限制非常容易超過。

相對於陽光、水、鹽及糖，精油被過量使用的風險較低，而且每一種精油皆由多種的組成成分構成，有些成分只佔少數比例，在正確使用下，精油組成成分超過安全上限的情況較為少見，但若使用超過了安全的上限，還是會對人體產生危害。

(3) 不當使用及濫用才是造成危害的原因

如 Part 1 所言，精油透過對細胞的調節，可對人體發揮重要的影響，當這些影響被適當的運用後，精油成了珍貴的靈藥，但若是被不當使用甚至濫用，就會產生毒性，包括：對口腔及黏膜的刺激、口服毒性、肝毒性、神經毒性、致癌性、皮膚刺激性、光敏性……等。

為了不產生這些危害，下列 2 項建議不可忽略：

- **使用精油前一定要具備正確的基本知識**：這也是筆者寫本書的用意，希望能讓讀者在使用精油前，能夠具備正確的知識。
- **慎選精油品牌**：不要迷信名貴的品牌才是好的精油，而是要選擇能夠確實把關植物來源、品質、功效及安全性之精油，並經過具公信力之認證保障的品牌。

(4) 容易造成危害的精油組成成分

以下就口服毒性、肝毒性、神經毒性、致癌性、皮膚刺激性、光敏性等六個方向說明容易造成危害的精油組成成分：

口服毒性

半數致死量（LD50）＜1g/kg，不可口服使用（或經專業醫療人員嚴格控制劑量下口服使用）：側柏酮、胡薄荷酮、氫氰酸、異硫氰酸烯酯類、細辛醚、驅蛔素。

肝毒性

在長期且大量使用狀況下可能導致肝臟負擔過度：肉桂醛、丁香酚、反式洋茴香腦、胡薄荷酮、薄荷呋喃、香豆素、土木香素、細辛醚、苯基衍生物（黃樟素、甲基醚丁香酚、甲基醚胡椒酚）。

神經毒性

高劑量下可能導致微量化學分子與電位之異常，引發痙攣、甚至引發腦部異常：側柏酮、α-側柏酮、胡薄荷酮、薄荷酮、松樟酮、異松樟酮、蒿酮、肉荳蔻醚、欖香脂醚、四氫大麻酚、反式洋茴香腦、樟腦、黃樟素。

致癌性

在長期且大量使用狀況下可能導致基因突變機率提升、甚至對 DNA 產生毒性：黃樟素（可能導致畸形兒，孕期忌用）、甲基醚蔞葉酚（低劑量時反而具有抗癌功能）、欖香素、細辛醚。

皮膚刺激性

精油未經適當的稀釋，刺激皮膚後可能發生發紅、發疹、發癢、灼傷、接觸性皮膚炎……等：肉桂醛、檸檬醛、丁香酚、百里香酚、香荊芥酚、水楊酸甲酯、安息香酸。

光敏性

導致皮膚感光性增強，容易曬黑甚至曬傷，宜避開白天使用，因為精油代謝快速，夜間使用就無光敏性之危險：呋喃香豆素，多存在柑橘類或繖形科的精油中，柑橘類中以佛手柑之光敏性最強。

另外，有關精油的過敏與排毒反應，將在 Part 6 的 Lesson 1〈精油的副作用及排毒反應〉中詳加說明。

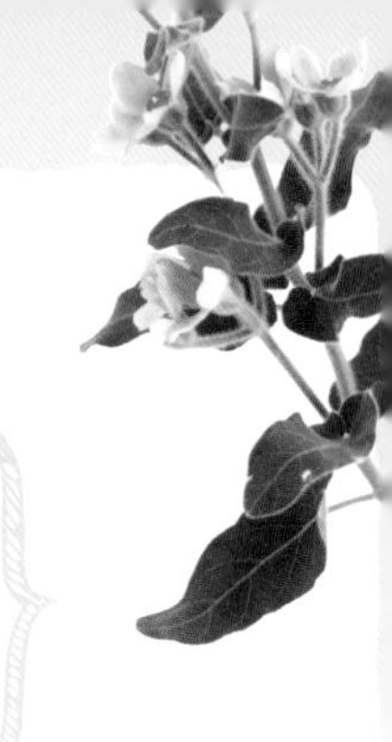

芳療深知識

酚類、單萜酮、單萜醛、肉桂醛之精油

具有刺激性，需注意使用劑量，要謹慎使用。尤其是單萜酮中的側柏酮，可能會引發流產，對兒童及孕婦都不宜使用！但要特別說明的是：側柏酮出現於側柏葉中，某些側柏精油是由側柏心材中萃取，並不含此成分，反而富含對人體有益的甲基側柏酯與卓酚酮，使用上也是安全的。

擁有刺激成分之精油在正確使用下仍然是良藥

精油組成成分只有在劑量過高或不當使用狀態下才會造成危險，即使是側柏酮，在專業醫療人員以正確的劑量及配伍使用下亦可成為良藥。

以複方加成作用判斷安全性

在評估毒性及危害時，需注意不同精油組成成分的加成效果，以肝毒性為例：可能以不同的途徑使用了數種精油，分別含有肉桂醛、丁香酚及香豆素等，分開來看，其劑量皆未超過安全上限，但加成總合後卻可能已超過安全上限而造成肝毒性。

02 使用精油之前，一定要看的安全事項！

(1) 使用精油需避開身體黏膜部位

例如：眼睛、耳朵內部、鼻腔內部。

(2) 使用精油需了解精油的特性並遵照使用指示

外用塗抹為局部療法

將精油透過植物油、乳液、沐浴等方式使用在皮膚、頭髮或身體其他部位上。某些精油可以不經稀釋直接使用，但某些精油需要稀釋使用。

可不經稀釋直接局部使用之精油

例如薰衣草、茶樹、乳香、廣藿香、檀香、絲柏、芫荽、天竺葵、伊蘭伊蘭、玫瑰等。（需視情況，按照適當劑量使用）

(3) 刺激性強、具敏感性的精油

- ⊙ 中醫上所講性味辛溫、辛熱的精油，例如肉桂、桂皮、丁香、百里香、牛至等，要注意使用劑量。不管是內服或者外用，一定要用基底油稀釋，不要直接使用。建議稀釋劑量小於 5%，7 歲以下孩童不建議使用刺激性精油。
- ⊙ 若皮膚或黏膜不慎接觸未經稀釋之辛熱性的精油，尤其是口腔或眼睛的黏膜，會產生刺激性的痛感，請立即用大量的分餾椰子油稀釋。
- ⊙ 檸檬草（檸檬香茅）、山雞椒、綠薄荷、生薑、黑胡椒、尤加利……等具敏感性的精油，需經過稀釋使用，多次塗抹容易引起過敏反應。建議稀釋劑量介在 5%～10%。7 歲以下孩童以及肌膚易過敏者，建議劑量介於 2-3%。

⑷ 光敏性精油的使用

柑橘類的精油例如檸檬、萊姆、野橘、葡萄柚、佛手柑等具有光敏性。光敏性精油塗抹於皮膚上的 12 小時內，要避免長時間曝曬於太陽下，因此柑橘類精油的外抹建議在晚上使用。尤其是佛手柑，其光敏性是最強的，塗抹於皮膚上 72 小時內要避免長時間曝曬於太陽下，否則會引起皮膚過敏、發炎。若是內服柑橘類精油，因精油透過消化系統、肝臟解毒代謝之後，光敏性的劑量較低。

⑸ 長期使用西藥之慢性病患者

建議以外用法及薰香嗅吸精油為主，使用前述兩種方法，不需與西藥間隔使用，必須非常謹慎使用內服精油法，未經專業醫療人員建議下，不建議使用內服法，避免引起與藥物之交互作用。

⑹ 精油各種用法的速查表

使用方法	精油濃度	稀釋劑量
薰香法		6-8 滴於擴香石或水氧機
臉部按摩	2.5%	5 滴精油+10ml 基底油
全身按摩	5%	10 滴精油+10ml 基底油
局部按摩	20%	40 滴精油+10ml 基底油
治療患部	15～33%	3-5 滴精油+15-20 滴基底油
直接局部	100%	1-2 滴於患處（薰衣草、茶樹、德國洋甘菊……）
精油內服	腸胃吸收	1-2 滴精油+20 滴內服調和劑+250cc 純水
	腸胃吸收	1-2 滴精油+膠囊
	舌下吸收	1 滴

（註：內服法需經合格芳療師指導，視身體狀況使用）

03 嗅吸法

⑴ 用嗅吸法精油在人體的吸收及代謝途徑

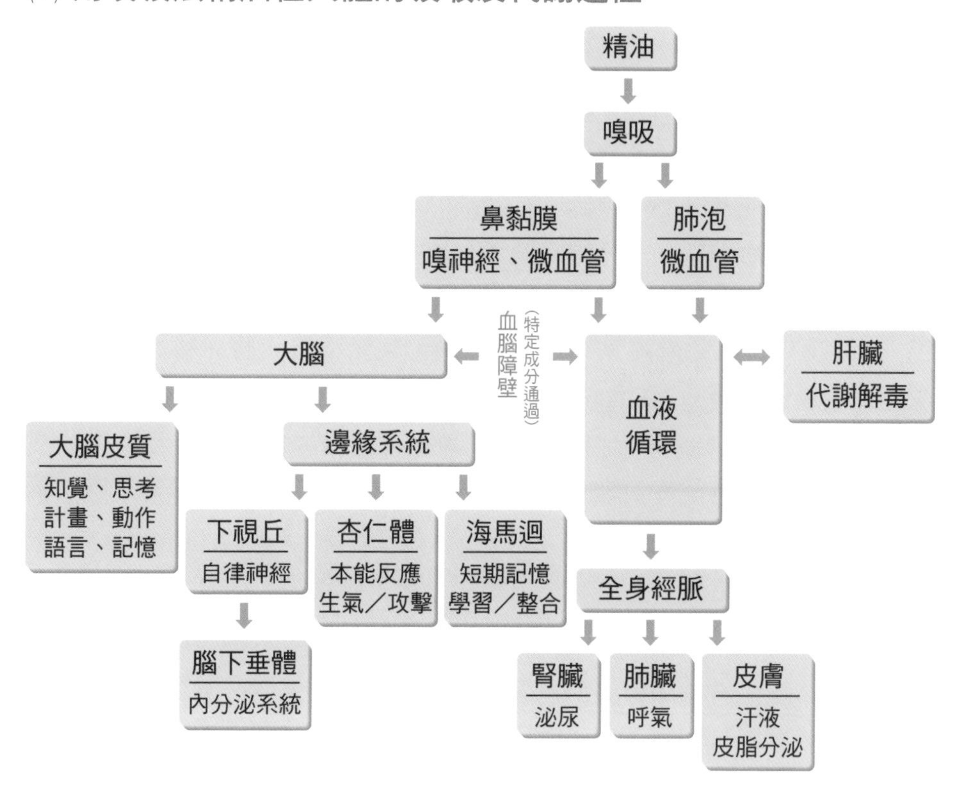

⑵ 嗅吸法

使用精油薰香器或噴霧器，或精油滴在手心後，搓揉手心，雙手靠近口鼻嗅吸。

⑶ 嗅吸法效果

對整個身體系統有益，特別有益於呼吸系統、大腦中樞神經系統和內分泌系統。嗅吸能促進腦內啡（腦分泌的具有鎮痛作用的氨基酸）、血清素、腎上腺素等分泌，可以安定情緒、轉換心情、提升活力、降低痛苦感、緩解疼痛等作用。

透過嗅吸可以快速影響大腦，改變身心狀態

精油芳香揮發分子吸入鼻腔後，首先被嗅覺上皮細胞所吸收，嗅覺細胞會透過篩狀板將訊號傳遞到嗅球，嗅球將這些訊號傳遞到大腦邊緣系統的杏仁體和海馬體。因此嗅吸精油能影響身體的本能行為，如睡眠、性慾、食慾、自律神經、內分泌系統等功能，以及記憶、情緒反應等。

嗅覺影響大腦中五個區域，包括杏仁體（負責儲存和釋放情感創傷）、前嗅核（協助處理氣味）、嗅結節、梨狀皮質（將訊號送到負責氣味認知的其他結構）、和內嗅皮質（將訊號送到海馬體，負責長期記憶）。

同時也會傳導到與大腦邊緣系統神經聯絡緊密的下視丘及大腦新皮質，影響內分泌系統及內臟的作用，因此生理機能、免疫功能及大腦活動也會受到嗅吸的影響。

除了嗅吸法之外，外用法、口服法、舌下服用法……等，只要能進入血液循環，特定的精油分子就有機會通過血腦障壁對大腦皮質及邊緣系統產生影響，但受限於劑量，通常以嗅吸法透過神經及血液雙重管道對腦部的影響較為快速且明顯。舌下服用法及耳後神經叢分布區域的塗抹亦可發揮顯著的效果。

嗅吸精油透過呼吸系統黏膜吸收，送到全身各處組織

部分精油成分從鼻子→氣管→支氣管→肺泡→微血管，隨著血液送到全身，因此對全身系統有益。

04 外用法：塗抹、按摩

(1) 用外用法精油在人體的吸收及代謝途徑

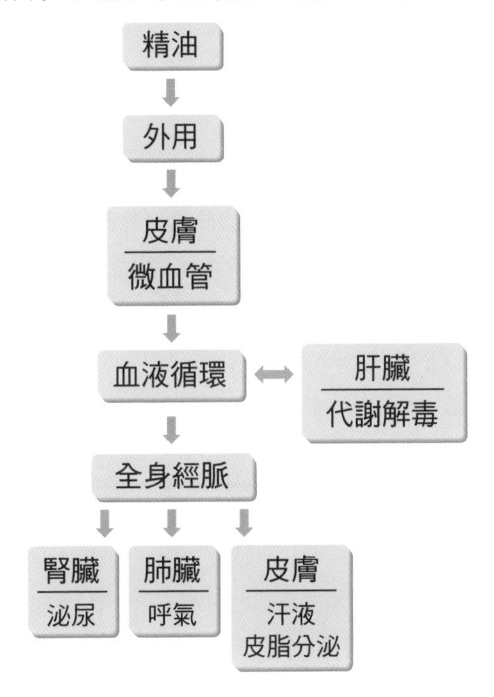

(2) 外用法

將稀釋的精油塗抹於需改善的皮膚部位，可以搭配穴道或經絡按摩。

年齡	建議使用精油濃度	分餾椰子油：精油	用途
成人	10-15%	5ml：10-15 滴	適用於療癒性局部塗抹或按摩
6-12 歲	5-10%	5ml：5-10 滴	適用於局部塗抹
2-5 歲	5%	5ml：2-5 滴	適用於腳底
0-2 歲	＜5%	5ml：1-3 滴	適用於腳底

年齡	建議使用精油濃度	分餾椰子油：精油	用途

註：20 滴=約 1ml，100 滴=約 5ml
注意事項：本書之建議劑量僅供參考，實際使用劑量因廠牌而異，必須以安全為首要考量，初次使用可從 1～2%嘗試，先少量塗抹手腕內側，24 小時後無過敏反應方可使用，並透過專業芳療師指導使用。基底油和精油充分混合後，以少量多次的方式塗抹。

⑶ 外用法效果

多運用於肌肉痠痛、疼痛、放鬆、皮膚保養、加強血液循環、調節局部功能等。精油具有小分子、脂溶性及高滲透性之特性，可快速滲入組織細胞及微循環中被身體吸收，因此直接使用精油之作用力強。

⑷ 外用精油的注意事項

- ◎ **初次使用建議：**任何人都有可能對任何東西產生不良反應，包括天然精純的精油也一樣。因此初次使用建議先用在手腳部小區域塗抹，通常不良反應很快就會反應，有些會延遲一段時間反應，通常可觀察 24 小時。
- ◎ **直接使用：**有些精油因其特有的溫和化學物質，不具刺激及敏感性，可不經稀釋直接使用，通常適用於小面積、局部點狀使用，例如頭痛時塗抹薰衣草精油，可以一次 1-2 滴，不經稀釋點塗於太陽穴及後腦風池穴處。乳香、茶樹、薰衣草、檀香木都是直接使用此法相當好的精油。
- ◎ **稀釋使用：**大多數精油建議稀釋使用，可將精油與分餾椰子油（或其它基底油）混合後再使用。

⑸ 稀釋精油並不會降低效果！

精油為親脂性，容易附著於脂類並溶於其中，因此塗抹前與基底油稀釋，能強化精油功能，因此正確使用基底油能從不同面向增進精油外用之功效：

◎ 稀釋精油能減緩揮發性芳香複合物的散失，降低精油揮發率。
◎ 稀釋精油能使精油更容易穿透表皮，並加速精油滲透的過程。
◎ 正確稀釋精油使用能降低過敏反應的風險、減少浪費，只需使用少量的精油就有同樣的效果。
◎ 使用分餾椰子油還可潤澤保護皮膚，同時達到保養皮膚之功效。

⑹ 初學者可以用「分層塗抹」的使用方式

初學者不要任意混合多種單複方精油來使用，建議可將精油以「分層塗抹」的方式使用，每一種單方精油先用基底油稀釋後，一層層塗抹上，但建議最多選擇 3～5 支精油。若要調配精油，需參考本書建議之調配精油之方式，且使用次數優於單次使用之劑量，也就是少量多次使用效果最佳。

05 腸胃吸收法

⑴ 用腸胃吸收法精油在人體的吸收及代謝途徑

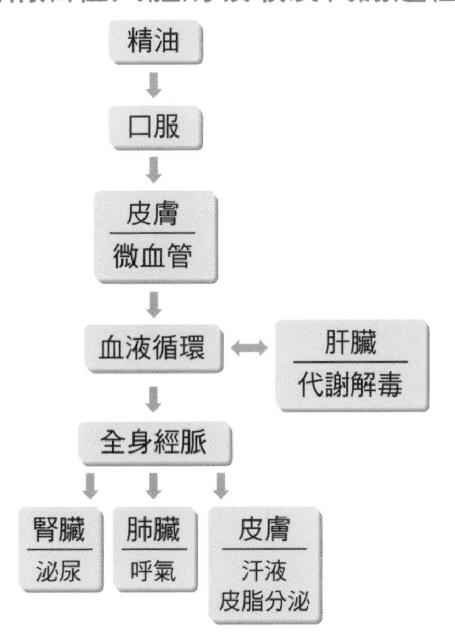

⑵ 腸胃吸收法

精油裝在膠囊內、沖水喝或滴入口中內服。口服方式會經過肝臟代謝解毒，需經過專業人員的諮詢與指導，有限定的精油種類與配方，切勿貿然進行。

◎ **膠囊：**將精油滴入空膠囊中服用。通常使用在改善消化系統。

◎ **沖水喝：**精油需加入植物油稀釋後，才能進行口服。成人內服理想劑量為每次 3-5 滴，將 3-5 滴精油加入 20ml 有機植物油或蜂蜜，調好的混合油再加入 250ml 的飲用水中。一天內服最多總劑量在 6-10 滴。

◎ **滴入口中：**某些精油直接滴入口中，會刺激黏膜，造成嘴唇和口腔不適，必須經由專業芳療師開立處方建議使用。

⑶ 腸胃吸收法效果

滴入口中大部分通過口腔黏膜吸收，少部分由腸胃道黏膜吸收；裝膠囊及沖水喝，主要經由腸胃道黏膜吸收進入血液循環。常運用於消化系統、全身慢性疾病調理、平衡免疫系統或口腔內不適症狀。

⑷ 腸胃吸收法的注意事項

◎ 0～12 歲之嬰幼兒、兒童，以及孕婦、患有重大疾病者不建議內服。

◎ 內服精油需符合美國食品藥品監督管理局（FDA）或具有 GC／MS 檢測報告的精油，本書之建議劑量僅供參考，實際使用劑量因廠牌而異，必須以安全為首要考量，若無法確認精油之內服安全性，不建議採用內服。

◎ 要能有效使用精油，使用次數優於單次劑量，也就是少量多次使用效果最佳，內服間隔時間為 4 小時以上，一天 1-3 次為度。

06 黏膜吸收法

(1) 用黏膜吸收精油在人體的吸收及代謝途徑

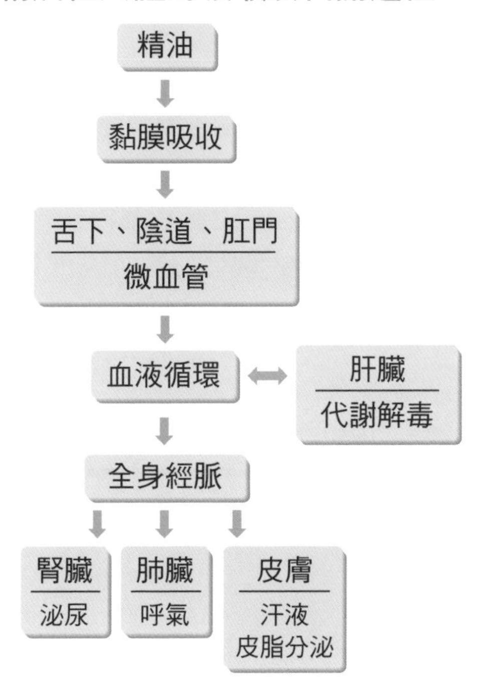

(2) 黏膜吸收法

精油透過舌下服用、陰道塞劑、肛門塞劑的方式吸收。內服精油需符合美國食品藥品監督管理局（FDA）或其他具公信力之單位認可內服之精油，並需在專業醫療人員的指導下使用。本書之建議劑量僅供參考，實際使用劑量因廠牌而異，必須以安全為首要考量，若無法確認精油之內服安全性，不建議採用內服。

舌下服用

成人舌下口服理想劑量每次 1-2 滴，一天舌下口服最多劑量在 2-4 滴內。要能有效使用精油，使用次數優於單次劑量，也就是少量多次使用效果最佳，舌下服用應間隔 4 小時以上，一天 1-2 次為度。

舌下服用效果

將精油滴在舌下服用，優點是即效性，劑量小、效果強，不會經過胃酸破壞，直接進入血液循環中，避開了肝臟的首過作用。

舌下服用的注意事項

舌下服用法要注意服用劑量及考量身體狀況，因此要諮詢專業芳療師先判斷您的身體狀況才能夠使用，切勿自行施行。使用內服法的前提要確認精油的安全性及等級，必須為美國食品藥物管理局核准的食用等級（GRAS）或通過 GC／MS 檢測報告的精油。0～12 歲嬰幼兒及兒童，以及孕婦和重大疾病患者不建議舌下口服。

肛門塞劑

將 10ml 椰子油滴入 20-30 滴精油（濃度 10-15%）充分混合，以注射器直接灌入肛門。或以上述成分再加入適量蜂蠟，加熱後倒入膠囊內冷卻凝固，使用時除去膠囊的外殼，塞入肛門內使用。

肛門塞劑效果

精油透過肛門塞劑由直腸黏膜吸收，可將精油成分迅速吸收進入微血管，再透過血液循環到達全身；這種方式吸收速度快，可減少腸胃道刺激並避開了肝臟的首過作用，減輕肝臟的負擔。適用於腸胃系統症狀、痔瘡、便秘等，以及感冒、退燒、呼吸道感染等症狀。

陰道塞劑

1. 灌入法：將 10ml 椰子油滴入 20-30 滴精油（濃度 10～15%），以注射器直接灌入陰道。
2. 坐浴法：以 15-20 滴精油滴入溫水臉盆（約 2000～3000cc 的水）中，陰部及臀部坐浴泡在精油浴中約 10～15 分鐘，平衡陰道及外陰的菌叢。

陰道炎處方

薰衣草 5 滴

茶樹 8 滴

沒藥 3 滴

天竺葵 5 滴

方法：滴入裝滿 3000 ml 的溫水臉盆中坐浴 10～15 分鐘

陰道塞劑效果

陰道塞劑可讓精油成分直接作用於陰道及婦科系統，平衡陰道及子宮頸之菌叢，並透過黏膜吸收進入微血管，再透過血液循環到達全身；這種方式適用於陰道炎、月經不調等症狀。

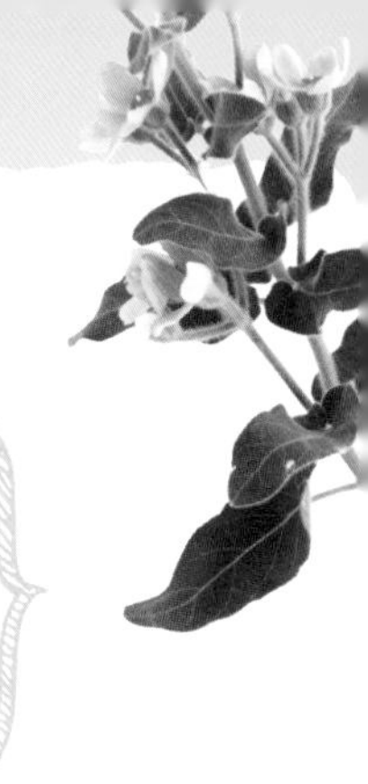

芳療深知識

各種使用精油途徑吸收速度的比較

嗅吸＞舌下＞肛門、陰道黏膜＞口服＞皮膚外用

基底油推薦：分餾椰子油

分餾椰子油的結構中含有非常多的短鏈—完全飽和的無雙鍵三酸甘油酯，以天然的物理分離程序分餾後，能耐受微溫和高溫而不會變質，質地輕盈、不油膩，沒有一般植物油容易酸臭的缺點。其分子小，極易滲透皮膚，並能軟化及滋潤皮膚，質地不黏膩，保存期長，無色無味，與任何精油皆能調和，有助於預防過敏反應。

其他多種植物油亦各有其優點，常可用作外抹護膚或化妝品之基底油。但作為保健療癒用途，須具備能直接內服及嗅吸時精油氣味忠實呈現的特性，故本書皆以分餾椰子油為基底油。

Lesson

4 現代精油在中醫臨床之應用

01 皮膚科外用

精油具有脂溶性及小分子性，塗抹在皮膚患處直接滲入組織細胞，藉由微循環將精油分子吸收，皮膚外用精油如茶樹、薰衣草、乳香、沒藥、永久花、檀香等精油，可運用於濕疹、異位性皮膚炎、蕁麻疹、外傷、傷口發炎、肌膚保養等。處方精油可搭配基底油調和，抹於患處，多次塗抹能提升療效。精油亦相容於中藥藥膏之劑型，例如以青黛、三黃、紫草等中藥材製成之中藥皮膚藥膏，可加入薰衣草、茶樹、穗甘松等精油配方，運用於乾癬、濕疹等皮膚疾患，共創治療之療效。

02 快速調節神經系統

某些精油中含有倍半萜烯的成分，例如乳香、沒藥、廣藿香等，藉由嗅吸精油可以通過血腦障壁（Blood-Brain-Barrier，BBB），提升腦內邊緣系統（limbic system）之含氧量，影響大腦功能。邊緣系統的功能在於情緒、行為和記憶的控制，絕大部分的不隨意行為由邊緣系統控制。當嗅吸精油時，能直接作用於大腦的下視丘，透過下視丘與身體其他地方的連結，能誘發在特定組織內的神經化學反應。

一小滴精油能影響大腦功能，進而影響體內系統及全身運作，精油分子能到達藥物到不了的腦部區域去作用，影響自律神經系統之功效為許多藥物所不及。

精油對神經系統之作用迅速，以本人臨床經驗觀察之，其具有舒緩情緒、止痛、行氣通絡之速度與力度之優勢，以此優勢，精油可以結合運用在安神、醒腦、焦慮、腦部神經病變、ADHD（注意力缺陷多動症）、ADD（注意力缺失症）、情緒障礙等症狀。

03 精油之行氣、通經絡、止痛力強、作用速度快

精油具有高濃縮性、高滲透性、高吸收性之特性，可在 20 分鐘內對身體產生作用。行氣力強之精油如檸檬草、冬青、薄荷、德國洋甘菊等，可運用在輔助急性病症，如中風、痠痛、神經痛、痛經、頭痛等。

精油經由局部塗抹後，經皮膚滲透後可直接麻痺神經，改善軟組織之微循環，使僵硬的肌肉放鬆。通過血管吸收可作用到全身其他部位，不僅局部止痛，也能緩解其他部位之疼痛。

04 精油之抗菌力強

大部分的精油如茶樹、牛至、肉桂、丁香、百里香等都具有抗細菌、抗病毒、抗真菌、抗念珠菌特性，加上精油成分分子之多樣性，不易產生抗藥性；其高濃縮、高滲透、高吸收之特性，將精油吸收深入患部，當身體部位遭受病毒、細菌或真菌感染時，可達到良好之抗菌與修復功效，常用於香港腳、灰指甲、陰道炎、傷口感染、蜂窩性組織炎、糖尿病潰瘍、褥瘡等症狀。

05 精油之抗氧化力強

人體因為持續接觸累積外界汙染、放射線照射、飲食毒素等，人體體內不斷地產生自由基。研究證實，癌症、中風、阿茲海默症、動脈粥狀硬化、白內障、糖尿病併發症、衰老、自體免疫等疾病，與過量自由基的產生有關聯。許多植物精油具有很強的自由基清除活性，如丁香、沒藥、荳蔻、胡荽葉、百里香等皆具有很強的抗氧化作用，而精油的抗氧化作用能降低罹患這些疾病的風險並能抗老化。

06 精油配合針灸、穴位埋線療程

精油之高濃縮、高滲透、高吸收、高代謝之特性，有助於行氣通絡，因此可結合於針灸，例如頭痛之緩解，可選擇薄荷、馬鬱蘭、薰衣草、冬青、羅勒等精油稀釋塗抹於風池穴、太陽穴；同時針刺合谷穴疏散風邪、通竅止痛，如此配合止痛效果顯著。穴位埋線使用之羊腸線，可使用精油泡製過後再埋入穴位，亦能增強局部穴位刺激之功能。

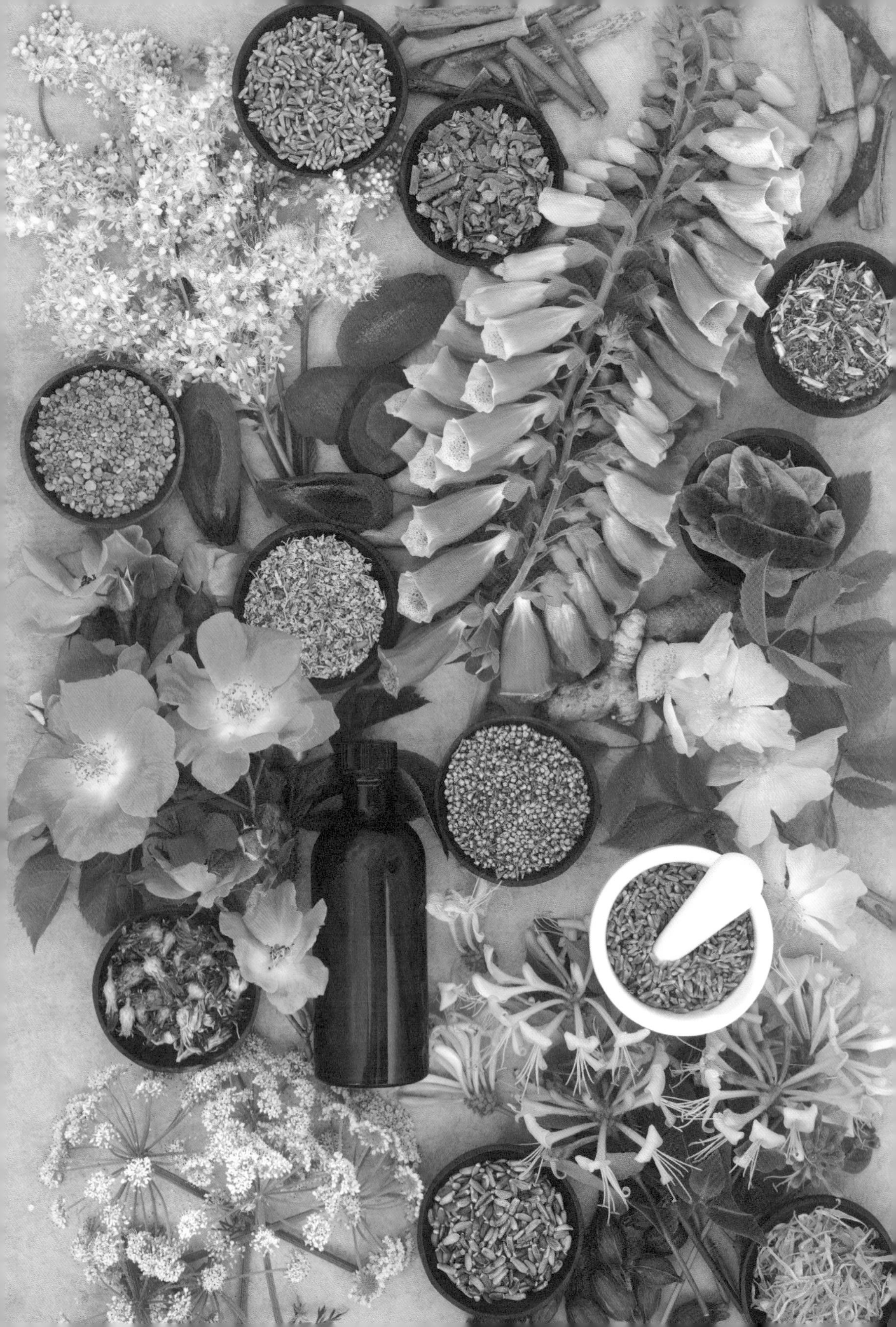

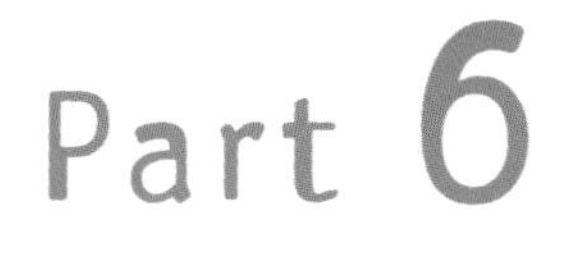

Part 6

精油的排毒與
經絡按摩

Lesson

1 精油的副作用及排毒反應

在前文已經詳細說明使用精油之安全性，以及可能造成危害的原因、精油化學成分，本章中將就使用精油時可能遭遇到的一些「非預期反應」加以說明，這些「非預期反應」常被誤解，甚至粗略地被歸類為負面的「副作用」。

某些體質的人在使用精油療癒的過程中會出現「非預期反應」，有些反應常伴隨著身體修復的過程而發生，常見的有抗發炎效果、假性過敏反應、類發炎反應及排毒反應；而「過敏反應」則有明確的方法可以減少，甚至避免。

- ⊙「抗發炎效果」（counter-irritant effect）就是精油對皮膚表面的輕微刺激引發體內抗發炎因子的產生。
- ⊙「假性過敏反應」指在使用初期所發生的皮膚反應，一段時間後會自然消失。
- ⊙「類發炎反應」則是正常療癒機轉的前導過程。

01 身體之「排毒反應」

許多精油使用者在用油一段時間後，會出現各種不適的症狀，究竟是過敏還是排毒反應？在中醫的觀點中，各種體液如血液、經血、汗液、尿液、鼻涕、痰等，都能成為排出致病原或毒素的途徑，身體的各種體液排出以及發燒都是身體自我修復的過程。

但若身體氣血過虛，或時常用藥物壓抑體液排出之過程，導致身體不能將致病原排出體外，日久便累積成各種疾病，例如過敏症狀的反覆加重、皮膚病、自體免疫疾病、慢性病、癌症等。由於這些致病原潛伏在身體很長一段時間，我們不難想像，當我們努力使用精油想要改變身體時，身體有時會採取激烈的方式在進行排毒。因此我們要注意每個人的體質不同、慢性病或用藥的病史、生活飲食習慣等差別，正確了解用油後的不適反應及調整方法。

所謂「排毒反應」簡單的說，就是體內毒素累積過多，阻塞到各組織器官，皮膚是人體最大的排毒器官，所以排毒反應常表現出皮膚症狀，例如發癢、起紅疹、灼熱感等。一般來說「毒素」指的是由環境汙染物、過度甜食油膩的食品、藥物、空氣汙染等來源累積在體內有害人體的物質。「排毒反應」一般來說是指人體在接受藥物、營養補充品、精油或其他物質的刺激後而產生的一連串身體變化。某些精油成分，尤其是「褚氏太極」中的陽性成分如單萜烯……等，當進入體內後，在整體或局部加強血液循環以及細胞的代謝能力，原本較為低落的功能會開始慢慢恢復其功能，就會開始出現一些良性的排毒反應，最常見的像是排尿顏色變深、排便較多或腹瀉等等，「排毒」就是從人體內排出不好的東西，從某程度來說，跟中醫所說「祛邪」的說法相似。

但如果本身體內血液循環不佳、肝腎功能不良、淋巴系統之代謝功能低下、體內毒素大量累積者，很容易在一開始用精油就出現排毒現象，例如皮膚出現紅疹、皮膚癢、身體熱、口渴、疲累、眼屎增加、青春痘等現象。尤其原有皮膚病的人可能表現得比以前更嚴重，這都屬於人體從皮膚大量排毒的現象，若能提升體內的解毒、排毒系統功能，並避免更多毒素進入體內，這些現象就會慢慢緩解。

02 過敏反應如何發生：「精油」→「排毒」→「排毒失控」→「過敏」

首先先了解過敏反應如何發生：精油並非大型分子聚合物（如多胜、醣蛋白等），多數不具表面抗原，所以精油少有本身即為過敏原的狀況。若精油引發某些特殊體質的過敏反應，通常會在 30 分鐘左右即會顯現，應立即停用含有過敏原成分之精油。「褚氏太極」中標列紅框的成分較具刺激性，使用上較需注意，尤其是富含丁香酚及肉桂醛成分的精油在外用塗抹時更需注意。

精油雖非過敏原，但因為原本封存在體內之毒素太多，代謝功能又不足，當大量毒素在體內活化後、肥大細胞（mast cell）隨之增生，這些毒素協同刺激肥大細胞超過閾值就會導致過敏。也就是產生了「精油」→「排毒」→「排毒失控」→「過敏」的連鎖反應。失控的排毒導致的過敏反應通常發生於使用 3 天以上或更久的時間。

排毒反應可視為正常療癒機轉的良性過程，長遠來看，對人體健康助益甚大。但「排毒失控」及「過敏」就要謹慎處理了！不但造成身體的不適，甚至危害健康。

03 哪些體質的人容易有排毒反應？

以中醫角度來看，體質屬於濕熱、血熱、陰虛者，體內代謝毒素多；若是肝腎功能代謝解毒能力差，排毒反應即較明顯，並且排毒期較長，一般在 2～8 週，有的可能長達 12 週。

濕熱體質

體質濕熱者多源自於濕熱飲食的累積，現代人常喝飲料、冰品、甜食等食物，甚至於把飲料當水喝，天氣熱就喝冰冷飲料消暑，實際上是越喝越渴，體內越發的悶熱，黏稠的汗發散不出去，然後進入一個重複的惡性循環，越熱越渴飲料就喝得越多。如此體內的組織中累積許多濕氣及痰濁物質，造成濕疹、汗疱疹、水腫、身體痠重等症狀，在血液及絡脈中長期堆積得痰濁熱毒，最後讓身體走向肥胖、三高、蕁痲疹、過敏等慢性病體質。

血熱體質

血熱病是熱毒侵入血液中，特別是氣溫高之地區，或者是在很熱的環境中工作者，身體出汗過度，補充水分不足，或者過食烤、炸、辣、甜食、提神飲料、咖啡等燥熱性的食物，都可能導致血熱。

外感溫熱病邪入於血分或外感寒邪入裡化熱、傷及血分也會造成血熱；另外從情緒鬱悶、急躁易怒也會導致血熱。血熱體質的人常有皮膚刺刺的感覺，甚至在皮下出現小紅點，情緒常心煩不安、口乾舌燥、心跳得很快等。

現代的兒童多傾向血熱體質，兒童中常見之異位性皮膚炎之病因多為血熱體質所致，晚睡及甜食、飲料過度的攝取、飲食不均衡、水分不足皆會加重血熱體質。

陰虛體質

陰虛體質者體內缺水，常因長年缺乏睡眠、熬夜、夜班工作者、情緒焦躁、飲水習慣差、營養失衡引起，常出現口乾舌燥、皮膚乾癢過敏、燥熱、情緒急躁等症狀。陰虛體質者使用精油若劑量過大，皮膚會出現明顯的泛紅搔癢情形。

04 預防與處理排毒反應

注意使用劑量

皮膚為表現排毒之器官，若本身就常在皮膚局部發生發炎或過敏反應者，建議先從薰香、嗅吸之途徑開始使用精油；以外用塗抹法來使用精油時，必須從稀釋成低濃度（建議 5～10%）開始，並從小區域開始使用，可以將精油塗抹於身體較不容易過敏之區域來使用，例如腳底及手心，避開臉部及頸部等容易過敏之區域，遵守「少量多次」之原則，建議避開所有具敏感性之精油。

水是最好的滋潤解毒劑

水是最好的排毒載體，可以稀釋毒素，並且隨著體液循環，把毒素帶走。最好一天能夠喝 1500～2000cc 左右的飲用水，並採用「少量多次」的原則喝水，一次喝幾口，每 10～20 分鐘喝一次。腎臟是人體最重要的排毒器官之一，不僅能過濾血液中的毒素，通過尿液排出體外，還調節保持人體水分和鉀鈉平衡的作用，控制和排毒相關的體液循環，因此充分飲水可以稀釋毒素，促進腎臟新陳代謝。

避免使用溫熱性及敏感性精油造成刺激

陰虛體質需加強肝腎滋陰之精油，例如天竺葵、茉莉、羅馬洋甘菊等精油，溫熱性及敏感性精油容易造成刺激引發排毒反應，尤其是「褚氏太極」中有標列紅框的成分的精油尤須注意，如：單萜酚、醛、酮、肉桂醛……等。建議以「褚氏太極」比對造成自己嚴重排毒之精油，找出共同的主要影響成分，對於含有該類成分精油的使用需加大稀釋倍數或是停用，而以其他較溫和、不會導致皮膚過度反應而能產生類似效果的精油取代。

健康的飲食習慣、作息、運動不可少

許多美味的加工品食物，為了有更長的保存期，或更獨特的味道，通常會添加一些人造色素，香精，防腐劑等等。這些都是會累積在身體的「毒素」。所以平時要盡量選擇天然健康的食品。

運動能促進血液循環，增加毒素以及淋巴排毒之動能，促使部分毒素從發汗排出。排汗與其他的排泄方式不同，可將皮膚及末梢的毒素直接排出，而不用再經過循環、泌尿或呼吸系統。所以運動排汗是搭配精油排毒的重要措施。建議運動前後使用增加循環、加強代謝之精油，效果尤佳。

若身體的毒素累積過多，排毒反應持續者，建議先降低使用濃度及次數，若症狀發作嚴重者，則建議先停用所有精油，以營養補充品平衡體內狀況，並積極運動、注意飲食以及作息，待一段時間身體調整平衡後，再由少劑量開始使用精油。

提升肝臟功能、促進腸胃道之排泄通暢

肝臟是人體最大的解毒器官，它利用解毒酶對食物進行加工處理，將食物轉換成對身體有用的物質，但食物中的毒素也會累積下來。使用柑橘類精油如檸檬、野橘等，以及利肝之精油如天竺葵、乳香、羅勒等提升肝臟解毒功能，清除體內毒素；並應用脾胃精油如廣藿香、甜茴香、薄荷、荳蔻、生薑等精油保持腸道排泄功能順暢；適時服用酵素及益生菌增加腸內益生菌，減少腸胃道毒素累積。

強化淋巴系統之排毒

淋巴系統是人體重要的排毒循環系統，充當毒素回收站的角色。全身各處流動的淋巴液將體內的毒素回收到淋巴結，毒素在這裡被過濾，分解成無毒的物質，然後從淋巴過濾到血液，送往皮膚、肺臟、肝臟、腎臟等被排出體外。建議對淋巴系統進行按摩，並搭配促進淋巴回流之精油，例如黑胡椒、檸檬、野橘、絲柏、生薑等。

具有類似抗組織胺功能之精油可抑制過敏

當身體與過敏原接觸時，過敏原會與 IgE 抗體結合，刺激肥大細胞釋放組織胺等發炎物質，並快速傳導到身體各處。組織胺會使身體組織產生發炎反應，發生流鼻水、流眼淚、眼睛癢、鼻子癢、呼吸急促、皮膚乾

癢、發疹等症狀。

具有類天然抗組織胺作用之精油有：羅馬洋甘菊、藍艾菊、德國洋甘菊、薰衣草、香蜂草（極低劑量）、穗甘松等精油，可用於減緩過敏反應；薄荷可用於充血發熱之發炎皮膚，少量的薄荷可幫助皮膚表面散熱，降低發炎反應；沒藥可用於搔癢被抓到皮損或有傷口的皮膚，稀釋後塗抹可修復皮膚。穗甘松對各種內因性及外因性的皮膚問題皆有顯著的效果，但其氣味特殊，可搭配薰衣草稀釋後使用。

疏通經絡與淋巴系統，促進代謝排毒順暢

身體內經絡與淋巴系統阻塞，可想像成一條阻塞的水溝，不僅水流得不順暢，還沉積許多的垃圾、爛泥巴、毒物等廢物，導致臭氣沖天，當然會產生許多蚊蟲、病原體等造成傳染病。

氣虛導致氣滯後，體內的氣血循環不良，就如同臭水溝一樣，在身體各處沉積許多組織液、代謝廢物、脂肪、血瘀等物質，具體表現為三酸甘油酯、膽固醇、尿酸、血塊、水腫等。

精油具有行氣通絡之功效，但對於經絡、淋巴代謝功能較差、已阻塞太多廢物之體質，要能更有效促進行氣通絡，就必須配合經絡、淋巴系統之疏通按摩。

按摩方法可運用手指、手掌，或按摩器具例如刮痧板、按摩棒等。

Lesson

2 各部位之淋巴按摩方法

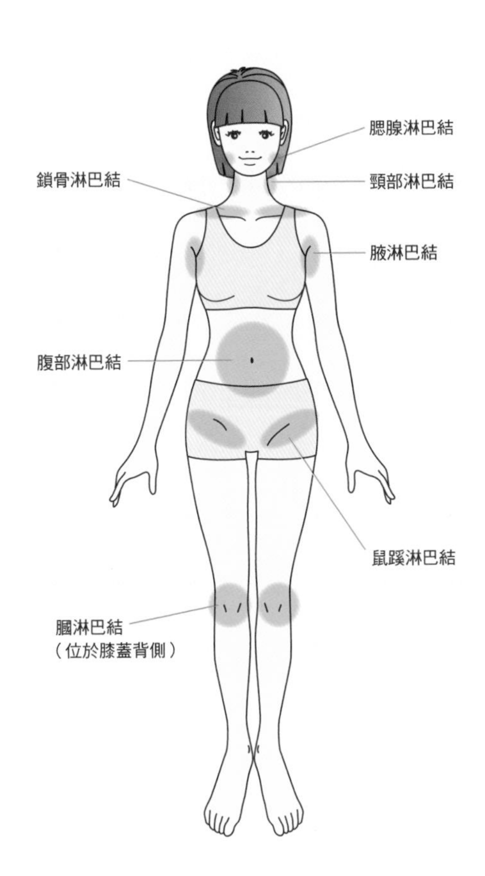

淋巴系統圖

01 頭頸部之經絡淋巴按摩

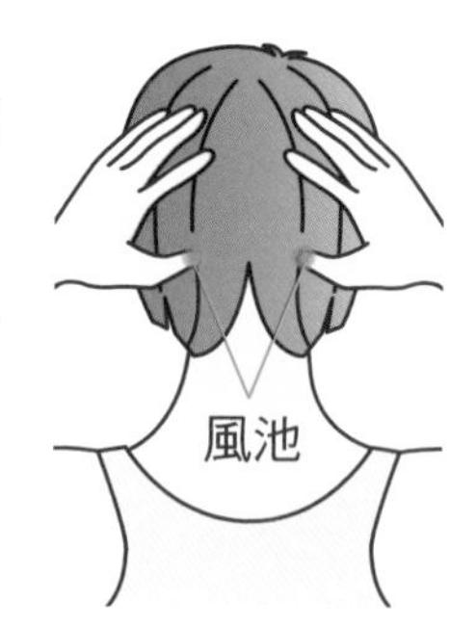

建議精油：馬鬱蘭、薄荷、迷迭香、乳香、薰衣草、野橘。

使用方法：選擇上述 2-3 種精油，各 1-2 滴，以 5ml 基底油稀釋按摩。

(1) 頭部之經絡淋巴按摩

風池

拇指按壓後腦與頸部交界之凹窩處，肩頸僵硬疲勞、以及後腦脹痛、頭頂痛者可常按此處。

頭部經絡按摩

以手指按壓頭頂、頭側面、後腦處以及太陽穴，尤其加強局部按壓時特別緊繃或疼痛之點。

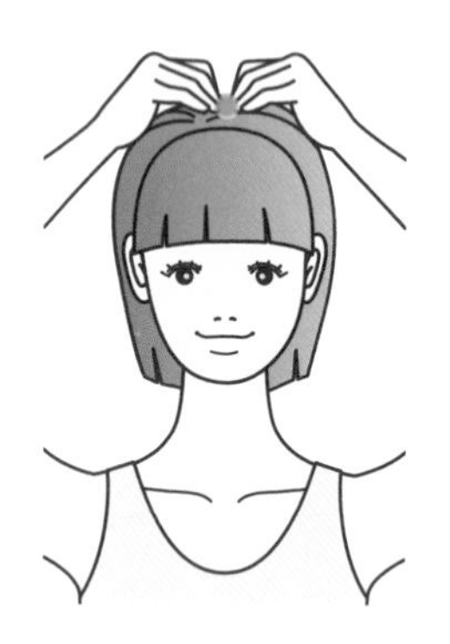

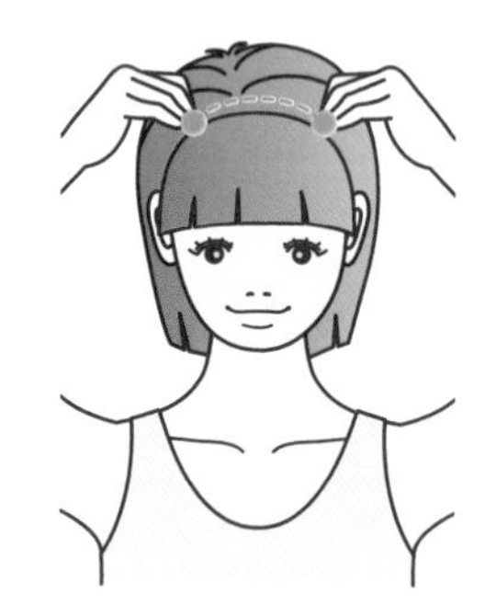

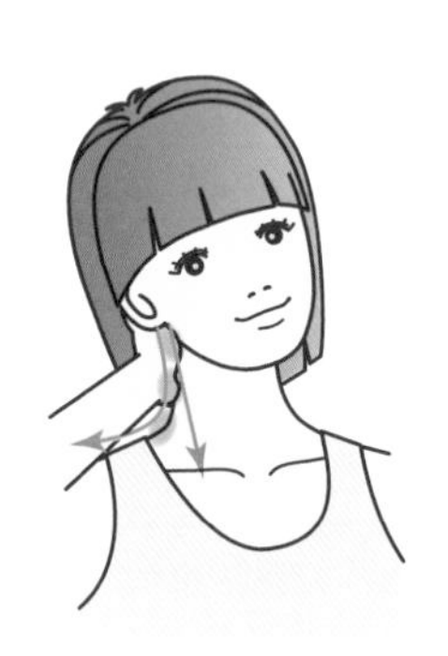

(2) 頸部之經絡淋巴按摩

以下為頸部淋巴區域：

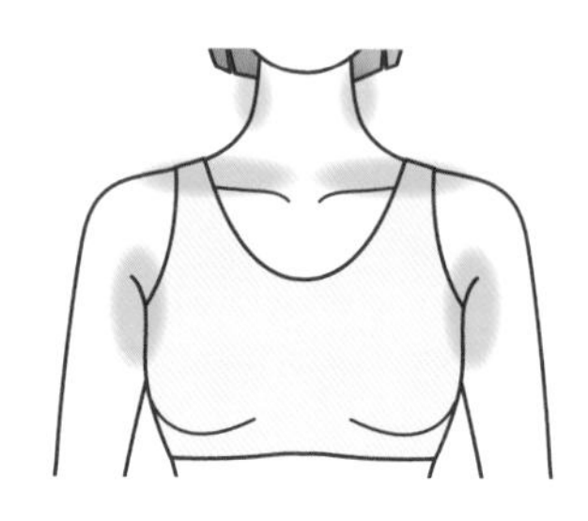

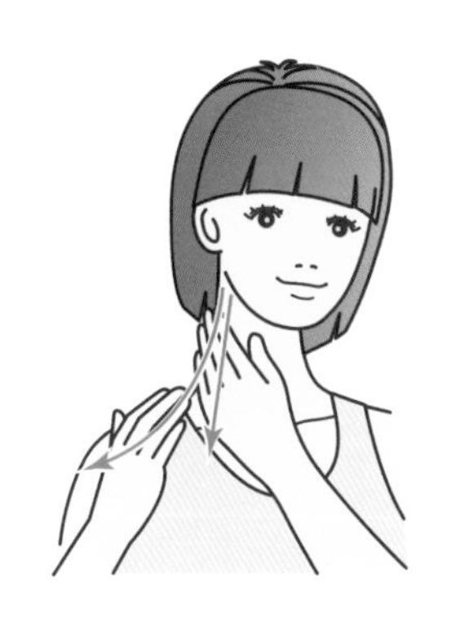

以手掌及手指以圖示方向按摩頸部，一個方向往肩頸，另一個方向沿著頸部側邊突起之肌肉（胸鎖乳突肌），往胸口方向按摩。

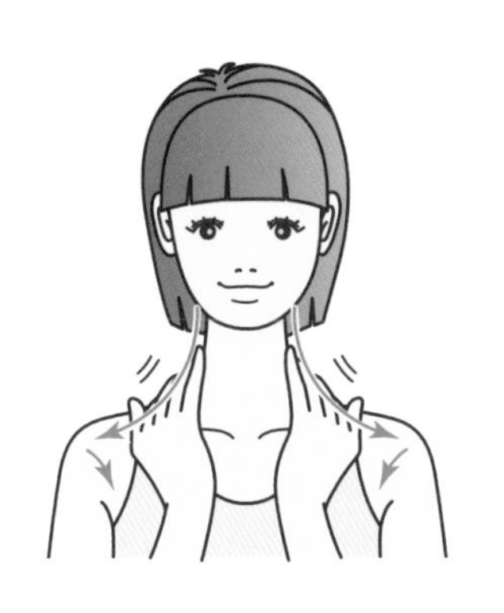

以手掌及手指從兩側耳下開始，沿著脖子側邊按摩到肩線上，再延伸到腋淋巴結，使淋巴流通。

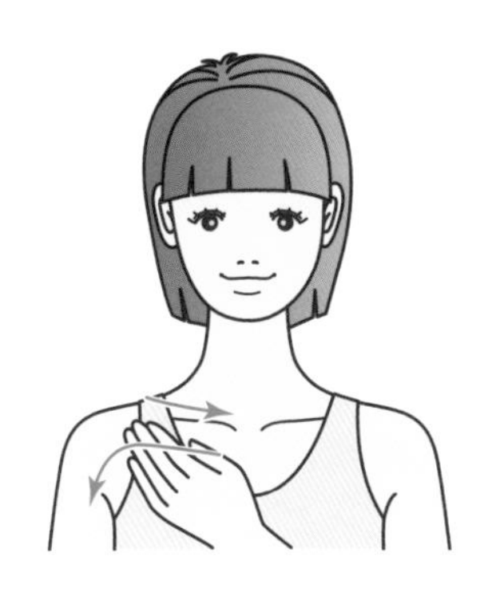

手指放在鎖骨的上方，沿著鎖骨向中央按摩；再沿著鎖骨下方，往腋淋巴結的方向按摩。

02 手臂之經絡淋巴按摩

手臂的內側有肺經、心包經、心經，外側有大腸經、三焦經、小腸經六條經脈通過。沿著這些經脈使手腕到手臂腋窩處之血液及淋巴循環暢通，達到疏通經絡以及排除代謝廢物沉積之作用。

(1) 手臂之肺經按摩

建議精油：尤加利、檸檬草、迷迭香、百里香、野橘、丁香、薰衣草、茶樹。

使用方法：選擇上述 2-3 種精油，各 1-2 滴，以 5ml 基底油稀釋按摩。

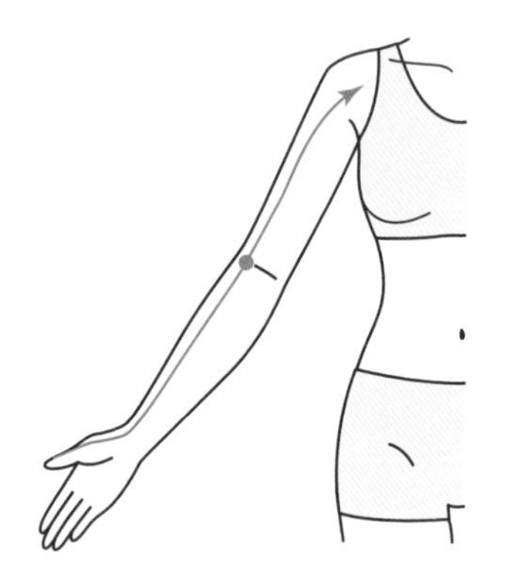

沿著肺經，以手指及手掌從手腕向上按摩至腋淋巴結，使循環流通。可將手臂舉高，施行同樣的按摩手法，淋巴回流的效果更好。

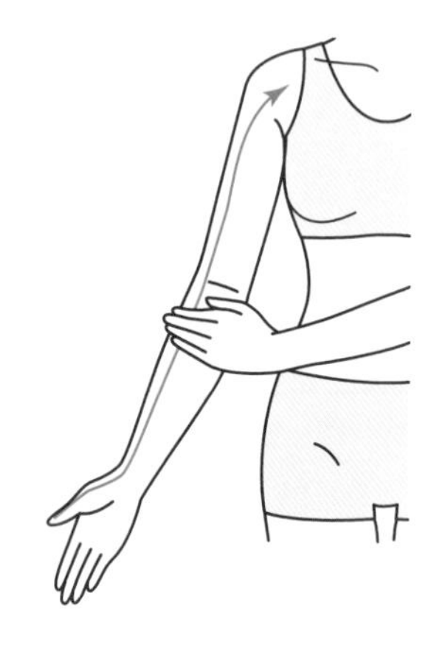

⑵ 手臂心包經按摩

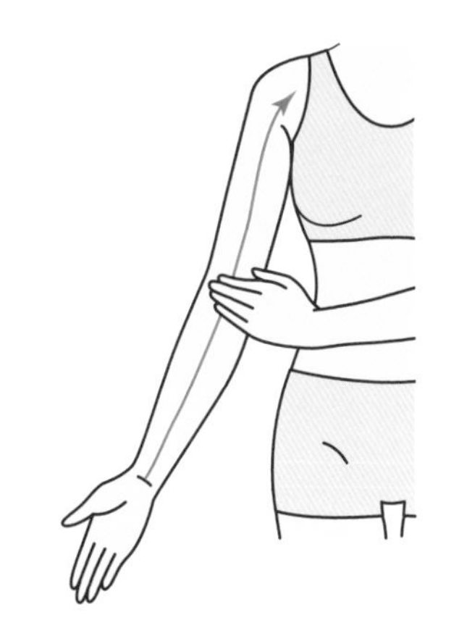

沿著心包經，以手指及手掌從手腕向上按摩手臂的內側，使淋巴液流通。可將手臂舉高，施行同樣的按摩手法，淋巴回流的效果更好。

建議精油：乳香、沒藥、伊蘭伊蘭、馬鬱蘭、苦橙葉、永久花、野橘。

⑶ 手臂心經按摩

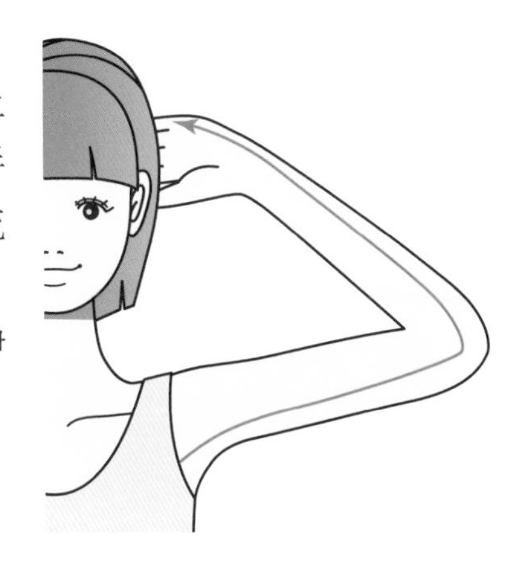

沿著心經，以手指及手掌從手腕向上按摩手臂的內側，使淋巴液流通。可將手臂舉高，施行同樣的按摩手法，淋巴回流的效果更好。

建議精油：乳香、玫瑰花、伊蘭伊蘭、薰衣草、岩蘭草、檀香、迷迭香。

⑷ 手臂三焦經按摩

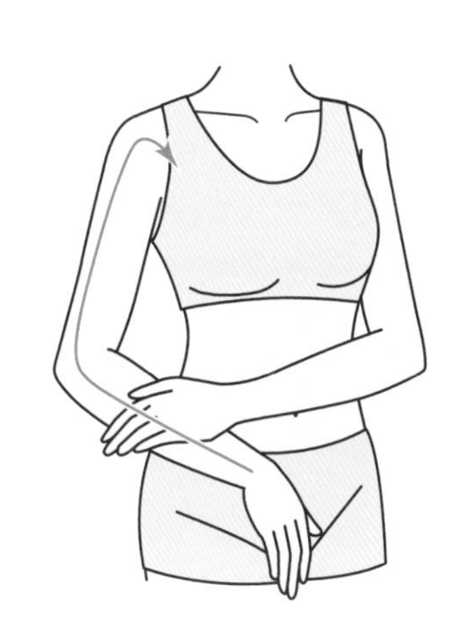

以手指及手掌放在手臂的外側，沿著三焦經的方向，向上按摩到腋淋巴結，使循環流通。

建議精油：迷迭香、百里香、茴香、黑胡椒、羅勒、乳香、尤加利、薄荷、芫荽、丁香。

使用方法：選擇上述 2-3 種精油，各 1-2 滴，以 5ml 基底油稀釋按摩。

⑸ 手臂大腸經按摩

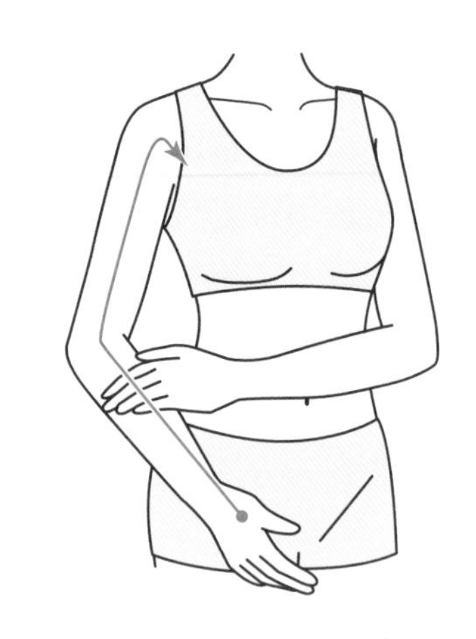

以手指及手掌放在手臂的外側，沿著大腸經的方向，向上按摩到腋淋巴結，使循環流通。

建議精油：乳香、荳蔻、薄荷、檸檬草、山雞椒、香蜂草、黑胡椒、芫荽、佛手柑、葡萄柚、苦橙葉。

使用方法：選擇上述 2-3 種精油，各 1-2 滴，以 5ml 基底油稀釋按摩。

03 下肢之經絡淋巴按摩

⑴ 脾經之經絡淋巴按摩

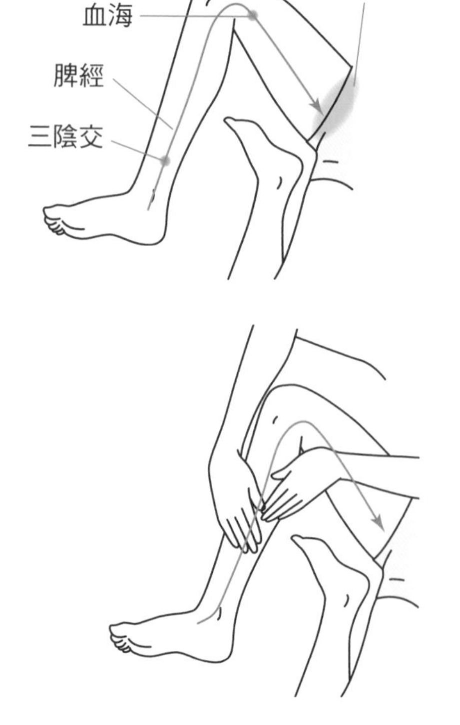

建議精油：天竺葵、荳蔻、葡萄柚、綠薄荷、檸檬草、山雞椒、生薑、廣藿香、羅勒。

使用方法：選擇上述 2-3 種精油，各 1-2 滴，以 5ml 基底油稀釋按摩。

從腳踝到鼠蹊淋巴結，以手指及手掌輕輕地沿著脾經方向向上按摩，使淋巴液流通，雙手輕柔地交互動作。

⑵ 肝經之經絡淋巴按摩

從腳踝到鼠蹊淋巴結，以手指及手掌輕輕地沿著肝經方向向上按摩，使淋巴液流通，雙手輕柔地交互動作。

建議精油：天竺葵、永久花、乳香、茉莉、羅馬洋甘菊、薄荷、迷迭香、羅勒、牛至、佛手柑、檸檬。

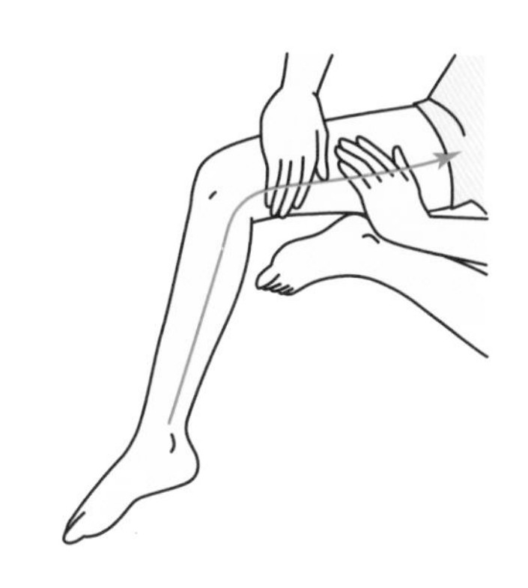

⑶ 腎經之經絡淋巴按摩

建議精油：杜松子、肉桂、桂皮、生薑、天竺葵、茴香、伊蘭伊蘭、快樂鼠尾草。

使用方法：選擇上述 2-3 種精油，各 1-2 滴，以 5ml 基底油稀釋按摩。

右圖為腎經經絡和淋巴區域。

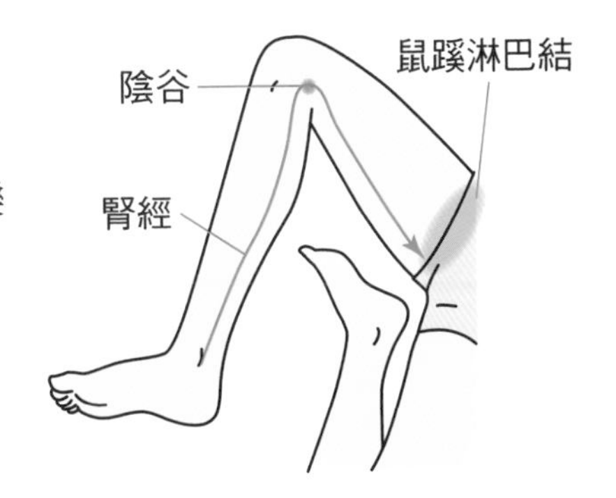

從腳踝到鼠蹊淋巴結，以手指及手掌輕輕地沿著腎經方向向上按摩，使淋巴液流通，雙手輕柔地交互動作。

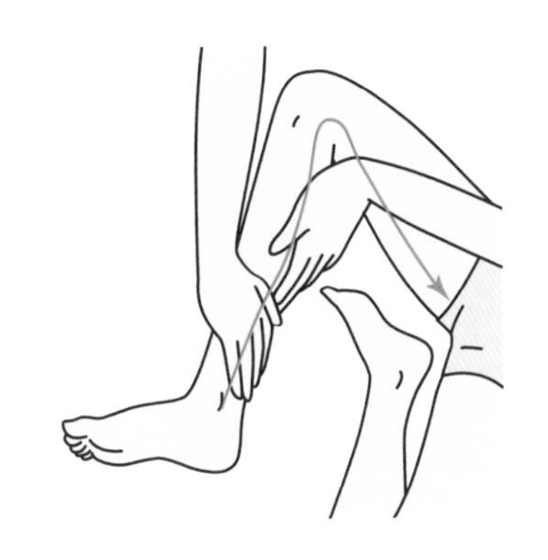

(4) 膀胱經之經絡淋巴按摩

建議精油：杜松子、穗甘松、茴香、迷迭香、天竺葵、綠薄荷、檸檬草、羅勒。

使用方法：選擇上述 2-3 種精油，各 1-2 滴，以 5ml 基底油稀釋按摩。

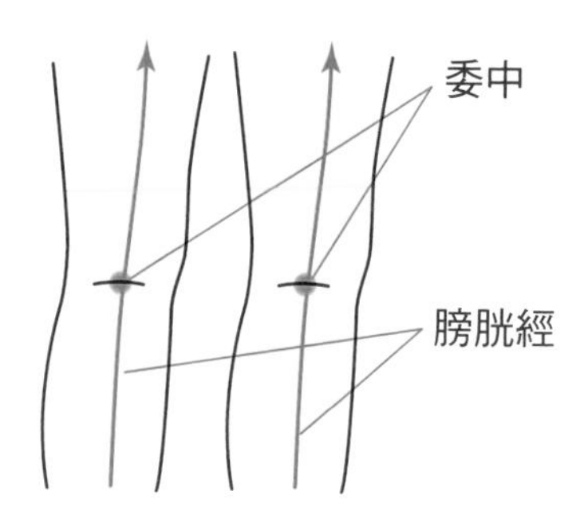

下肢的背側，左右手掌交叉使用，從腳後根開始沿著膀胱經的方向按摩到鼠蹊淋巴結，使淋巴液流通。

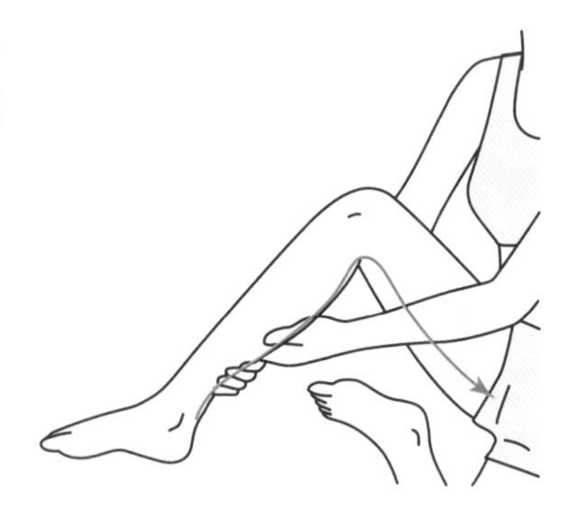

04 腹部之經絡淋巴按摩

建議精油：葡萄柚、野橘、荳蔻、黑胡椒、生薑、甜茴香、薄荷、乳香、丁香。

使用方法：選擇上述 2-3 種精油，各 1-2 滴，以 5ml 基底油稀釋按摩。

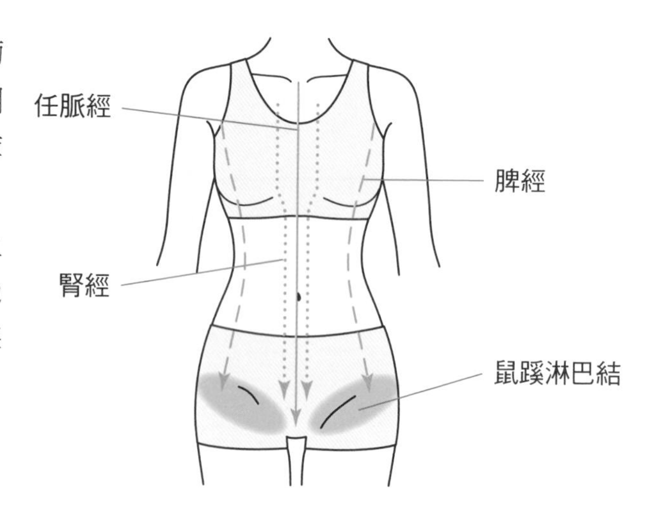

以手指及手掌從鎖骨下方沿著任脈、腎經、脾經往鼠蹊淋巴結的方向按摩。

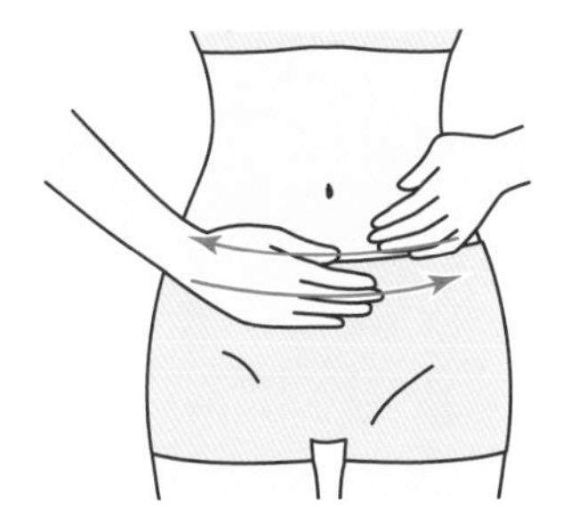

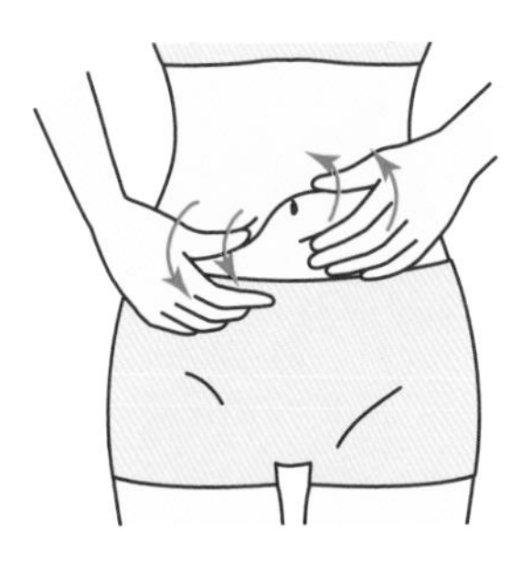

躺臥將雙膝屈起，沿著鼠蹊部從外側按摩到內側，左右按壓鼠蹊淋巴結。

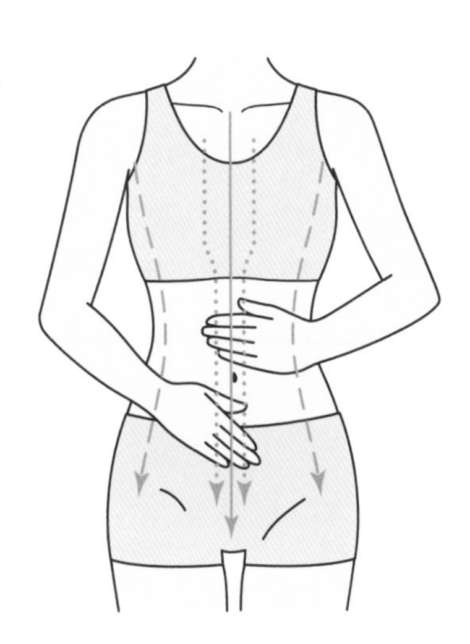

左右手掌放在肚臍的上方與下方，以肚臍為中心，順時針按摩為補，逆時針按摩為泄。

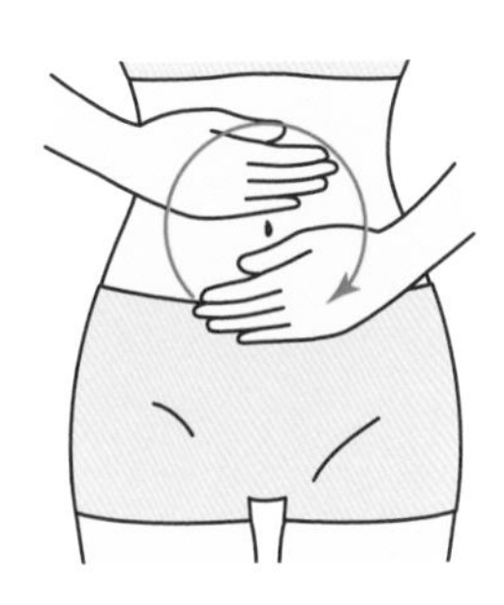

乳房之按摩：用左右手放在胸部的上方與下方，包住胸部，上方的手沿著乳房的弧度往腋淋巴結按摩，下方的手往反方向按摩。

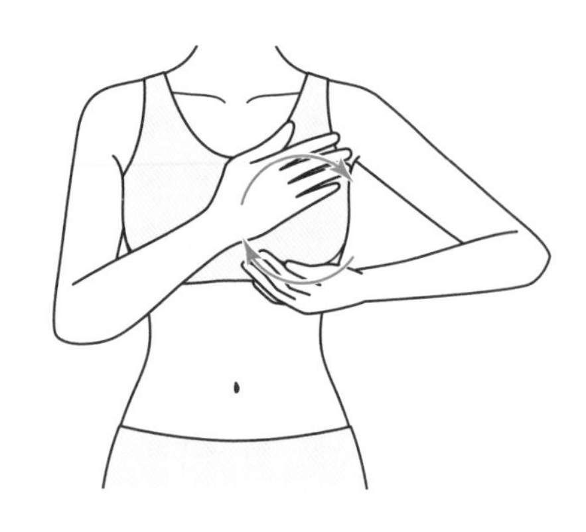

05 側面膽經之經絡淋巴按摩

建議精油：乳香、荳蔻、茉莉、羅馬洋甘菊、薄荷、羅勒、迷迭香、茴香、丁香、牛至。

帶脈

帶脈能約束縱行之脈，足之三陰、三陽以及陰陽二蹻脈皆受帶脈之約束，以加強經脈之間的聯繫。固胎、閉經、月經不調、赤白帶下、腹痛、疝氣、腰脇痛。

膽經

鼠蹊淋巴結

使用方法：選擇上述 2-3 種精油，各 1-2 滴，以 5ml 基底油稀釋按摩。

膽經在身體的側面，手放側腹部最上面，沿著膽經向下按摩，使淋巴液流通。

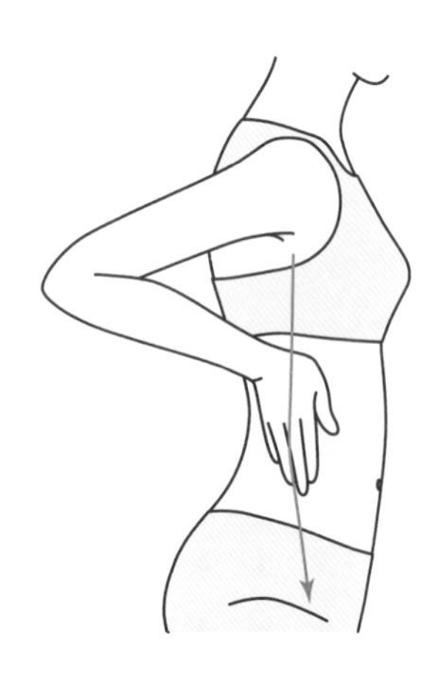

下肢膽經以手指及手掌從腳踝沿著側邊膽經方向向上按摩股骨外側，使淋巴液流通，雙手輕柔地交互動作。

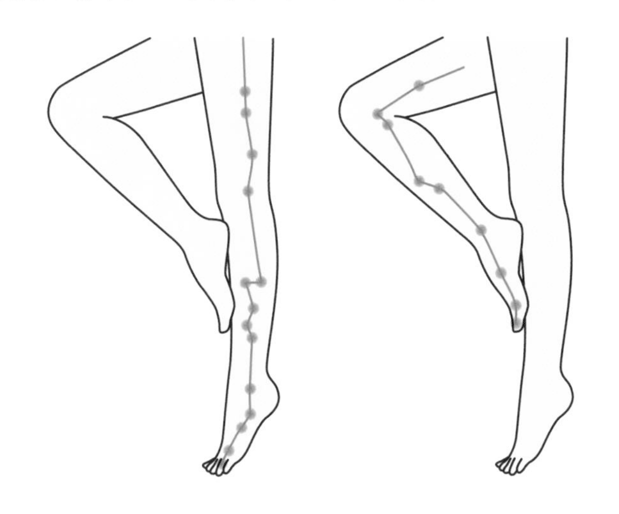

06 背部之經絡淋巴按摩

建議精油：薰衣草、馬鬱蘭、伊蘭伊蘭、檸檬草、乳香、薄荷、天竺葵、羅勒。

使用方法：選擇上述 2-3 種精油，各 1-2 滴，以 5ml 基底油稀釋按摩。

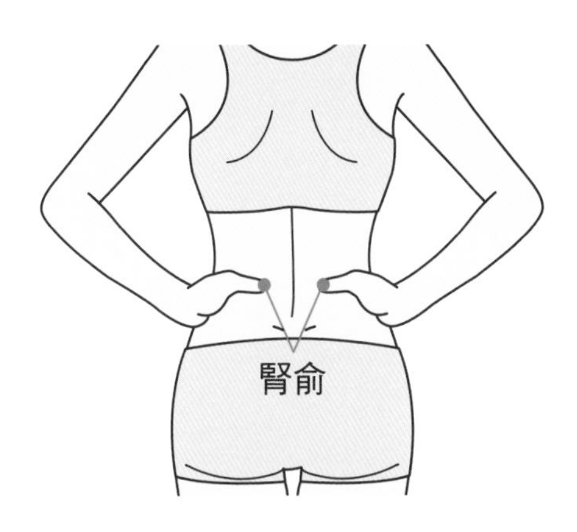

⑴ 督脈之按摩

以手掌從頸椎沿者脊椎向下按摩到尾椎，特別加強背到尾椎這段，可改善腰背循環不良、有益於生殖系統。

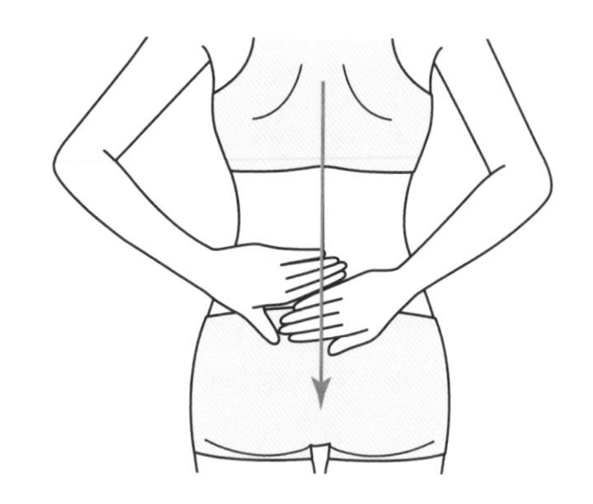

⑵ 背部膀胱經之按摩

背的膀胱經距脊椎左右兩側兩指寬處，以手掌從背最上處，沿著膀胱經向下按摩到骨盆處，特別加強尾椎這段，可消除全身之水腫，加強廢物之代謝。

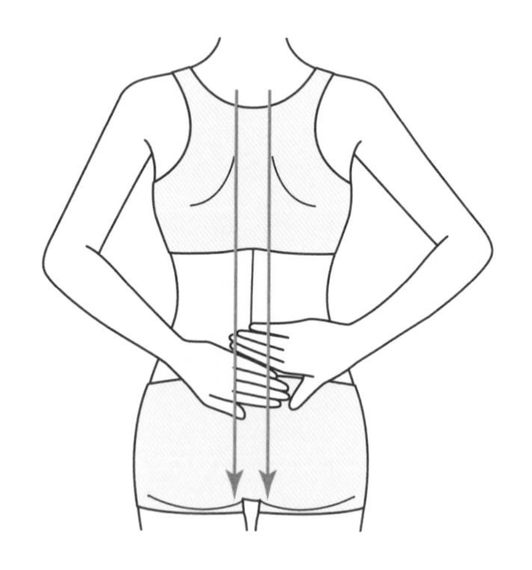

Lesson

3 運用穴位經絡理論系統搭配按摩法

01 運用經絡反射療法來按摩身體部位

將精油配方塗抹於身體手足部反射對應區，接著對這些區域施以指、掌或肢體部位按壓，包括按、點、揉等方式，可以達到放鬆肌肉、疏通經絡、活血止痛等作用。藉著按摩振動的治療能量，將精油療效傳導於神經電流路徑中，此時精油的功效作用於疏通身體氣血循環堵塞處，或活化某特定器官之功能。

反射療法之功能：對整個身體系統或局部功效有益，例如皮膚症狀、痠痛、關節炎、頭痛、減重、月經問題等。

(1) 手反射區圖

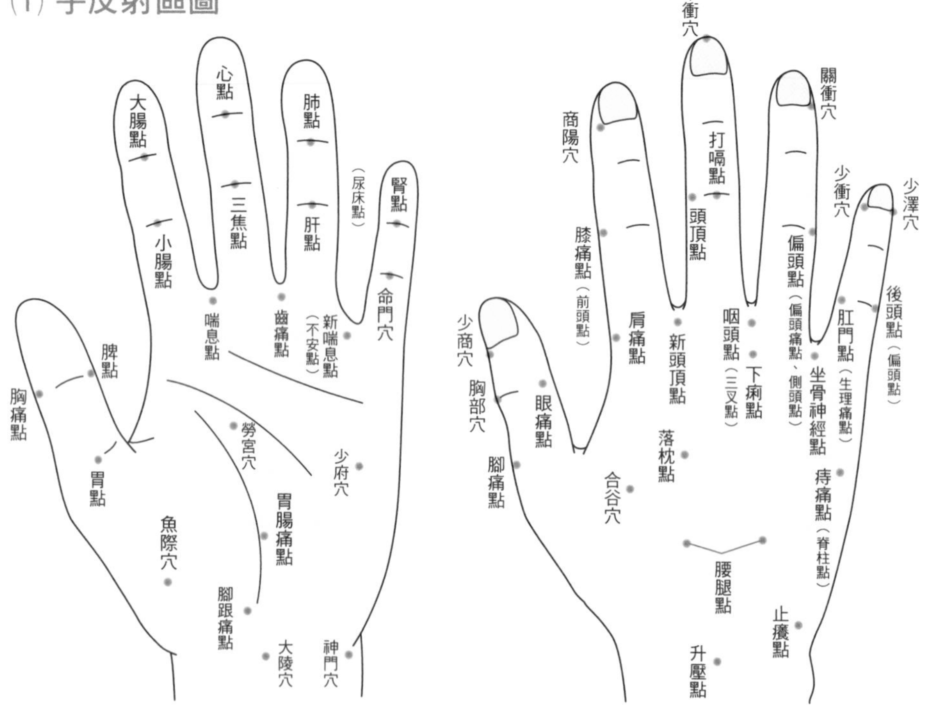

(2) 足反射區

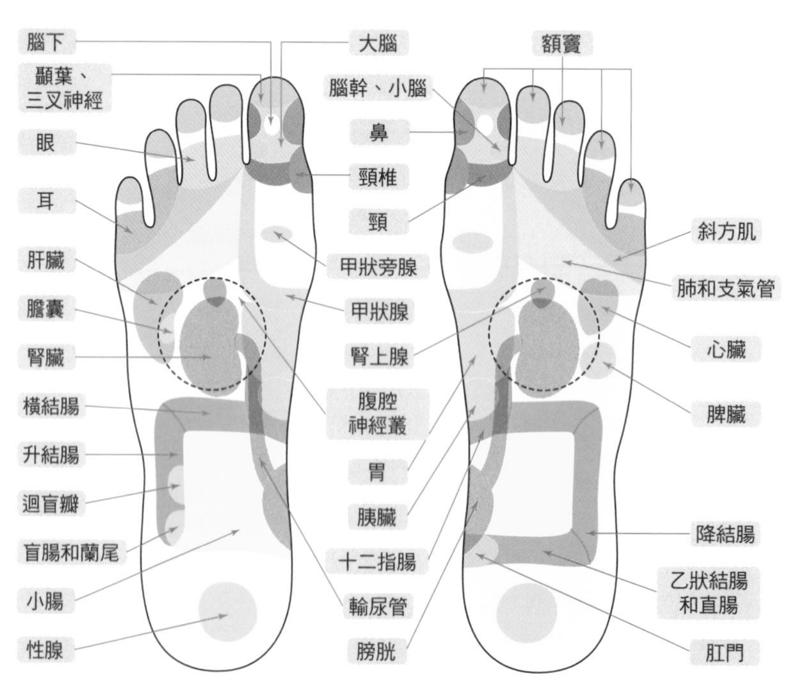

02 精油之經絡按摩原則

人體的十二條經絡分別連著人體的十二個臟器，所以這些經絡都是用相連的臟器命名。如果身體上哪些部位不舒服，就可以對應哪些經絡通過。按摩手法中順經絡按摩為補，逆著經絡按摩為泄，按摩時力度輕的為補，力度重的為泄。

一般民眾不必背誦人體的穴位，只需要找出身體不適處對應的經絡，然後循著經絡按摩。十二經脈的循行路徑請參考 PART 4 的 LESSON 3 中之十二經絡循行圖。

例如在感冒或呼吸道過敏發生時，可以以肺經循行的路徑為主，塗抹呼吸道之精油並慢慢地按摩；若是腸胃道不適，可以腹部以及下肢脾胃經脈之循行路經去疏通按摩。身體有的部位酸、痛、麻，顯示對應之經絡有氣滯血瘀的病症，因此可以使用精油加強經絡按摩。按摩後搭配熱敷，可改善局部循環，並延長按摩之功效。

02 耳穴療法

建議可將 1 滴精油，如：羅勒、乳香、薰衣草、迷迭香等塗抹到耳朵之外耳上，在分布於耳廓上的腧穴（見下圖的五個點），也叫反應點、刺激點作刺激來防治疾病，耳與臟腑經絡有著密切的關係，可調整相對應的臟腑。可輕輕搓揉耳朵到輕微紅熱即可。

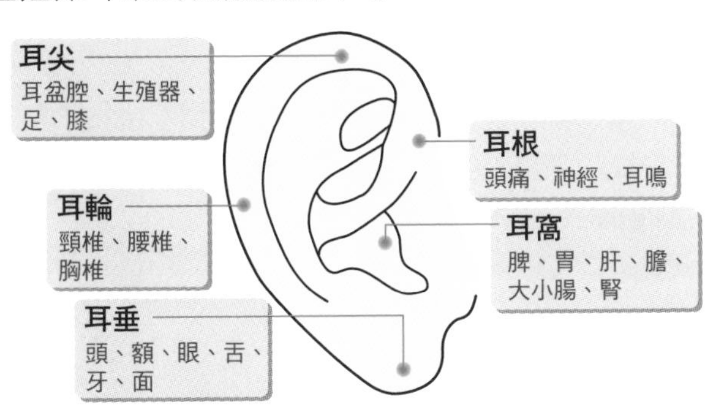

國家圖書館出版品預行編目 (CIP) 資料

快速學會中醫芳療，提升配方療癒效果：用「褚氏太極」原理，剖析 50 種精油的藥性、歸經功效、身心靈作用 / 褚柏菁著. -- 初版. -- 新北市：大樹林，2017.11
面； 公分. -- (自然生活；21)
ISBN 978-986-6005-70-1(平裝)
1. 芳香療法 2. 香精油
418.995 106016226

Natural Life 自然生活 21

快速學會中醫芳療，提升配方療癒效果
用「褚氏太極」原理，剖析 50 種精油的藥性、歸經功效、身心靈作用

作　　者 / 褚柏菁
繪　　者 / 李國湧（褚氏太極圖）
編　　輯 / 黃懿慧
校　　對 / 陳榆沁
排　　版 / 菩薩蠻數位文化有限公司
封面設計 / 葉馥儀設計工作室
發行人 / 彭文富
出版社 / 大樹林出版社
劃撥帳號：18746459　戶名：大樹林出版社
營業地址 / 23557 新北市中和區中山路 2 段 530 號 6 樓之 1
通訊地址 / 23586 新北市中和區中正路 872 號 6 樓之 2
電　　話：02-2222-7270　・傳　　真：02-2222-1270
網　　站 / www.guidebook.com.tw
E- ma i l / notime.chung@msa.hinet.net
Facebook / www.facebook.com/bigtreebook
總 經 銷 / 知遠文化事業有限公司
地　　址 / 新北市深坑區北深路 3 段 155 巷 25 號 5 樓
電　　話 / (02)2664-8800　・傳　　真 / (02)2664-8801
本版印刷 / 2024 年 04 月

定價／ 390 元　ISBN ／ 978-986-6005-70-1